Literatur der Psychoanalyse

Herausgegeben
von Alexander Mitscherlich

Heinz Kohut

Narzißmus

Eine Theorie der psychoanalytischen Behandlung
narzißtischer Persönlichkeitsstörungen

Suhrkamp Verlag

Titel der Originalausgabe:
The Analysis of the Self. A Systematic Approach to the Psychoanalytic Treatment of Narcissistic Personality Disorders
Aus dem Amerikanischen von Lutz Rosenkötter

Sechstes und siebentes Tausend 1975
© by International University Press, Inc., New York 1971. © der deutschen Ausgabe: Suhrkamp Verlag Frankfurt am Main 1973. Alle Rechte vorbehalten. Satz und Druck bei der Nomos Verlagsgesellschaft, Baden-Baden. Printed in Germany

Inhalt

Für B. und G.

Danksagungen

Der Psychoanalytiker, der hofft, gültige tiefenpsychologische Einsichten darzustellen, muß vorerst seinen Patienten seinen Dank sagen, von deren Mitarbeit und wachsendem Selbstverständnis er den Nutzen hat. Und an zweiter Stelle ist er seinen Schülern verpflichtet, deren Diskussionen und Fragen eine unschätzbare Anregung für einen Lehrer sind, der beginnt, seine neuen Vorstellungen und Entdeckungen mit der jüngeren Generation von Kollegen zu teilen. Aus unterschiedlichen und dennoch jeweils einleuchtenden Gründen muß der diesen Gruppen von Helfern ausgesprochene Dank allgemein sein, und die Personen, denen der Dank gilt, müssen anonym bleiben.

Anderen kann ich meine Dankbarkeit persönlich ausdrücken. Besonderen Dank schulde ich Anna Freud, die eine frühe Version dieser Arbeit gelesen hat. Ihre Fragen regten viele wichtige Gedankengänge in mir an. Besonders dankbar bin ich auch Dr. Marianne Kris für ihre zuverlässige Unterstützung bei der Durchführung meiner Untersuchungen. Ich danke auch einer Gruppe von Kollegen, die mir ihre Meinungen zu den aufeinanderfolgenden Versionen des Manuskripts mitgeteilt haben: Dres. Michael F. Basch, Ruth S. Eissler, John E. Gedo, Arnold Goldberg, Janice Norton, Paul H. Ornstein, Paul H. Tolpin. Dr. Charles Kligerman half mir zudem entscheidend bei der Formulierung des Titels dieses Buches.

Meine dankbare Anerkennung gilt auch der Hilfe von Kollegen, die mich konsultiert haben, und von Kandidaten, deren Behandlungen ich kontrolliert habe. Das therapeutische Material, welches mir so zugänglich wurde, erlaubte mir, die empirische Basis meiner Darstellung zu verbreitern. In dieser Hinsicht schulde ich den Dres. David Marcus, Janice Norton, Anna Ornstein und Paul H. Ornstein Dank.

Ich möchte auch den Redaktionen des *Journal of the American*

Psychoanalytic Association, des *International Journal of Psycho-Analysis* und von *The Psychoanalytic Study of the Child* danken für die Erlaubnis, Material zu benutzen, das zuerst in ihren Veröffentlichungen erschien.

Finanzielle Hilfe für die Vorbereitung des endgültigen Manuskriptes kam von (a) dem Charlotte Rosenbaum Fund durch die Student Mental Health Clinic und das Department of Psychiatry der University of Chicago und (b) dem Research Fund des Chicago Institute for Psychoanalysis.

Schließlich möchte ich dem Übersetzer, Lutz Rosenkötter, danken für seine Sorgfalt und die kreative, doch immer intellektuell kontrollierte Einfühlung in meine Denkweise. Ich weiß, was es bedeutet, wenn ein schöpferischer Geist sich länger vor den Wagen eines anderen spannen läßt. Ich kann nur hoffen, daß die Arbeit der Übersetzung, wenn sie einmal einer etwas ferneren Vergangenheit angehören wird, auch ihre befruchtende Wirkung – in Zustimmung, Widerlegung, Erweiterung – auf ihn haben wird.

Vorwort

Der Gegenstand des Narzißmus, das heißt, der Besetzung des Selbst (Hartmann), ist von sehr großer Bedeutung, denn man kann zu Recht sagen, daß er die Hälfte der Inhalte der menschlichen Psyche einschließt – während die andere Hälfte natürlich die Objekte darstellen. Eine zusammenfassende Darstellung der Probleme des Narzißmus wäre daher ein riesiges Unterfangen, das Wissen und Fähigkeiten eines einzelnen Forschers überschreiten dürfte.

Noch bedeutungsvoller als die Größe der Aufgabe ist jedoch die Tatsache, daß eine zusammenfassende Darstellung ein Gebiet voraussetzt, über das mehr oder weniger Einigkeit herrscht oder dessen Erforschung zumindest ein gewisses gleichmäßiges Niveau erreicht hat. Mit anderen Worten: Eine lehrbuchartige Darstellung ist besonders geeignet zu dem Zeitpunkt, an dem eine Reihe wichtiger Fortschritte in einem bestimmten Gebiet gemacht wurden und diese nun einer distanzierteren Einordnung und Integration in der Art einer Übersicht bedürfen, welche versucht, das neu erworbene Wissen abzurunden und es in ausgewogener Form darzustellen. Diese Bedingungen treffen jedoch auf den Gegenstand des Narzißmus zur gegenwärtigen Zeit nicht zu.

Ein erstaunlich einfacher, aber wegweisender und entscheidender Fortschritt in der psychoanalytischen Metapsychologie, nämlich die begriffliche Trennung des Selbst vom Ich (Hartmann); das Interesse für den Erwerb und die Aufrechterhaltung einer »Identität« ebenso wie für die Gefahren, denen dieser (vor)bewußte psychische Inhalt ausgesetzt ist (Erikson); die schrittweise Kristallisation einer getrennten psycho-biologischen Existenz aus der Matrix der Mutter-Kind-Einheit (Mahler) und einige detaillierte, psychoanalytisch formulierte wichtige klinisch-theoretische (Jacobson) und klinische (A. Reich) Beiträge der letzten Jahre – all diese Arbeit bezeugt das wachsende Interesse von Psychoanalytikern an einem Gegenstand, der leicht auf die Seite gedrängt wurde durch das riesige Material aus der Erforschung der Welt der Objekte, das heißt, der entwicklungsgeschichtlichen und dynamischen Schicksale der Imagines oder – mehr in Übereinstimmung mit der zentralen Stellung der kognitiven Prozesse des Ichs als der Bedeutung der Triebe innerhalb des Es ausgedrückt – der Objektrepräsentanzen.

Eine der Schwierigkeiten bei der Annäherung an die theoretischen Probleme des Narzißmus – eine Schwierigkeit, die heute größer geworden ist als die früher weit verbreitete Verwechslung von Selbstbesetzung und Besetzung der Ich-Funktionen – ist die häufige Annahme, daß das Vorhandensein von Objektbeziehungen den Narzißmus ausschließe. Im Gegenteil, wie auf den folgenden Seiten betont werden soll, beziehen sich einige der intensivsten narzißtischen Erfahrungen auf Objekte; das heißt, Objekte, die entweder im Dienste des Selbst und der Aufrechterhaltung seiner Triebbesetzung benutzt werden, oder auf Objekte, die als Teil des Selbst erlebt werden. Ich werde die letzteren als *Selbst-Objekte* bezeichnen.

Am Anfang sollen einige grundlegende begriffliche Klärungen stehen. Die Begriffe einerseits des Selbst, andererseits des Ichs, Über-Ichs, und Es ebenso wie die von Persönlichkeit und Identität sind Abstraktionen, die verschiedenen Ebenen der Begriffsbildung angehören. Es, Ich und Über-Ich sind die Bausteine einer spezifischen, hohen, das heißt erfahrungsfernen Abstraktion in der Psychoanalyse: des psychischen Apparates. Persönlichkeit, obwohl in einem allgemeinen Sinne oft brauchbar, entstammt ebenso wie Identität nicht der psychoanalytischen Psychologie; diese Begriffe gehören einem anderen theoretischen System an, das mehr in Übereinstimmung mit der Beobachtung des sozialen Verhaltens und der Beschreibung des (vorbewußten) Selbsterlebens in der Interaktion mit anderen als mit Beobachtungen der Tiefenpsychologie steht.

Das Selbst tritt jedoch in der psychoanalytischen Situation

hervor und entspricht in seiner Begriffsbildung einer verhältnismäßig niederen, das heißt verhältnismäßig erfahrungsnahen psychoanalytischen Abstraktion als ein Inhalt des psychischen Apparates. Während es also keine psychische Funktion darstellt, ist es eine Struktur innerhalb der Psyche, weil es (a) mit Triebenergie besetzt ist und (b) eine zeitliche Kontinuität hat; das heißt, es ist dauerhaft. Als psychische Struktur hat das Selbst weiterhin auch einen psychischen Ort. Genauer gesagt, verschiedene – und häufig widersprüchliche – Selbstrepräsentanzen sind nicht nur in Es, Ich und Über-Ich, sondern auch in einer einzigen psychischen Instanz vorhanden. Es kann zum Beispiel widersprüchliche bewußte und vorbewußte Selbstrepräsentanzen nebeneinander geben – zum Beispiel Größen- und Minderwertigkeitsvorstellungen –, die entweder umschriebene Lokalitäten im Bereich des Ichs oder Sektoren in dem Bereich der Psyche einnehmen, in dem Es und Ich ein Kontinuum bilden. Das Selbst ist also ganz entsprechend den Objektrepräsentanzen ein Inhalt des psychischen Apparates, aber es ist nicht einer seiner Bausteine; das heißt, es ist keine psychische Instanz.

Solche theoretischen Klärungen schaffen ein Bezugssystem für den Hauptgegenstand dieses Buches, welches versucht, zwei Ziele in Einklang zu bringen: die Tiefendarstellung einer Gruppe spezifischer normaler und abnormer Erscheinungen innerhalb des allgemeinen Bereichs des Narzißmus und das Verständnis der spezifischen Entwicklungsphase, die ihnen genetisch zugeordnet ist.

So ausgedehnt der Bereich dieser Monographie auch ist, so bildet er dennoch nur einen Teil einer ausgedehnteren Untersuchung des Narzißmus. Insbesondere konzentriert sich diese Untersuchung fast ausschließlich auf die Rolle der libidinösen Kräfte bei der Analyse narzißtischer Persönlichkeiten; die Rolle der Aggression soll gesondert diskutiert werden. Andererseits ist dieses Buch die Fortführung und Ausweitung einer Reihe von Untersuchungen, die 1959, 1963 (mit Seitz), 1966 und 1968 veröffentlicht worden sind. Das Fallmaterial und

die ihm entstammenden Folgerungen ebenso wie die in diesen
Arbeiten enthaltenen Begriffsbildungen sind frei auf den folgenden Seiten angewandt worden. Diese Monographie stellt
eine Abrundung und Vollendung der Untersuchung der libidinösen Aspekte des Narzißmus dar, die in diesen früheren
Arbeiten begonnen worden ist.

I
Einführende Überlegungen

Der Gegenstand dieser Monographie ist die Untersuchung gewisser Übertragungsphänomene oder vergleichbarer Zustände bei der Psychoanalyse narzißtischer Persönlichkeiten und der Reaktionen des Analytikers auf sie, einschließlich seiner Gegenübertragungen. Das Hauptaugenmerk soll nicht auf die Schizophrenien und Depressionen gerichtet sein, die von einer Anzahl von Psychoanalytikern mit besonderen Interessen und Fähigkeiten auf diesem Gebiet behandelt werden, noch weniger auf die leichteren oder verschleierten Formen von Psychosen, welche oft als »Borderline-Zustände« bezeichnet werden, sondern mehr auf die kontinuierlichen, spezifischen Persönlichkeitsstörungen geringeren Schweregrades[1], deren Behandlung einen beträchtlichen Teil der heutigen psychoanalytischen Praxis darstellt.

Es ist zweifellos manchmal nicht leicht, eine Trennungslinie zwischen diesen Zuständen und den schweren Störungen zu ziehen, mit welchen sie anscheinend verwandt sind.

Während vorübergehender regressiver Schwankungen im Analysenverlauf einiger dieser Patienten können Symptome auftreten, die denjenigen für eine Psychose zu sprechen scheinen, die mit der Analyse schwerer narzißtischer Persönlichkeitsstörungen nicht vertraut sind. Dennoch sind merkwürdigerweise im allgemeinen weder Analytiker noch Patient für längere Zeit durch diese vorübergehenden regressiven Erfahrungen erheblich beunruhigt, obwohl ihr Inhalt (paranoides Mißtrauen zum Beispiel oder wahnhafte Körpersensationen und

1 Von den verschiedenen in diesem Buch erwähnten Fällen war nur einer (Patient G.) psychotisch. Alle anderen waren aktive, sozial verhältnismäßig gut angepaßte und einigermaßen normal funktionierende Menschen, deren Persönlichkeitsstörung jedoch mehr oder weniger schwer ihre Fähigkeit, zu arbeiten und produktiv zu sein, ihr Glück und ihren inneren Frieden beeinträchtigte.

tiefgreifende Veränderungen in der Selbstwahrnehmung), isoliert betrachtet, in der Tat die Befürchtung rechtfertigen könnte, daß ein ernsthafter Realitätsverlust droht. Aber das Gesamtbild bleibt beruhigend, besonders die Tatsache, daß das Ereignis, das die Regression ausgelöst hat, im allgemeinen identifiziert werden kann und daß der Patient selbst bald lernt, nach einer Übertragungsstörung zu suchen (eine Zurückweisung durch den Analytiker zum Beispiel), wenn die regressive Entwicklung einsetzt. Wenn der Analytiker einmal mit dem Patienten vertraut ist und insbesondere, sobald er beobachtet hat, daß eine der Formen narzißtischer Übertragung sich spontan gebildet hat, wird er im allgemeinen den zuversichtlichen Schluß ziehen, daß die zentrale Störung des Patienten keine Psychose ist, und er wird später seine Überzeugung aufrechterhalten trotz des Auftretens der erwähnten schwer regressiven, aber vorübergehenden Phänomene im Verlauf der Analyse.

Wie kann man nun die Psychopathologie der analysierbaren narzißtischen Persönlichkeitsstörungen von den Psychosen und den Borderline-Zuständen unterscheiden? Von welchen identifizierbaren Verhaltensmerkmalen des Patienten, seiner Symptomatik oder des analytischen Prozesses können wir das Gefühl relativer Sicherheit ableiten, das Analysand und Analytiker teilen, trotz scheinbar bedenklicher anfänglicher Symptome und einiger anscheinend gefährlicher regressiver Schwankungen während der Analyse? Ich diskutiere diese Fragen hier mit einiger Zurückhaltung, nicht nur, weil ich zuversichtlich bin, daß diese Monographie in ihrer Gesamtheit allmählich das Problem der Differentialdiagnose klären wird, indem theoretisches Verständnis und klinische Beschreibung im Geist des Lesers integriert werden, sondern besonders in Hinblick darauf, daß mein Zugang zur Psychopathologie von einer tiefenpsychologischen Orientierung geleitet ist, die mich nicht veranlaßt, klinische Phänomene nach dem traditionell medizinischen Modell zu betrachten, das heißt, als Krankheitseinheiten oder pathologische Syndrome, die auf der Grundlage von

Verhaltenskriterien diagnostiziert und differenziert werden müssen. Für Zwecke der Darstellung will ich jedoch im voraus ein Resümee des Grundprinzips der Störung dieser analysierbaren Patienten unter dynamisch-strukturellen und genetischen Gesichtspunkten geben und skizzieren, wie ihre Beschwerden vor dem Hintergrund eines metapsychologischen Verständnisses ihrer Persönlichkeitsstörung erklärt werden können.

Diese Patienten leiden an spezifischen Störungen im Bereich des Selbst und jener archaischen, mit narzißtischer Libido besetzten Objekte (Selbst-Objekte), die noch in enger Beziehung zum archaischen Selbst stehen (das heißt Objekte, die nicht als getrennt und unabhängig vom Selbst erlebt werden). Trotz der Tatsache, daß die Fixierungspunkte der zentralen psychischen Störungen dieser Fälle auf einem ziemlich frühen Teil der Zeitachse der psychischen Entwicklung liegen, ist es wichtig, nicht nur die Mängel der psychischen Organisation dieser Patienten zu betonen, sondern auch ihre positiven Möglichkeiten[2].

Zu den negativen Faktoren zählt, daß diese Patienten an archaische, Größen-Selbst-Konfigurationen und/oder an archaische, überbewertete, narzißtisch besetzte Objekte fixiert geblieben sind. Die Tatsache, daß diese archaischen Konfigurationen der übrigen Persönlichkeit nicht integriert worden sind, hat zwei wesentliche Konsequenzen: (a) die erwachsene Persönlichkeit und ihre reifen Funktionen sind verarmt, weil sie der Energien beraubt sind, welche in den alten Strukturen gebunden sind; und/oder (b) die erwachsenen, realistischen Tätigkeiten dieser Patienten werden durch den Durchbruch

2 Es ist wichtig zu betonen, daß das Wesen der psychischen Störung nicht notwendigerweise ihr Ausmaß bestimmt. Es gibt schwer beeinträchtigende klinische Bilder (z.B. hysterische Dämmerzustände psychotischen Ausmaßes), verursacht durch das massive Eindrängen kindlicher Objektbesetzungen, die das realitätsprüfende Ich überwältigen; und es gibt auch kurze Dysfunktionen umschriebener Teile des Ichs (z. B. gewisse Fehlhandlungen), welche dem Einfluß narzißtischer Besetzungen zuzuschreiben sind. Für ein lehrreiches Beispiel einer derartigen narzißtischen Fehlhandlung siehe *Kohut* (1970a).

und das Eindringen der archaischen Strukturen und ihrer archaischen Forderungen beeinträchtigt. Der pathogene Einfluß der Besetzung dieser archaischen Konfiguration ist mit anderen Worten in gewissem Sinne analog dem einer triebhaften Besetzung unbewußter, verdrängter inzestuöser Objekte bei den klassischen Übertragungsneurosen.

Wie beeinträchtigend diese psychischen Störungen auch sein mögen, so ist es dennoch wichtig sich klarzumachen, daß diese Patienten besondere Fähigkeiten haben, die sie von den Psychosen und den Borderline-Zuständen unterscheiden. Anders als Patienten, die an den letztgenannten Krankheiten leiden, haben Patienten mit narzißtischen Störungen im Grunde ein kohärentes Selbst erreicht und kohärente, idealisierte archaische Objekte errichtet. Und anders als bei den Psychosen und Borderline-Zuständen werden diese Patienten nicht ernstlich durch die Möglichkeit eines irreversiblen Zerfalls des archaischen Selbst oder der narzißtisch besetzten archaischen Objekte bedroht. Durch die Erhaltung dieser kohärenten und stabilen psychischen Konfigurationen sind solche Patienten in der Lage, stabile narzißtische Übertragungen zu entwickeln, die die therapeutische Aktivierung der archaischen Strukturen ohne die Gefahr ihrer Fragmentierung durch weitere Regression ermöglichen: sie sind also analysierbar. Es mag hier hinzugefügt werden, daß die spontane Herstellung einer der stabilen narzißtischen Übertragungen das beste und zuverlässigste diagnostische Zeichen ist, welches diese Patienten einerseits von psychotischen Kranken oder Borderline-Fällen und andererseits von gewöhnlichen Übertragungsneurosen unterscheidet. Die Bewertung einer Probeanalyse ist, mit anderen Worten, von größerem diagnostischem und prognostischem Wert als Schlußfolgerungen, die aus der Beobachtung auf der Verhaltensebene und aus Symptomen gewonnen wurden.

Die folgenden zwei typischen Träume sollen uns im Vorhinein ein Verständnis für das Wesen der narzißtischen Übertragungen in der Analyse narzißtischer Persönlichkeitsstörungen vermitteln, insbesondere dafür, daß die spezifische Störung, die in der Übertragung mobilisiert wird, den Patienten nicht mit psychotischem Zerfall bedroht.

Traum 1: Der Patient ist in einer Rakete und umkreist den Erdball, weit weg vom Boden. Er ist jedoch vor dem unkontrollierten Fortschießen in den Weltraum (Psychose) durch die unsichtbare, dennoch sehr mächtig wirkende Anziehungskraft der Erde (der narzißtisch besetzte Analytiker, d. h. die narzißtische Übertragung) im Zentrum seines Weltalls geschützt.

Traum 2: Der Patient ist auf einer Schaukel, er schaukelt vor und zurück, höher und höher – dennoch ist er niemals in ernster Gefahr, daß er entweder fortfliegt oder daß die Schaukel sich in unkontrollierbarer Weise überschlägt.

Der erste Traum wurde fast identisch von zwei Patienten geträumt, die sonst nicht in dieser Arbeit erwähnt werden. Den zweiten Traum hatte Frl. F.,[3] als sie durch die Stimulierung ihres intensiven archaischen Exhibitionismus, der durch die analytische Arbeit freigesetzt worden war, ängstlich wurde. Die narzißtische Übertragung schützte die ersten beiden Patienten gegen die Gefahr eines möglichen dauernden Selbstverlustet (d. h. gegen die Psychose), eine Gefahr, die als Folge der Mobilisierung archaischer Größenphantasien in der Behandlung eingetreten war. Im zweiten Fall schützte die narzißtische Übertragung den Patienten gegen eine potentiell gefährliche Überstimulierung des Ichs (einen [hypo]manischen Zustand) – diese war als Folge der Mobilisierung archaischer exhibitionistischer Libido während der Analyse zur Bedrohung geworden. Die in diesen Träumen dargestellte Übertragungsbeziehung zum Analytiker ist in allen drei Beispielen unpersönlich (der unpersönliche Zug der Schwerkraft; die Verbindung des Patienten mit dem Mittelpunkt der Schaukel) – eine aufschlußreiche Symbolisierung der narzißtischen Natur der Beziehung.

Obwohl die Psychopathologie der narzißtischen Persönlich-

3 Nach Korrektur entfallen.

keitsstörungen von denen der Psychosen grundsätzlich verschieden ist, so trägt die Erforschung der ersteren dennoch zum Verständnis der letzteren bei. Die genaue Untersuchung der spezifischen, therapeutisch kontrollierten, begrenzten Schwankungen in Richtung auf eine Fragmentierung des Selbst und der Selbst-Objekte und die damit verbundenen quasi-psychotischen Phänomene, die nicht selten im Verlauf der Analyse narzißtischer Persönlichkeiten auftreten, bietet insbesondere einen vielversprechenden Zugang zum Verständnis der Psychosen – ebenso wie es nützlich sein mag, die Reaktion einiger maligner oder beinahe maligner Zellen innerhalb des gesunden Gewebes des Organismus in der Tiefe und im Detail zu untersuchen, anstatt das Problem des Karzinoms anzugehen, indem man sich ausschließlich auf Patienten konzentriert, die an ausgedehnten Metastasen sterben. Obwohl diese Monographie sich nicht mit den Psychosen und Borderline-Zuständen befaßt, möchte ich daher jetzt einige Aussagen über die Perspektive machen, die man über diese schweren Formen psychischer Erkrankungen im Lichte der analysierbaren Störungen gewinnt, mit denen ich mich befasse.

Wie bei den narzißtischen Persönlichkeitsstörungen sollten die psychotischen Störungen nicht nur (und vielleicht nicht einmal vorwiegend) unter dem Gesichtspunkt des Aufspürens ihrer Regression von (a) Objektliebe über (b) Narzißmus zu (c) autoerotischer Fragmentierung und (d) sekundärer (wahnhafter) Restitution der Realität untersucht werden. Statt dessen ist es besonders fruchtbar, die Psychopathologie der Psychosen – in Übereinstimmung mit der Annahme, daß der Narzißmus eine unabhängige Entwicklungslinie einschlägt – unter dem Gesichtspunkt des Aufspürens ihrer Regression über einen teilweise verschiedenen Weg zu untersuchen, der über die folgenden Stationen führt: (a) die Desintegration der höheren Formen des Narzißmus; (b) die Regression zu archaischen narzißtischen Positionen; (c) den Zusammenbruch der archaischen narzißtischen Positionen (einschließlich des Verlustes der *narzißtisch besetzten* archaischen Objekte) und dem-

entsprechend die Fragmentierung des Selbst und der archaischen Selbst-Objekte; und (d) die sekundäre (restitutive) Wiederbelebung des archaischen Selbst und der archaischen narzißtischen Objekte in einer manifest psychotischen Form.[4]
Dem letztgenannten Stadium begegnet man nur flüchtig bei der Analyse narzißtischer Persönlichkeitsstörungen; aber jene bedeutungsvollen vorübergehenden Phänomene erlauben die Beobachtung von Einzelheiten, die in den starr festgehaltenen pathologischen Positionen der Psychosen verborgen sind. Es ist z. B. besonders lehrreich, die kohärenten archaischen narzißtischen Konfigurationen (das Größen-Selbst und die idealisierte Elternimago) mit (a) ihren regressiv veränderten Formen zu vergleichen, wenn sie sich zur Fragmentierung bewegen, und (b) mit ihren restitutiven Gegenstücken, wenn der starre und chronische Zustand einer mehr oder weniger manifesten Psychose eingetreten ist.

Man kann z. B. im Detail beobachten, wie einige Patienten überbesetzte, losgelöste Fragmente des Körpers, der Psyche und körperlicher und psychischer Funktionen während der vorübergehenden therapeutischen Regressionen vom kohärent besetzten Größen-Selbst und von der idealisierten Elternimago erleben; diese Details mögen bei den analogen Regressionen bei den Psychosen nicht zugänglich sein, weil dort die Fähigkeit zur Kommunikation schwer gestört und die Selbstbeobachtung entweder verringert oder grob verzerrt sind. Durch die leichten regressiven Schwankungen, wie sie während der Analysen narzißtischer Persönlichkeitsstörungen auftreten, bekommen wir jedoch Zugang zu den vielen Feinheiten dieser regressiven Veränderungen. Wir können die verschiedenen Störungen des Körpergefühls und der Selbstwahrnehmung,

4 Für einen neuen Zugang zur Metapsychologie der Psychosen s. *Arlow* und *Brenner* (1964). Im Gegensatz zu der hier vertretenen Ansicht glauben diese Autoren, daß die Psychosen (und daher sinngemäß auch die narzißtischen Persönlichkeitsstörungen) ausreichend dadurch erklärt werden können, daß man die Symptome und das gestörte Verhalten des psychotischen Patienten als Ergebnis seiner Konflikte und Abwehrmechanismen ansieht, d. h., im Grunde genommen, innerhalb des Bezugsrahmens der Metapsychologie der Übertragungsneurosen erklärt.

den Verfall der Sprache, die Konkretisierung des Denkens und die Abspaltung von vorher synthetisch zusammenarbeitenden Denkprozessen ebenso wie die Reaktion des beobachtenden Ichs auf die vorübergehende Fragmentierung der narzißtischen Konfigurationen im Detail sehen und verhältnismäßig ruhig untersuchen (s. Tabelle 2 im Kapitel 4 für eine Übersicht einiger Schwankungen, die während der Analysen dieser Störungen auftreten). Und es ist besonders fruchtbar, die verhältnismäßig gesunden archaischen narzißtischen Konfigurationen (das Größen-Selbst, die idealisierte Elternimago) mit ihren psychotischen Gegenstücken zu vergleichen (Größenwahn; der »Beeinflussungsapparat« [*Tausk*, 1919]).

Die maßgebenden Unterscheidungsmerkmale zwischen den Psychosen und Borderline-Zuständen einerseits und den analysierbaren Fällen von narzißtischen Persönlichkeitsstörungen andererseits sind die folgenden:

1. Die ersteren neigen zu einem chronischen Aufgeben der zusammenhängenden narzißtischen Konfigurationen und zu deren Ersetzung durch Wahnbildung (um dem unerträglichen Zustand der Fragmentierung und des Verlustes archaischer narzißtischer Objekte zu entgehen; 2. die letzteren weisen nur geringfügige und vorübergehende Schwankungen auf, gewöhnlich in Richtung auf eine teilweise Fragmentierung mit höchstens einer Andeutung einer flüchtigen restitutiven Wahnbildung. Es ist sehr wertvoll für unser theoretisches Verständnis sowohl der Psychosen als auch der narzißtischen Persönlichkeitsstörungen, die Gemeinsamkeiten und Unterschiede zwischen den relativ gesunden archaischen Größenphantasien, die die Psyche bei den letzteren Störungen aufrecht zu erhalten vermag, und dem kalten und herablassenden psychotischen Größenwahn, welcher bei den ersteren vorkommt, zu untersuchen; und desgleichen die relativ gesunde Ausformung einer narzißtisch besetzten, allmächtigen und allwissenden, bewunderten und idealisierten, emotional stützenden Elternimago, wie sie in den Übertragungen von Patienten mit narzißtischen Persönlichkeitsstörungen gebildet werden, mit dem

allmächtigen Verfolger und Manipulator bei den Psychosen zu vergleichen: der Beeinflussungsapparat, dessen Allmacht und Allwissenheit kalt, nicht einfühlend und unmenschlich böse geworden sind. Last but not least – die Untersuchung der präpsychotischen Persönlichkeit unter dem Gesichtspunkt der Verwundbarkeit der höheren Formen des Narzißmus (und nicht allein unter dem Gesichtspunkt der Zerbrechlichkeit ihrer reifen Beziehungen zu geliebten Objekten) kann wesentlich zum Verständnis der Psychosen und Borderline-Zustände beitragen und erklärt zum Beispiel die folgenden zwei typischen Merkmale:

1) Die auslösenden Ereignisse, die die ersten entscheidenden Schritte der regressiven Bewegung einleiten, liegen häufiger im Bereich der narzißtischen Kränkung als in dem der Objektliebe; und 2) sogar bei manchen schweren psychotischen Erkrankungen kann die Objektliebe relativ ungestört bleiben, während eine tiefe Störung im Bereich des Narzißmus niemals fehlt.

Die folgende Tabelle soll einen vorläufigen Abriß der Entwicklungsschritte der zwei hauptsächlichen narzißtischen Konfigurationen und gleichzeitig die Gegenstücke, nämlich die Knotenpunkte der regressiven Umwandlung dieser Konfiguration bei a) den narzißtischen Persönlichkeitsstörungen und b) den (schizophren-paranoiden) Psychosen und Borderline-Zuständen vermitteln.

Die regressiven psychischen Strukturen, ihre Wahrnehmung durch den Patienten und seine Beziehung zu ihnen können sowohl bei den Psychosen als auch bei den narzißtischen Persönlichkeitsstörungen sexualisiert werden. Bei den Psychosen kann die Sexualisierung nicht nur das archaische Größen-Selbst und die idealisierte Elternimago betreffen, während diese Strukturen flüchtig besetzt werden, bevor sie zerstört werden (autoerotische Fragmentierung), sondern auch die der Wiederherstellung dienenden wahnhaften Abbilder dieser Strukturen, die den Inhalt der manifesten Psychose ausmachen. Es wäre eine reizvolle Aufgabe, die Sexualisierung bei den Psychosen,

Tabelle 1

Entwicklung und Regression im Bereich des Größen-Selbst	Entwicklung und Regression im Bereich des allmächtigen Objektes	
1. reife Form positiver Selbstachtung; Selbstvertrauen.	1. reife Form der Bewunderung anderer; Fähigkeit zu Begeisterung.	psychische Gesundheit
2. selbstbezogenes Verlangen nach Zuwendung: Stufe des Größen-Selbst	2. unabweisbares Bedürfnis nach Verschmelzung mit mächtigem Objekt: Stufe der idealisierten Elternimago.	narzißtische Persönlichkeitsstörungen
3. Kerne (Fragmente) des Größen-Selbst: Hypochondrie	3. Kerne (Fragmente) des idealisierten allmächtigen Objektes: unklare mystische, religiöse Erlebnisse; unbestimmte Angst und Ehrfurcht (awe).	
4. wahnhafte Wiederherstellung des Größen-Selbst: kontaktloser paranoider Größenwahn	4. wahnhafte Wiederherstellung des allmächtigen Objektes: der mächtige Verfolger; der Beeinflussungsapparat	Psychose

Der dicke Pfeil zeigt die Schwankungen der narzißtischen Konfigurationen im Verlaufe der psychoanalytischen Behandlung narzißtischer Persönlichkeitsstörungen (s. Tabelle 2 in Kap. 4); der punktierte Pfeil zeigt die Richtung des Heilungsprozesses in der Analyse dieser Störungen. Der mit Punkten und Strichen gekennzeichnete lange Pfeil zeigt die noch reversible tiefe Regression in Richtung auf eine Psychose; das unterbrochene Stück kennzeichnet jene Tiefe der Regression in Richtung zur Psychose, bei dem die psychotische Regression irreversibel geworden ist.

die zuerst von Freud (1911) beschrieben und metapsychologisch erhellt wurden, mit den Sexualisierungen der verschiedenen Formen narzißtischer Übertragungen zu vergleichen, wie sie nicht selten bei der Analyse narzißtischer Persönlichkeitsstörungen auftreten. Den sexualisierten Versionen der narzißtischen Übertragung begegnet man entweder a) früh in der Analyse, gewöhnlich als direkte Fortsetzung perverser Neigungen bereits vor der Behandlung vorhanden (siehe hier besonders die ausführliche Diskussion der Sexualisierung der idealisierten Elternimago und der Alter-Ego- oder Zwillingsvariante des Größen-Selbst im Fall von Herr A. in Kapitel 3); oder b) flüchtig während der Verschlimmerungen der Endphase bei der Analyse narzißtischer Persönlichkeitsstörungen (siehe Kapitel 7, Seite 167-168).

Dies ist nicht der Ort für eine umfassende Darstellung der psychoanalytischen Theorie der Entstehung von Halluzinationen und Wahnbildungen bei den Psychosen. Innerhalb des Bezugsrahmens dieser Überlegungen soll jedoch betont werden, daß ihre Ausbildung nach der Desintegration des Größen-Selbst und der idealisierten Elternimago erfolgt. Bei den Psychosen werden diese Strukturen zerstört, aber abgetrennte Fragmente werden sekundär wieder zusammengefügt und als Wahnbildungen vereinheitlicht (s. *Tausk* 1919; *Ophuijsen* 1920) und dann durch die Anstrengungen der verbliebenen integrativen Funktionen der Psyche rationalisiert. Gelegentlich begegnet man Phänomenen bei der Analyse narzißtischer Persönlichkeitsstörungen, die als Folge der schwersten regressiven Schwankungen den Wahnbildungen und Halluzinationen des Psychotikers ähnlich sind. So hatte z. B. Herr E. unter der Belastung einer bevorstehenden Trennung vom Analytiker am Beginn der Behandlung vorübergehend das Gefühl, daß sein Gesicht zum Gesicht seiner Mutter geworden war. Im Gegensatz zu den Psychosen sind jedoch diese Halluzinationen und Wahnbildungen nicht die Folge der Ausbildung dauerhafter pathologischer Strukturen, die der Patient errichtet, um dem unerträglichen Erleben einer fortwährenden Fragmentierung seines körperlich-seelischen Selbst zu entgehen. Sie treten flüchtig und vorübergehend auf im Augenblick einer beginnenden partiellen und zeitlich begrenzten Desintegration der narzißtischen Strukturen als Reaktionen auf die spezifischen Störungen der narzißtischen Übertragung in der Behandlung.

Die Bewertung der Bedeutung spezifischer Umweltfaktoren (z. B. die Persönlichkeit der Eltern; gewisse traumatische Ereignisse) bei der Entstehung des Entwicklungsstillstandes oder der spezifischen Fixierungen und Regressionsneigungen, die den Kern der narzißtischen Persönlichkeitsstörung darstellen, soll später in dieser Untersuchung erfolgen. Eine kurze Bemerkung zur Genese mag jedoch an dieser Stelle hilfreich sein, um die begrifflichen Grundlagen der Unterscheidung zwischen den Psychosen und den Borderline-Zuständen auf der einen Seite und den narzißtischen Persönlichkeitsstörungen auf der anderen zu untermauern. Bei genetischer Betrachtungsweise kommt man zu der Annahme, daß bei den Psychosen die Persönlichkeiten der Eltern (und eine Anzahl anderer Umweltfaktoren) mit ererbten Faktoren zusammentrafen und die Bildung des Kerns eines kohärenten Selbst und des Kerns eines idealisierten Selbst-Objektes im entsprechenden Alter verhindert haben. Die narzißtischen Strukturen, die in einem späteren Alter entstehen, muß man sich daher als hohl und somit als spröde und zerbrechlich vorstellen. Unter diesen Bedingungen (z. B. bei einer zur Psychose neigenden Persönlichkeit) können narzißtische Kränkungen eine regressive Bewegung einleiten, die über die Stufe des archaischen Narzißmus hinausgehen kann (jenseits der archaischen Formen des kohärenten Größen-Selbst oder der kohärenten idealisierten Elternimago) und bis zur Stufe der (autoerotischen) Fragmentierung führen kann.

An dieser Stelle sollen zwei Erläuterungen zu diesen Aussagen gegeben werden, und zwar bezüglich a) der dynamischen Wirkung und b) des genetischen Hintergrundes der präpsychotischen (oder vielmehr der zur Psychose neigenden) Persönlichkeit. Die erste hat hauptsächlich therapeutische Bedeutung, und die zweite ist mehr von theoretischem Interesse.

Der erste Niederschlag der dynamischen Folgen einer spezifischen Schwäche der grundlegenden narzißtischen Konfigurationen der Persönlichkeit betrifft einen besonderen Abwehrmodus gegen das gefährliche regressive Potential, welches mit dem zentralen Defekt verknüpft ist, eine Abwehr, die gewöhnlich zu dem führt, was man *schizoide Persönlichkeit* nennt. Diese Abwehrorganisation (die den Borderline-Zuständen zugerechnet werden sollte) ist charakteristisch für Persönlichkeiten, die zur Entwicklung von Psychosen neigen; man findet sie jedoch nicht bei Patienten mit analysierbaren narzißtischen Persönlichkeitsstörungen. Die schizoide Abwehrorganisation ist das Ergebnis der (vor-)bewußten Wahrnehmung eines Menschen, daß er nicht nur narzißtisch verwundbar ist, sondern auch und spezifischer, daß eine narzißtische Kränkung die Gefahr einer unkontrollierbaren Regression auslösen kann, die ihn unwiderruflich hinter die Stufe der kohärenten narzißtischen Kernkonfigurationen zurückwerfen könnte. Diese Menschen haben daher gelernt, sich von anderen zu distanzieren, um die spezifische Gefahr zu vermeiden, die eine narzißtische Kränkung für sie darstellen würde.

Im Gegensatz zu dieser Erklärung könnte man behaupten, daß das Zurückweichen dieser Individuen vor menschlicher Nähe durch ihre Unfähigkeit zu lieben verursacht und von ihrer Überzeugung bestimmt ist, daß sie verständnislos, kalt oder feindselig behandelt werden. Diese Annahme ist jedoch nicht richtig. Viele schizoide Patienten, die versuchen, ihre Beziehung zu anderen auf ein Minimum zu halten, sind tatsächlich sinnvoller Beziehungen fähig und verdächtigen andere in der Regel nicht der Böswilligkeit ihnen gegenüber. Ihr Abstandhalten ist einfach ein Ergebnis der richtigen Einschätzung ihrer narzißtischen Verwundbarkeit und Regressionsneigung. Aus diesem Grunde ist es für den Psychotherapeuten wichtig zu erkennen, daß die Konzentration der oft beträchtlichen libidinösen Kräfte dieser Patienten auf Beschäftigungen, die den menschlichen Kontakt auf ein Minimum reduzieren (wie z. B. Interessen und Betätigung im Bereich der Ästhetik oder die Untersuchung abstrakter, theoretischer Gegenstände) auf einer korrekten Einschätzung ihrer Fähigkeiten und Schwächen beruht. Der Psychotherapeut sollte daher nicht der Elefant im Porzellanladen eines empfindlichen psychischen Gleichgewichtes einer wertvollen und vielleicht schöpferischen Persönlichkeit sein, sondern er sollte seine Aufmerksamkeit auf die Unvollkommenheiten der Abwehrstrukturen und der mangelnden Fähigkeit zu libidinöser Besetzung von Arbeit, Interessen und zwischenmenschlichen Beziehungen und auf die zentrale psychische Störung konzentrieren, d. h. auf die Regressionsneigung des Patienten. Im Hinblick darauf sollte anfänglich eine sorgfältige und geduldige Untersuchung der kleineren affektiven Rückzüge des Patienten, die im Verlauf minimaler narzißtischer Kränkungen auftreten, im Zentrum der therapeutischen Bemühungen stehen. Die anschließende Rekonstruktion des maßgeblichen genetischen Zusammenhangs, die die Untersuchung der gegenwärtigen Verwundbarkeit des Patienten ergänzen sollte, gibt seinem Ich weitere Unterstützung in seinen Kämpfen um das Erreichen einer besseren Kontrolle in diesem wichtigen Persönlichkeitsbereich.

In Übereinstimmung mit der Behandlungsstrategie, wie sie die Struktur der Psychosen erfordert – diese soll in Kürze abgehandelt werden –, ist die adäquate Behandlung für schizoide Patienten daher im allgemeinen nicht Psychoanalyse, sondern eine auf psychoanalytischem Wissen basierende Form von Psychotherapie. Psychoanalyse als eine Form der Psychotherapie sollte meiner Meinung nach weder dadurch definiert werden, daß der Therapeut ihre Theorie in der Behandlungssituation anwendet, noch dadurch, daß er Einsichten und Erklärungen vermittelt – einschließlich selbst Erklärungen genetischer Art –, die dem Patienten eine bessere Selbstbeherrschung ermöglichen. Obwohl alle diese Schritte Teil der psychoanalytischen Therapie sind, muß noch etwas anderes hinzukommen, was ihr Wesen ausmacht: der pathogene Kern der Persönlichkeit des Analysanden wird in der Behandlungssituation aktiviert und geht selbst eine spezifische Übertragungsbeziehung zum Analytiker ein, bevor er im Prozeß des Durcharbeitens schrittweise aufgelöst wird, wodurch das Ich des Patienten zur Kontrolle in diesem besonderen Bereich fähig wird. Ein solcher Prozeß darf jedoch nicht in Gang gesetzt werden, wenn die Übertragungsregression zu einer schweren Fragmentierung des Selbst führen würde, d. h. zu einem chronischen Rückfall in das pränarzißtische Stadium, in dem sogar die narzißtischen Bindungen an den Therapeuten (die charakteristischerweise bei der Analyse narzißtischer Persönlichkeiten entstehen) zerstört werden. Da eine solche ungünstige Entwicklung in der Tat eine potentielle Gefahr für die schizoide Persönlichkeit ist, ist die hier angezeigte Behandlung nicht die Psychoanalyse selbst, sondern eine psychoanalytisch aufgeklärte Form der Einsichtsvermittlung, die die therapeutische Mobilisierung einer das Selbst fragmentierenden Regression nicht erfordert. (Diese therapeutischen Probleme werden noch einmal unter einem anderen Gesichtspunkt am Ende dieses Kapitels besprochen.)

Die zweite Fortsetzung der vorherigen dynamisch-genetischen Überlegungen ist in einer noch spezifischeren Weise wichtig für den Vergleich der Psychosen mit den narzißtischen Persönlichkeitsstörungen als das Verständnis der Bedeutung der distanzierenden Haltung des Schizoiden; sie betrifft den Stellenwert angeborener, ererbter Eigenschaften bei der Entstehung der Neigung zur Fragmentierung des Selbst bei den Psychosen oder aber bei der Entstehung der Fähigkeit zur Aufrechterhaltung eines kohärenten Selbst, wie es für die narzißtischen Persönlichkeitsstörungen typisch ist. Auf der Grundlage psychoanalytischer Erfahrung kann man selbstverständlich keine endgültige Aussage über die relative Bedeutung ererbter Faktoren machen. Hat man jedoch die frühe Umwelt eines Patienten rekonstruiert einschließlich der psychischen Störungen seiner Eltern, so erscheint die Schlußfolgerung gelegentlich unausweichlich, daß der Patient kränker sein sollte, als er tatsächlich ist. Mit anderen Worten: in solchen Fällen kommt man zu der Annahme angeborener Faktoren, welche den Zusammenhalt des archaischen Größenselbst und der idealisierten Elternimago aufrechterhalten trotz katastrophaler Belastungen, denen das Kind in entscheidenden frühen Entwicklungsphasen ausgesetzt war. In diesem Zusammenhang ist besonders der bekannte Bericht von Anna *Freud* und Sophie *Dann* (1951) zu erwähnen, der ein eindrucksvolles Beispiel der Diskrepanz zwischen der begrenzten aktuellen Störung der untersuchten Kinder und der schweren Gestörtheit vermittelt, die angesichts einer außerordentlich traumatischen frühen Umgebung zu erwarten gewesen wäre (Konzentrationslager).

Unter den in dieser Arbeit erwähnten Patienten wäre besonders Herr E. ein Kandidat für eine schwerere Krankheit als die analysierbare Persönlichkeitsstörung gewesen, an der er tatsächlich litt, wenn man sein Urteil allein auf seine traumatische frühe Umgebung gestützt hätte. Er war ein »Brutkastenbaby« gewesen, von seiner Mutter mehrere Monate lang getrennt. Seine Mutter, die an einer malignen Hypertonie litt, konnte keinen affektiven Zugang zu dem Kind finden, nachdem es heimgebracht worden war. Er war anscheinend kaum jemals auf den Arm genommen worden, weil er so zart gewesen sein soll. Auch sein Vater lehnte ihn ab, und er wurde niemals in die Familie integriert. Und dennoch, trotz all dieser sehr ungünstigen Umstände, war die psychische Organisation des Patienten nicht psychotisch, und die Schwankungen in Richtung auf eine Desintegration seiner kohärenten Selbstkonfiguration während der Analyse waren vorübergehend und therapeutisch zugänglich. So war er z. B. schon früh im Leben anscheinend in der Lage, sein Bedürfnis nach taktilen Reizen in den visuellen Bereich zu verlegen. Diese Verlegung führte jedoch später nicht nur zu perversen voyeuristischen Handlungen, sondern auch zu wichtigen sublimierenden Fähigkeiten im visuellen Bereich. Jedenfalls reichte die visuelle Stimulierung anscheinend aus, um den Kern eines Selbst zu stützen, das im allgemeinen seine Kohärenz aufrechterhalten konnte, oder das nach vorübergehender Fragmentierung zumindest sich selbst schnell wieder neu bilden konnte.

Jetzt noch einige Worte über gewisse Aspekte der Symptomatik von Patienten, die an Persönlichkeitsstörungen im narzißtischen Bereich leiden, besonders im Hinblick auf den Vergleich zwischen den (analysierbaren) narzißtischen Störungen und den Psychosen und Borderline-Zuständen. Welches sind die Merkmale der narzißtischen Persönlichkeitsstörungen, die den Analytiker in die Lage setzen, diese Erkrankungen von den Psychosen und Borderline-Zuständen zu unterscheiden? Ich habe schon anfangs darauf hingewiesen, daß meine Methode, eine Diagnose zu stellen, nicht die im allgemeinen in der Medizin angewandte ist. Da in der Medizin Krankheiten oft aufgrund des regelmäßigen Auftretens bestimmter Erscheinungen bestimmt werden, werden auch die Diagnosen auf diese Weise gestellt. Ich habe im obigen Abriß das Wesen der narzißtischen Persönlichkeitsstörungen in metapsychologischen Begriffen dargelegt, und ich werde weiterhin ihre Symptome in dieser Monographie nicht nur unter dem Gesichtspunkt ihrer Erscheinungsformen, sondern vorwiegend in Bezug auf ihre Bedeutung untersuchen.

Die Symptomatik von Patienten mit narzißtischen Persönlichkeitsstörungen (dies mag auch für bestimmte Phasen von Psychosen und für bestimmte Typen von Borderline-Zuständen zutreffen) ist häufig ungenau zu beschreiben, und der Patient ist im allgemeinen nicht in der Lage, sich auf ihre wesentlichen Aspekte zu konzentrieren, sondern er kann nur mehr die sekundären Beschwerden erkennen und beschreiben (wie etwa Arbeitshemmungen oder Neigungen zu perversen Handlungen). Die Unbestimmtheit der vom Patienten anfänglich angebotenen Beschwerden mag mit der Nähe der krankhaft veränderten Strukturen (das Selbst) zur Lokalisierung der selbstbeobachtenden Funktionen im Ich in Beziehung stehen. (In diesem Zusammenhang s. *Freuds* Hinweise an *Binswanger* in seinem Brief vom 4. Juli 1912 [*Binswanger 1956*, S. 58–59].) Das Auge kann sich ja selbst nicht beobachten.

Trotz der anfänglichen Unbestimmtheit des manifesten Krankheitsbildes werden jedoch seine wesentlichen Merkmale mit dem Fortschritt der Analyse zunehmend deutlicher, besonders wenn die narzißtische Übertragung in einer ihrer Formen in Erscheinung tritt. Der Patient beschreibt dann subtil wahrgenommene und dennoch intensive Gefühle der Leere und Depression, die sich im Gegensatz zu den Psychosen und Borderline-Zuständen bessern, sobald die narzißtische Übertragung hergestellt ist – die aber wieder stärker werden, wenn die Beziehung zum Analytiker gestört wird. Der Patient versucht dem Analytiker mitzuteilen, daß er mindestens zeitweise, besonders wenn die narzißtische Übertragung unterbrochen wurde, den Eindruck habe, er sei nicht im vollen Sinne wirklich, oder zumindest seien seine Gefühle abgestumpft; und er mag hinzufügen, daß er seine Arbeit ohne Freude vollbringt, daß er Routinetätigkeiten sucht, die ihn über den Tag bringen sollen, da es ihm der Initiative anscheinend ermangelt. Diese und ähnliche Beschwerden sind Hinweise auf eine Entleerung des Ichs, das sich gegen die unwirklichen Ansprüche eines archaischen Größenselbst oder gegen das intensive Bedürfnis nach einem mächtigen äußeren Spender von Selbstachtung oder anderer Formen narzißtischer Zufuhr abschirmen muß.

Im Gegensatz zu entsprechenden Erscheinungen bei den Psychosen und Borderline-Zuständen werden diese Symptome jedoch hier nicht starr verankert. Während der eindeutige Nachweis für den vorübergehenden Charakter der Symptome des Patienten leicht innerhalb des analytischen Prozesses gelingt, kann man Anzeichen hierfür auch hinsichtlich seiner Reaktionen außerhalb der Analyse und vor Analysenbeginn finden, d. h. aus einer sorgfältigen Untersuchung der Vorgeschichte des Patienten. Das Denken des Patienten absorbierende hypochondrische Befürchtungen können z. B. plötzlich verschwinden, und der Patient fühlt sich wieder lebendig und ausgeglichen und hat wenigstens eine Zeitlang wieder Initiative und das Gefühl einer tiefen und lebhaften Beziehung zur Welt (gewöhnlich als Folge von Lob oder von Zuwendung von außen). Diese Schwankungen nach oben sind jedoch im allgemeinen kurzlebig. Sie sind häufig die Ursache bedrängender Erregung; sie erwecken Angst und werden bald wieder abgelöst durch ein chronisches Gefühl der Dumpfheit und Passivität, das entweder unmittelbar wahrgenommen oder durch lange Stunden mechanischer Tätigkeiten verschleiert wird. Außerdem ist es gewöhnlich nicht schwierig – jedenfalls für den Analytiker –, eine starke narzißtische Kränkbarkeit zu erkennen, die in Verein mit dem Unbehagen durch die eben beschriebene ängstliche Erregung die Ursache dafür ist, daß die stärkere Freude des Patienten an sich selbst bald wieder verschwindet und daß seine größere Vitalität nicht lange aufrechterhalten bleibt. Eine Zurückweisung, das Fehlen erwarteter Zustimmung, mangelndes Interesse der Umgebung für den Patienten und dergleichen führen bald wieder zu dem vorherigen Zustand innerer Leere.

Die vorhergehenden Seiten enthalten einen Abriß der Psychopathologie der narzißtischen Persönlichkeitsstörungen und gewisser klinischer Merkmale, die mit den wichtigsten pathogenen Faktoren in Beziehung stehen. Der Abriß bestand hauptsächlich darin, daß die narzißtischen Persönlichkeitsstörungen mit den Psychosen und Borderline-Zuständen verglichen wurden, d. h. indem die wesentlichen pathogenen Faktoren der zwei Klassen psychischer Erkrankungen gegenübergestellt und ihre klinischen Erscheinungen miteinander verglichen wurden.[5]

5 Die vorausgegangene Diskussion konzentrierte sich vorwiegend auf die Unterscheidung der analysierbaren narzißtischen Persönlichkeitsstörungen von den (unanalysierbaren) schizophrenen Psychosen, besonders von den verschleierten oder abgewehrten Fällen der letzteren Krankheiten, die oft als »Borderline-Fälle« bezeichnet werden.
Ein differentialdiagnostischer Vergleich der analysierbaren narzißtischen Persönlichkeitsstörungen mit der (unanalysierbaren) manisch-depressiven Psychose wird hier im einzelnen nicht angestellt, obwohl gewisse Schwankungen während der Analyse narzißtischer Persönlichkeitsstörungen in der

Die Fälle, mit denen ich mich befassen werde, bringen jedoch nicht nur diagnostische Schwierigkeiten im Hinblick auf die Psychosen mit sich, sondern ebenso im Hinblick auf das andere Ende des Spektrums psychopathologischer Zustände, nämlich der Übertragungsneurosen. Und es muß eingeräumt werden, daß es wegen der Komplexität klinischer Bilder auf den ersten Blick oft nicht leicht ist zu entscheiden, ob ein Fall als zu den narzißtischen Störungen gehörig angesehen werden sollte. Narzißtische Züge finden sich auch bei den klassischen Übertragungsneurosen; und andererseits treten umschriebene Mechanismen, wie sie für die Übertragungsneurosen charakteristisch sind, auch bei den narzißtischen Störungen auf – mögen sie schwere Psychosen oder leichte narzißtische Persönlichkeitsstörungen sein.

Die Komplexität gemischter Formen psychischer Störungen und die daraus folgenden Fragen der diagnostischen Einteilung sollten später erörtert werden (z. B. Kapitel 7). Hier muß jedoch betont werden, daß, obwohl klinisch die Übertragungsneurosen und die narzißtischen Störungen eine Reihe von Merkmalen gemeinsam haben, die grundlegenden pathogenen Strukturen dieser zwei Arten psychischer Krankheiten und somit auch einige der wichtigen Leitsymptome nicht gleich

Tat wie kleine und flüchtige Abbilder manisch-depressiver Psychosen angesehen und untersucht werden können. Aber wiederum steht, ebenso wie beim Vergleich mit den schizophrenen und Borderline-Fällen, die Fähigkeit des Patienten, eine narzißtische Übertragung aufrechtzuerhalten, in Beziehung zu der Tatsache, daß sein archaischer Exhibitionismus und seine Größenphantasien weitgehend in die Struktur seines kohärenten Größenselbst verankert sind und daß gleichermaßen die archaische Allmacht seines grandiosen Selbst-Objektes weitgehend in der Struktur der kohärenten idealisierten Elternimago verankert bleibt. Die Schwankungen hypomanischer Erregung und depressiver Verstimmung als Reaktion auf die Veränderungen der therapeutischen Übertragung sind deshalb immer zeitlich begrenzt, und das vorherige narzißtische Gleichgewicht stellt sich schnell wieder her. Bei den manisch-depressiven Psychosen sind jedoch die zwei wesentlichen narzißtischen Strukturen nur dürftig ausgebildet und können unter dem Einfluß zahlreicher Traumen zusammenbrechen. Sie sind dann nicht mehr in der Lage, die archaischen Besetzungen aufzunehmen: Exhibitionismus und Größenwahn des Größenselbst überschwemmen das Ich (Manie), und die allmächtige Aggressivität der idealisierten Elternimago zerstört die realistische Selbstachtung des Patienten (Depression).

sind. Die Unterschiede können an den folgenden Tatsachen erläutert werden.

Bei unkomplizierten Fällen von Übertragungsneurosen liegt die psychische Störung nicht primär im Selbst oder in den archaischen narzißtischen Selbst-Objekten. Die zentrale Störung betrifft vielmehr strukturelle Konflikte um (inzestuöse) libidinöse und aggressive Regungen, die von einem wohl abgegrenzten, kohärenten Selbst ausgehen und auf Objekte der Kindheit gerichtet sind, die im Prinzip vom Selbst vollkommen abgrenzbar geworden sind.[6]

Der zentrale pathogene Faktor der narzißtischen Persönlichkeitsstörungen betrifft andererseits in erster Linie das Selbst und die archaischen narzißtischen Objekte. Diese beiden narzißtischen Grundformen stehen zur Ätiologie psychischer Störungen im narzißtischen Bereich in folgender Weise in Beziehung: (1) sie können ungenügend besetzt und daher anfällig für eine vorübergehende Fragmentierung sein; (2) selbst wenn sie ausreichend besetzt oder überbesetzt sind und deshalb ihr Zusammenhalt gesichert ist, so sind sie nicht der übrigen Persönlichkeit integriert, und das reife Selbst oder andere Bereiche der reifen Persönlichkeit müssen eine ausreichende oder zuverlässige Zufuhr narzißtischer Besetzungen entbehren.

Bei unkomplizierten Fällen von Übertragungsneurosen reagiert das Ich mit Angst auf die Gefahren, denen es sich durch den drohenden Durchbruch verbotener (inzestuös-ödipaler oder präödipaler), an die Objekte gebundener triebhafter Regungen ausgesetzt sieht.

Die Gefahr kann entweder als Drohung körperlicher Bestrafung oder als Drohung des affektiven oder körperlichen Verlassenwerdens erlebt werden (d. h. als Kastrationsangst oder als Angst vor dem Liebesverlust des Objektes oder aber als Angst vor dem Verlust des Objektes [Freud 1926]). Bei den narzißtischen Persönlichkeitsstörungen bezieht sich

---

6 Siehe Kapitel 2 zur Unterscheidung zwischen archaischem Selbst-Objekt (ein Vorläufer der psychischen Struktur), psychischer Struktur und dem echten Objekt.

die Angst des Ichs hingegen in erster Linie auf sein Bewußtsein der Verwundbarkeit des reifen Selbst; die Gefahren,
denen es sich ausgesetzt sieht, betreffen entweder die vorübergehende Fragmentierung des Selbst oder Einbrüche archaischer Formen subjektgebundener Größenphantasien oder
aber archaischer, narzißtisch überhöhter Selbst-Objekte in seinen Bereich. Die Hauptquelle des Leidens ist daher das Ergebnis der Unfähigkeit seiner Psyche, die Selbstachtung zu
regulieren und sie auf einem normalen Niveau zu halten; und
die spezifischen (pathogenen) Erfahrungen, die zu diesem zentralen psychischen Defekt in Beziehung stehen, liegen innerhalb
des narzißtischen Bereichs und fallen in ein Spektrum, welches
sich von ängstlichen Größenvorstellungen und Erregung auf
der einen Seite über leichte Befangenheit und Selbstunsicherheit zu schwerem Schamgefühl, Hypochondrie und Depression auf der anderen Seite erstreckt.

Die Patienten, deren zentrales Problem im Bereich der narzißtischen Persönlichkeitsstörungen liegt, können außer den
eben genannten spezifischen psychischen Leiden anscheinend
auch Ängsten vor Objektverlust, vor dem Verlust der Liebe
des Objekts und vor der Kastration ausgesetzt sein. Es mag
weiter hinzugefügt werden – und dies mit gewisser Berechtigung –, daß im Gegensatz zu den Übertragungsneurosen, bei
denen die Kastrationsangst die Hauptquelle des Leidens ist
mit Angst vor dem Verlust der Liebe des Objektes als näch-
stem und Angst vor dem Objektverlust als letztem (in der
Häufigkeit des Auftretens und in klinischer Bedeutung), bei
den narzißtischen Persönlichkeitsstörungen die Reihenfolge
umgekehrt ist; d. h. die Angst vor dem Objektverlust steht
in Häufigkeit und Wichtigkeit an erster Stelle und die Kastrationsangst an letzter.

Wenn auch ein solcher Vergleich zutreffend ist, so ist er
unvollkommen und oberflächlich. Das Vorwiegen von Erlebnissen (1) der Scham, (2) des Verlustes der Liebe des Objektes, (3) des Verlustes des Objektes bei den narzißtischen Störungen im Vergleich zu dem Erleben (a) der Schuld, (b) der

Kastrationsangst bei den Übertragungsneurosen ist nicht einfach eine psychodiagnostische Tatsache, die nicht weiter erklärt werden kann, sondern es ist die direkte Folge des wesentlichen Umstandes, daß die Selbst-Objekte, die in der Psychopathologie der narzißtischen Störung eine zentrale Bedeutung haben, den Objekten bei den Übertragungsneurosen nicht gleichen. Die Objekte bei den narzißtischen Persönlichkeitsstörungen sind archaisch, narzißtisch besetzt und prästrukturell (siehe Kapitel 2). Ob sie deshalb mit Strafe drohen oder Liebesentzug, oder ob sie den Patienten mit ihrem zeitweiligen oder dauernden Verschwinden konfrontieren – das Ergebnis ist immer ein *narzißtisches* Ungleichgewicht oder ein Defekt bei dem Patienten, der mit ihnen in vielfältiger Weise verwoben war und dessen Aufrechterhaltung der Selbst-Kohärenz und der Selbstachtung und einer Zustimmung gebenden Beziehung zu richtungweisenden Idealen von ihrer Gegenwart, ihrem bestätigenden Zuspruch[7] oder anderen Formen narzißtischer Zufuhr abhing. Bei den Übertragungsneurosen jedoch führen analoge psychische Umstände zur Angst vor Strafe durch ein Objekt, das mit objektlibidinösen Triebenergien besetzt ist (d. h. ein Objekt, welches als getrennt und unabhängig erlebt wird), zu Spannungen im Hinblick darauf, daß man seine Liebe nicht erwidert findet, zu der Möglichkeit einsamen Verlangens nach einem fehlenden Objekt und dergleichen – wobei ein Sinken der Selbstachtung nur sekundär ist.

Wie können die vorangegangenen Betrachtungen uns helfen, die vom Patienten mitgeteilten Beschwerden zu diagnostizieren? Mit anderen Worten: wie können wir eine psychoanalytische Anfangsdiagnose stellen, um unsere psychoanalytische Strategie (die Richtung unserer Deutungen) dem besonderen Bedürfnis der psychischen Störung anzupassen? Wie erkennen wir, daß die Neurose eines Patienten im Bereich der narziß-

---

7 Man könnte sagen, daß in einigen Fällen nicht der Verlust der Liebe des Objektes für die verringerte Selbstachtung des Patienten verantwortlich ist, sondern der Verlust der Bewunderung des Objektes.

tischen Persönlichkeitsstörungen und nicht im Bereich der gewöhnlichen Übertragungsneurosen liegt?

Die früher vorgeschlagene Methode zur Unterscheidung zwischen narzißtischen Persönlichkeitsstörungen einerseits und den Psychosen und Borderline-Zuständen andererseits ist auch hier geeignet: Die Unterscheidung sollte in erster Linie auf dem metapsychologischen Verständnis der zentralen Störung und nicht auf der Untersuchung der Erscheinungen an der Oberfläche beruhen.

Es trifft freilich zu, daß das Vorhandensein umschriebener psychoneurotischer Hemmungen und Symptome (Phobien, Zwänge, hysterische Erscheinungen) in die Richtung einer Übertragungsneurose weisen können, während unklare Beschwerden über depressive Stimmungen, Mangel an Interesse und Initiative im Bereich der Arbeit, Eintönigkeit des zwischenmenschlichen Erlebens, das Unbehagen des Patienten über seinen körperlichen oder psychischen Zustand, multiple perverse Neigungen u. dgl. in die Richtung einer narzißtischen Persönlichkeitsstörung weisen. Diese manifesten Beschwerden sind jedoch kein zuverlässiger Maßstab. Hinter unklaren Beschwerden über Mangel an Initiative oder Ausdauer kann der Analytiker nach einer gewissen Zeit manchmal eine wohlabgegrenzte Hemmung oder Phobie erkennen; oder, sogar noch häufiger, wird er eine diffuse narzißtische Verwundbarkeit, umschriebene Defekte der Selbstachtung oder deren Regulierung, oder ausgedehnte Störungen im System der Ideale des Patienten entdecken, obwohl der Patient ursprünglich über spezifische Hemmungen oder scheinbar wohlabgegrenzte Ängste oder andere Störungen geklagt hatte, die scheinbar in den Bereich der Übertragungsneurosen gehören.

Es muß noch einmal betont werden, daß die manifesten Beschwerden, die die narzißtischen Persönlichkeitsstörungen darbieten, kein zuverlässiger Maßstab für die Beantwortung der wesentlichen diagnostischen Frage sind: ob der Patient psychoanalytisch behandelt werden soll oder nicht. Nun, nachdem ich diese Warnung ausgesprochen habe, möchte ich – bevor

ich noch einmal die einzig zuverlässige Lösung des diagnostischen Problems betone – einige der Syndrome aufzählen, wie
man sie bei Fällen findet, deren narzißtische Persönlichkeitsstörung in umschriebeneren und farbigeren Syndromen zum
Ausdruck kommt. In solchen Fällen kann der Patient die folgenden Beschwerden und pathologischen Merkmale darbieten: (1) im sexuellen Bereich: perverse Phantasien, Mangel an
sexuellem Interesse; (2) im sozialen Bereich: Arbeitshemmungen, Unfähigkeit, sinnvolle Beziehungen aufzunehmen und
zu erhalten, delinquentes Verhalten; (3) in den manifesten
Charaktermerkmalen: Mangel an Humor, Mangel an Einfühlung für die Bedürfnisse und Gefühle anderer, Mangel an
Gefühl für die rechten Proportionen, Neigung zu unkontrollierten Wutausbrüchen, Pseudologie; und (4) im psychosoma-
tischen Bereich: hypochondrische Einengung auf körperliche
und seelische Gesundheit, vegetative Störungen in verschiedenen Organsystemen.

Obwohl diese Beschwerden und Syndrome in der Tat häufig
bei narzißtischen Persönlichkeitsstörungen auftreten und obwohl der erfahrene Psychoanalytiker eine zugrunde liegende
narzißtische Persönlichkeitsstörung durch sorgfältige Untersuchung der Beschwerden des Patienten vermuten kann, beruht das entscheidende diagnostische Merkmal nicht auf der
Bewertung der angebotenen Symptomatik und auch nicht der
Lebensgeschichte, sondern auf dem Wesen der spontan sich
entwickelnden Übertragung. Da diese gesamte Monographie
sich mit den spezifischen Übertragungen (oder übertragungsähnlichen Strukturen) befaßt, die in den Analysen narzißtischer Persönlichkeitsstörungen entstehen, führt uns diese Aussage mitten in das Zentrum dieser Untersuchung.

Zwei hierauf bezogene Fragen müssen jedoch nun gestellt
werden. Entwickeln sich wirklich Übertragungen bei der psychoanalytischen Behandlung narzißtischer Persönlichkeiten?
Und wenn ja, welches ist das Wesen dieser Übertragungen?
Die Abgrenzung und das Studium der Übertragungen bei den
narzißtischen Persönlichkeiten konfrontiert uns mit einer Reihe

grundlegender theoretischer Probleme, die über die Ungewißheiten komplexer klinischer Phänomene hinausgehen. Wenn
wir das Vorhandensein von Übertragungen bei den narzißtischen Störungen postulieren, können wir das hierfür rele-
vante theoretische Problem in den folgenden Fragen zusammenfassen: Was ist das Konzept der Übertragung? Und kann
man es bei theoretischen Formulierungen über narzißtische
Strukturen und deren Zutagetreten in der psychoanalytischen
Behandlung ebenso sinnvoll anwenden wie in den entsprechenden Aussagen über die Übertragungsneurosen?
Nach *Freuds* (1900) früher, metapsychologisch präziser Definition bedeutet der Begriff Übertragung die Verschmelzung
verdrängter infantiler, objektlibidinöser[8] Bedürfnisse mit
(vor)bewußten Wünschen, die sich auf gegenwärtige Objekte
beziehen. Die klinische Übertragung kann in diesem theoretischen Rahmen als ein Spezialfall eines allgemeinen Mechanismus verstanden werden: Die vorbewußten Einstellungen des
Analysanden zum Analytiker werden zu Trägern verdrängter
infantiler, objektgerichteter Wünsche. Solche Übertragungen
(definiert als die Verschmelzung objektgerichteter verdrängter
Wünsche mit vorbewußten Wünschen und Einstellungen) sind
auch bei den narzißtischen Störungen vorhanden (und werden
in der Behandlung freigesetzt) in jenen Persönlichkeitsbereichen, die von der spezifischen narzißtischen Regression nicht
betroffen sind. In diesem Zusammenhang befassen wir uns
jedoch nicht mit der Untersuchung des Persönlichkeitsanteiles
narzißtisch regredierter oder fixierter Analysanden, die psy-
choneurotische Symptome zeigen, sondern mit den Fragen, (1)
ob die eigentlichen narzißtischen Strukturen (archaische Phantasien über das Selbst z. B.) sich in einer Weise manifestieren,
die mindestens bis zu einem gewissen Grade dem Zustand der
Verdrängung bei den Übertragungsneurosen entspricht; und

8 Das Konzept des Narzißmus und somit auch narzißtischer Triebbesetzungen war selbstverständlich noch nicht von *Freud* entwickelt, als er Übertragung metapsychologisch in Kapitel VII der *Traumdeutung* definiert
hatte.

(2) ob diese mit vorbewußten Einstellungen verschmelzen können, analog den dynamischen und strukturellen Bedingungen der Übertragungsneurosen.

Nachdem ich das theoretische Gerüst der Probleme aufgezeigt habe, denen wir uns gegenübersehen, möchte ich nun die verschiedenen Feinheiten der Formulierung des Übertragungsbegriffes in seiner klinischen und theoretischen Bedeutung[9] beiseitelassen und mich einer mehr klinischen und empirisch orientierten Klassifizierung der Übertragungen (oder, wenn man dies vorzieht, übertragungsähnlichen Strukturen) zuwenden, wie sie bei den narzißtischen Störungen auftreten und während ihrer Analyse freigesetzt werden. Ich möchte kurz die Klassifizierung darstellen, die ich zuerst in einer früheren Arbeit vorgeschlagen habe (1966a).

Das Gleichgewicht des primären Narzißmus wird durch die unvermeidlichen Begrenzungen mütterlicher Fürsorge gestört, aber das Kind ersetzt die vorherige Vollkommenheit (a) durch den Aufbau eines grandiosen und exhibitionistischen Bildes des Selbst: *das Größen-Selbst;* und (b) indem es die vorherige Vollkommenheit einem bewunderten, allmächtigen (Übergangs-)Selbst-Objekt zuweist: *der idealisierten Elternimago.*

Die Bezeichnungen »grandios« und »exhibitionistisch« beziehen sich auf ein breites Spektrum von Erscheinungen, das sich von der egozentrischen Einstellung des Kindes mit seiner ungehemmten Lust an der Bewunderung und von den groben Wahnvorstellungen des Paranoikers und den grob-sexuellen Handlungen des erwachsenen Perversen bis zu den Aspekten der subtilsten, hochgradig zielgehemmten und nicht-erotischen Befriedigung Erwachsener über sich selbst, ihre Wirkung und ihre Leistungen erstreckt. Es ist eine bewährte Praxis in der Psychoanalyse, die Bezeichnung für die auffälligste und am

9 Zur Abhandlung der theoretischen Aspekte dieser Fragen siehe *Kohut* (1959), *Kohut* und *Seitz* (1963). Zur Behandlung der klinischen Anwendbarkeit dieser theoretischen Betrachtungen s. Kapitel 9, insbes. den Fall von Herrn K.

klarsten abzugrenzende Erscheinungsform einer Gruppe oder
Serie entwicklungsmäßig, genetisch und dynamisch verwandter
Phänomene als Bezeichnung für die Gesamtgruppe oder -serie
zu benutzen, seit *Freud* (1921) gesagt hat: »Diese Liebestriebe
werden nun in der Psychoanalyse *a potiori* und von ihrer Herkunft her Sexualtriebe geheißen« (G. W. 13, S. 99).[10] Man
muß einräumen, daß die Gewohnheit, die genetische und dynamische Einheit einer Vielzahl von Phänomenen als Grundlage für eine einheitliche Nomenklatur und Begriffsbildung zu
benutzen, nicht ohne Gefahren ist. *Hartmann* (1960) warnt
z. B. gegen Mißbräuche in dieser Hinsicht und nennt die logischen Irrtümer, die hierfür verantwortlich sind, den »genetischen Trugschluß« (S. 93).[11] Andererseits ist es manchmal
von entscheidender Bedeutung, die tiefe genetische und dynamische Einheit einer Gruppe scheinbar verschiedener Phänomene hervorzuheben, indem man sie unter der gleichen Bezeichnung zusammenfaßt, z. B. indem man sie *a potiori*
benennt. Eine solche »genetische« Bezeichnung hat für uns
auf eine sehr zwingende Weise die richtige Bedeutung. Darüber hinaus mobilisiert sie die inneren und gesellschaftlichen
Widerstände, die paradoxerweise (optimal) im Umgang mit
Begriffen ins Spiel kommen müssen – besonders in einer
Wissenschaft, die sich mit komplexen psychischen Zuständen befaßt. Nur durch die schrittweise Überwindung optimal freigesetzter affektiver Widerstände kann nämlich auf
lange Sicht die Annahme neuer Vorstellungen erreicht werden.

10 Es ist nicht leicht, die Bedeutung festzustellen, die die Bezeichnung
a potiori für *Freud* hatte, als er erklärte, warum er alle libidinösen Kräfte
als sexuell bezeichnet hatte. Unter den vielen Bedeutungen des Wortes
potior ist »wichtiger« wohl am sinnvollsten in diesem Zusammenhang. Mit
anderen Worten: *Freud* benutzte die Bezeichnung »sexuell« nicht für genitale Sexualität, sondern auch für prägenitale Triebelemente (die Vorläufer genitaler Sexualität), weil die genitale Sexualität die wichtigere (und
daher die besser bekannte) dieser zwei verwandten Gruppen von Phänomenen ist.
11 Eine hervorragende Definition des Wortes und des Begriffes »genetischer
Trugschluß« (genetic fallacy) findet sich bei *Langer* (1965, S. 243).

Die Bezeichnung *Größen-Selbst* wird von nun an in dieser Arbeit benutzt (anstelle des vorher verwandten »narzißtischen Selbst«), um die grandiose und exhibitionistische Struktur zu bezeichnen, die das Gegenstück zur *idealisierten Elternimago* ist. Da das Selbst im allgemeinen mit narzißtischer Libido besetzt ist, kann man den Begriff »narzißtisches Selbst« mit einer gewissen Berechtigung als Tautologie ansehen. Daß ich den Begriff *Größen-Selbst* vorziehe, liegt jedoch daran, daß er eine stärkere Vorstellungskraft hat als der Begriff »narzißtisches Selbst«; ich verzichte auf den letzteren nicht primär aus theoretischen Gründen. Narzißmus wird in meiner Betrachtungsweise nicht durch das Ziel der Triebbesetzung bestimmt (sei dies die Person selbst oder andere), sondern durch die Natur oder Qualität dieser Besetzung. Das kleine Kind z. B. versieht andere Menschen mit narzißtischen Besetzungen und erlebt sie daher narzißtisch, d. h. als Selbst-Objekte. Die erwartete Kontrolle über diese anderen (Selbst-Objekte) ist der Vorstellung der Kontrolle näher, die ein Erwachsener über seinen eigenen Körper und seine eigene Seele hat, als der Vorstellung von der Kontrolle, die er über andere ausüben kann. Die Frage, ob ein Mensch sich gelegentlich selbst mit Objekttrieben besetzen kann – wie etwa mit nicht neutralisierter Aggression bei den Selbstverstümmelungen oder mit objektlibidinösen Besetzungen bei den Selbstentfremdungs-Erlebnissen Schizophrener – soll in dieser Arbeit nicht untersucht werden. Ein gewisser Grad von Besetzung eines Menschen durch sich selbst mit neutralisierten *objekt*libidinösen Aufmerksamkeitsbesetzungen tritt jedoch sicher bei einer Anzahl selbst-beobachtender Aktivitäten ein.

Noch grundlegender als die terminologischen Fragen sind die nach der entwicklungsmäßigen und dynamischen Stellung der narzißtischen Konfigurationen. Die wesentlichen Mechanismen (»Ich bin vollkommen«. »Du bist vollkommen, aber ich bin ein Teil von dir.«), die die beiden grundlegenden narzißtischen Konfigurationen verwenden, um einen Teil der ursprünglichen Erfahrung narzißtischer Vollkommenheit zu bewahren, sind natürlich gegensätzlich.[12] Und dennoch bestehen sie von Anfang an gemeinsam, und ihre jeweiligen und zum großen Teil unabhängigen Entwicklungslinien können getrennt voneinander untersucht werden. Unter optimalen Entwicklungsbedingungen können Exhibitionismus und Größenwahn des archaischen Größen-Selbst schrittweise gezähmt werden, und die gesamte Struktur wird letztlich in die erwachsene Persönlichkeit integriert und liefert die Triebenergie für ichsyntone Erwartungen und Ziele, für die Freude an unseren Tätigkeiten und für wichtige Aspekte unserer Selbstachtung. Und unter gleichermaßen günstigen Umständen wird auch die idealisierte Elternimago in die erwachsene Persönlichkeit integriert. Als idealisiertes Über-Ich introjiziert, wird es ein wichtiger Bestandteil unserer psychologischen Struktur, die in uns den Führungsanspruch seiner Ideale vertritt. (Für eine genauere Darstellung dieses Prozesses s. Kapitel 2.) Wenn das Kind jedoch schwere narzißtische Traumen erleidet, dann verschmilzt das Größen-Selbst nicht mit dem maßgeblichen Ich-Gehalt, sondern bleibt in unveränderter Form erhalten und strebt nach Erfüllung seiner archaischen Ziele. Und wenn das Kind traumatische Enttäuschungen von dem bewunderten Erwachsenen erfährt, dann bleibt auch die idealisierte Elternimago in ihrer unveränderten Form erhalten, sie wird nicht in eine spannungsregulierende psychische Struktur umgewan-

12 Es muß kaum betont werden, daß diese Prozesse anfangs präverbal und vorbegrifflich sind und daß solche beispielhaften Sätze wie die oben genannten nur eine Vorstellung vermitteln sollen, wie *Freuds* bekannte Aussage über die Mechanismen bei der Paranoia (1911, S. 240 f.). Die adäquate Beschreibung der zentralen Mechanismen, die die beiden hauptsächlichen Entwicklungslinien des Narzißmus bestimmen, kann nur metapsychologisch sein. Es mag jedoch nützlich sein zu sagen, daß das Größen-Selbst (welches bis zu einem gewissen Grade *Freuds* purifiziertem Lust-Ich [1915a] analog ist) Entsprechungen in den Erfahrungen Erwachsener hat, wie z. B. National- und Rassenstolz und -vorurteil (alles Gute ist »innen«, alles Schlechte und Negative wird dem »Außenseiter« zugeschrieben), während die Beziehung zur idealisierten Elternfigur ihre Parallele in der Beziehung des wahren Gläubigen zu seinem Gott hat (einschließlich mystischer Verschmelzungen).

delt, erreicht nicht die Position eines zugänglichen Intro-
jektes[13], sondern sie bleibt ein archaisches Übergangs-Selbst-
Objekt, das für die Aufrechterhaltung des narzißtischen Gleichgewichts gebraucht wird.

Die wichtigsten Gedankengänge dieser Monographie sind in
Übereinstimmung mit den Begriffsbildungen über die zwei
grundlegenden narzißtischen Konfigurationen formuliert, wie
sie in der vorangegangenen Zusammenfassung dargestellt worden sind. Die folgenden vier Gegenstände bilden daher den
Grundgehalt dieser Untersuchung: (1) die Übertragungen, die
aus der therapeutischen Mobilisierung der idealisierten Elternimago entstehen (*idealisierende Übertragung* genannt);
(2) die aus der Mobilisierung des Größen-Selbst entstehenden
(zusammenfassend als *Spiegelübertragung* bezeichnet); (3) die
Übertragungsreaktionen des Analytikers (einschließlich seiner
Gegenübertragungen), die man während der Freisetzung der
idealisierten Elternimago in der Übertragung bemerkt; und
(4) jene, die man während der Freisetzung des Größen-Selbst
des Patienten findet.

Es müssen jedoch noch einige zusätzliche einführende Bemerkungen allgemeinerer Natur gemacht werden, und eine Anzahl klinischer und theoretischer Fragen müssen hier kurz
erwähnt werden, bevor die detaillierte und systematische Diskussion der spezifischen narzißtischen Übertragungen in Angriff genommen werden kann.

Ich möchte anfangs meiner Überzeugung, die ich auf der
Grundlage klinischer Beobachtung gewonnen habe, Ausdruck
verleihen, daß unter der Voraussetzung eines aufmerksamen,
aber unaufdringlichen und nicht eingreifenden Verhaltens des
Analytikers (d. h. die analytische Haltung des Analytikers) (1)
eine Bewegung in Richtung auf eine spezifische therapeutische
Regression bei narzißtischen Persönlichkeitsstörungen in Gang
gesetzt wird; daß (2) ein entsprechender spezifischer übertra-

13 In diesem Zusammenhang siehe die Beschreibung der *umwandelnden
Verinnerlichung* (transmuting internalization) in Kapitel 2.

gungsähnlicher Zustand sich einstellt[14], der aus der Verschmelzung unbewußter narzißtischer Strukturen (die idealisierte Elternimago und das Größen-Selbst) mit den psychischen Repräsentanzen des Analytikers besteht, die in diese therapeutisch wiederbelebten, narzißtisch besetzten Strukturen einbezogen werden.

Die tiefsten Regressionen führen, wie schon früher betont, zur Aktivierung von Erlebnissen isolierter Fragmente des körperlich-seelischen Selbst und seiner Funktionen und zum Zerbrechen und Verlust der archaischen, narzißtisch besetzten Objekte. Dieses Stadium des *fragmentierten Selbst*[15] entspricht der Entwicklungsphase, welche Freud (1914) als Stadium des *Autoerotismus* bezeichnet hat (siehe auch Nagera 1964). Der Persönlichkeitsanteil, der von der Regression nicht betroffen ist, versucht mit der zentralen Fragmentierung fertigzuwerden. Der Patient kann z. B. versuchen, das Erlebnis der Fragmentierung sich selbst zu erklären (hypochondrisches Grübeln), und er kann versuchen, Worte zur Beschreibung zu finden (hypochondrische Klagen [Glover 1939]). Dem gesunden Teil der Psyche wird es gelingen, ein therapeutisches Bündnis mit dem Analytiker herzustellen, und so kann eine funktionierende therapeutische Beziehung hergestellt werden.

Der zentrale Bereich der Regression, d. h. die Fragmente des archaischen Größen-Selbst ebenso wie die Fragmente des archaischen idealisierten Objektes, ist jedoch im wesentlichen jenseits des Zuganges des gesunden Anteils der Psyche des Patienten. Mit anderen Worten: während der Patient die Folgen der Regression für die gesamte Psyche wahrnimmt, kann das Erlebnis des fragmentierten körperlich-seelischen Selbst und des Selbst-Objektes nicht psychisch verarbeitet werden.[16]

14 Ich lasse hier die Widerstände außer acht, die der Herstellung der narzißtischen Übertragungen entgegenstehen; sie werden später besprochen.
15 Wenn man das angelegte progressive Entwicklungspotential zur Vereinigung und zum Zusammenhalt betonen möchte, kann man hier, Glovers (1943) Terminologie variierend, von einem *Stadium der Selbstkerne* sprechen (Gedo und Goldberg 1969).
16 Es ist charakteristisch, daß der Patient negative Bezeichnungen benutzt, wenn er das Erlebnis der Fragmentierung des körperlich-seelischen

Hier ist von entscheidender Bedeutung, daß die zentrale Störung keine dauerhafte Verbindung mit vorbewußten Denkinhalten eingehen kann einschließlich der Wahrnehmung des Therapeuten: die zentrale Störung wird nicht zur Bildung von Übertragungen herangezogen. Obwohl es möglich ist, solchen Patienten durch stützende Psychotherapie zu helfen (einschließlich des Vermittelns von Einsicht), kann die analytische Situation nicht hergestellt werden, d. h. die zentrale Störung selbst kann keine funktionierende Übertragungsverbindung mit der (vor-)bewußten Repräsentanz des Analytikers eingehen. Es ist sogar in diesen Fällen für den Psychotherapeuten von entscheidender Bedeutung, vom Kern der Störung klar unterschieden zu sein – wenn er diese Trennung nicht erreichen kann und in die Wahnbildungen des Patienten einbezogen wird, verliert er seine Verbindung zu dem gesunden Rest der Psyche des Patienten und daher seinen therapeutischen Ansatzpunkt. Die Aufrechterhaltung einer realistischen, freundlichen Beziehung zum Psychotherapeuten ist daher von entscheidender Bedeutung für die Behandlung von Psychosen und Borderline-Zuständen, und die gegenwärtige Betonung der Wichtigkeit des »therapeutischen Bündnisses« oder »Arbeitsbündnisses« (Zetzel 1965; Greenson 1965, 1967) ist im Hinblick auf diese Fälle voll gerechtfertigt.

Im Gegensatz zu den Psychosen und Borderline-Zuständen sind die Störungen der Motivierung zur Therapie, wie sie bei den Analysen der Übertragungsneurosen und der narzißtischen Persönlichkeitsstörungen auftreten, im allgemeinen nicht Folge eines derartigen Bruches der realen Beziehung zwischen Analytiker und Analysand, der aktiv wieder gekittet werden müßte, z. B. durch ungewöhnliche Wärme im Verhalten des

Selbst oder des Selbst-Objektes zu beschreiben versucht. Seine Lippen fühlen sich z. B. »merkwürdig« an; sein Körper ist ihm »fremd« geworden; sein Denken ist nun »sonderbar« usw. – alles Worte, die die Tatsache ausdrücken, daß die regressiven Veränderungen in ihrem Wesen außerhalb der psychischen Struktur des Patienten liegen. Unter dem Gesichtspunkt der Entwicklung könnte man daher sagen, daß diese Fragmente präpsychologisch sind.

Analytikers (s. Jacobson 1967). In den meisten Fällen ist die Schwierigkeit ein Zutagetreten einer objekt-libidinösen oder einer narzißtischen Übertragung, die, zum Widerstand geworden, unter die verstärkte Ich-Kontrolle des Patienten durch Einsicht-vermittelnde Deutungen gebracht werden muß. Dem nicht-spezifischen, nicht übertragungsbedingten Rapport des Patienten mit dem Analytiker eine überragende Bedeutung bei diesen psychischen Störungen zuzuschreiben, wäre meiner Meinung nach ein Irrtum. Dieser würde auf einer ungenügenden Beachtung des metapsychologisch definierbaren Unterschiedes zwischen unanalysierbaren Erkrankungen (Psychosen und Borderline-Zuständen) und analysierbaren Formen psychischer Störungen (Übertragungsneurosen und narzißtische Persönlichkeitsstörungen) beruhen.

Der Einbruch archaischer narzißtischer Besetzungen in die Übertragung mit ihren charakteristischen Forderungen und Erwartungen an den Analytiker könnte irrtümlich als Teil der gegenwärtigen realistischen Beziehung zum Analytiker angesehen werden. Diese Einstellung würde logischerweise zu solchen therapeutischen Aktivitäten wie Wunscherfüllung im Dienste einer »corrective emotional experience« und zu Überredung, Ermahnung und Erziehung führen. Die therapeutischen Veränderungen der Ich-Funktionen, die auf diese Weise sekundär erreicht würden, würden auf die Herstellung einer Übertragungshörigkeit oder auf massiven Identifikationen mit dem Therapeuten beruhen. Diese Änderungen verbauen jedoch die Möglichkeit der vollen Wiederbelebung der archaischen narzißtischen Strukturen in der Übertragung und somit psychische Umwandlungen, in denen die vorher an archaische Ziele gebundenen Energien befreit und der reifen Persönlichkeit zur Verfügung gestellt werden.

Im Gegensatz zu den Psychosen und Borderline-Zuständen handelt es sich bei dem zentralen pathogenen Faktor der narzißtischen Persönlichkeitsstörungen um differenzierte kohärente und mehr oder weniger stabile narzißtische Konfigurationen, die dem *Stadium des Narzißmus* angehören (d. h.

jene Stufe in der psychischen Entwicklung, die entsprechend Freuds [1914] Formulierung dem Stadium des Autoerotismus folgt). Ich werde im allgemeinen diese Phase als *Stadium des kohärenten Selbst* bezeichnen. Die Fragmentierung des körperlich-seelischen Selbst und des Selbst-Objekts schließt die Entwicklung von Übertragungen hinsichtlich des zentralen Störungsbereiches bei den Psychosen und Borderline-Zuständen aus. Bei den narzißtischen Persönlichkeitsstörungen hingegen wird die therapeutische Aktivierung der spezifischen, psychisch verarbeiteten, kohärenten narzißtischen Konfigurationen geradezu zum Mittelpunkt des analytischen Prozesses. Das narzißtische »Objekt« (die idealisierte Elternimago) und das narzißtische »Subjekt« (das Größen-Selbst) sind vergleichsweise stabile Konfigurationen, mit narzißtischer Libido besetzt (idealisierende Libido; grandios-exhibitionistische Libido), die verhältnismäßig dauerhafte Verbindungen mit den (narzißtisch wahrgenommenen) psychischen Repräsentanzen des Analytikers eingehen. Ein gewisses Maß von Besetzungskonstanz eines Objektes wird so erreicht (s. Hartmann 1952) – wenn auch eines narzißtisch besetzten. Die relative Stabilität dieser narzißtischen Übertragungsverschmelzung ist jedoch die Voraussetzung für die Erfüllung der analytischen Aufgabe (des systematischen Prozesses des Durcharbeitens) im pathogenen narzißtischen Bereich der Persönlichkeit.

Bei den nun folgenden Ausführungen muß man immer daran denken, daß weder das Größen-Selbst (und seine Übertragungsaktivierung) noch gar die idealisierte Elternimago (und ihre therapeutische Verschmelzung mit der psychischen Repräsentanz des Analytikers) den Stellenwert von Objekten im vollen psychoanalytischen Wortsinne haben, weil beide Strukturen mit narzißtischer Libido besetzt sind. Innerhalb des Begriffssystems der Sozialpsychologie und in geringerem Ausmaß innerhalb des Bezugsrahmens reiner Wahrnehmung und Erkenntnis müssen diese narzißtischen Übertragungen als Objektbeziehungen betrachtet werden; vom tiefenpsychologischen

Standpunkt jedoch, der die Art der libidinösen Besetzungen mit einbezieht (die ihrerseits den Modus der Wahrnehmung des narzißtischen Objektes und seiner kognitiven Verarbeitung stark beeinflußt, z. B. die Erwartungen des Analysanden), wird das Objekt narzißtisch erlebt. Wie schon an anderer Stelle gesagt, steht die erwartete Kontrolle über das narzißtisch besetzte Subjekt und seine Funktion z. B. der Vorstellung näher, die ein Erwachsener von sich selbst und von der Kontrolle hat, die er über seinen eigenen Körper und seinen Geist haben möchte, als dem Erleben Erwachsener von anderen und seiner Kontrolle über sie (was im allgemeinen dazu führt, daß der Gegenstand einer solchen narzißtischen »Liebe« sich durch die Erwartungen und Forderungen des Subjektes unterdrückt und versklavt fühlt). Eine sorgfältige Untersuchung der inneren Wahrnehmung erlaubt somit die Unterscheidung zwischen der jeweils mehr selbst- und objektbezogenen Bedeutung des Größen-Selbst und der idealisierten Elternimago: das erstere hat Subjekteigenschaften, das letztere ist ein archaisches (Übergangs-[17])Selbst-Objekt, besetzt

17 Die Charakterisierung der idealisierten Elternimago als Übergangsobjekt ist nur in einem relativen Sinn zu verstehen, d. h. man wird die idealisierte Imago nur dann als einem Übergangsstadium zugehörig betrachten, wenn man ihre Stellung mit der des Größen-Selbst und seiner libidinösen Besetzung vergleicht. Genauer gesagt: innerhalb der Entwicklungsfolge von (1) archaischem Selbst-Objekt über (2) psychische Struktur zu (3) dem echten Objekt (s. Kapitel 2) gehört die idealisierte Elternimago eindeutig zur Kategorie des archaischen Selbst-Objektes (ein Vorläufer psychischer Struktur), weil sie Aufgaben erfüllt, die die Psyche des Kindes später übernehmen wird. Mit anderen Worten: die idealisierte Elternimago wird noch keineswegs als unabhängiges Objekt erlebt. Im Vergleich mit dem Größen-Selbst jedoch kann man sagen, daß es Spuren von Objektmerkmalen zeigt, weil es mit idealisierender Libido besetzt ist. Idealisierende Libido jedoch wird auch von der reifen Psyche bei der libidinösen Besetzung echter Objekte verwandt (wenn auch von untergeordneter Bedeutung), indem sie mit den voll entwickelten objekt-libidinösen Strebungen verschmilzt, wie in den Kapiteln 4 und 12 dargelegt.
Winnicotts bekannte Beschreibung (1969) der inneren Haltung des Kindes zu solchen »Übergangsobjekten« wie Decken usw. behandelt das Problem des archaischen Objektes unter einem anderen Gesichtspunkt als ich (s. die Besprechung von Mahlers Formulierungen in Kapitel 8). Meine metapsychologischen Begriffsbildungen beruhen wesentlich auf Rekonstruktionen

mit einer Übergangsform narzißtischer (d. h. idealisierender) Libido. Die vorherrschende Einstellung des Analysanden bei beiden Übertragungsformen, kommt jedoch daher, daß die wiederbelebte Position in ihrem Wesen narzißtisch ist.

Die in der idealisierenden Übertragung wiederbelebte Struktur (die idealisierte Elternimago) ist ganz verschieden von der in der Spiegelübertragung wiederbelebten (dem Größen-Selbst). Angesichts der Tatsache, daß beide mit narzißtischer Triebenergie besetzt sind, ist es dennoch nicht überraschend, daß wirklich in vielen Fällen die Unterscheidung zwischen ihnen schwierig wird. Die folgende scharfe Unterscheidung ist jedoch nicht nur zum Zwecke der Darstellung getroffen worden, sondern sie ist tatsächlich vielfach empirisch nachweisbar und gerechtfertigt.

und Extrapolierungen aus den Analysen Erwachsener mit narzißtischen Persönlichkeitsstörungen. Dieses Vorgehen erlaubt hier anscheinend ein feineres Verständnis der Bedeutung des subjektiven Erlebens als es die direkte Beobachtung des Kindes ermöglicht, weil (a) die ursprüngliche Erfahrung mit unverminderter Stärke wieder auftritt und (b) ihre verbale Mitteilung stark erleichtert wird. Diese Aussage betrifft somit Phänomene, die von Winnicott u. a. beschrieben wurden (s. z. B. Wulff 1946). Die vorliegenden Formulierungen – insbesondere über die wichtige Unterscheidung zwischen (a) der Beziehung des grandiosen Selbst zur Umwelt und (b) der Beziehung der idealisierten Elternimago zur Umwelt – gehen jedoch über die deskriptiv-einfühlende Ebene hinaus; sie liefern eine Erklärung dieser Phänomene in metapsychologischen Begriffen.

Teil I
Die therapeutische Wiederbelebung
des allmächtigen Objekts

2
Die idealisierende Übertragung

Die therapeutische Aktivierung des allmächtigen Objekts (der idealisierten Elternimago), *idealisierende Übertragung* genannt, ist die Wiederbelebung eines von zwei Aspekten einer frühen Phase der seelischen Entwicklung in der Psychoanalyse. Sie ist der Zustand, in dem die Psyche, nachdem sie eine Störung des Gleichgewichtes des primären Narzißmus erleiden mußte, einen Teil des verlorenen Erlebens der umfassenden narzißtischen Vollkommenheit dadurch zu retten versucht, daß sie diese einem archaischen, rudimentären (Übergangs-)Selbst-Objekt zuschreibt, der idealisierten Elternimago. Da alle Vollkommenheit und Stärke jetzt in dem idealisierten Objekt liegen, fühlt das Kind sich leer und machtlos, wenn es von ihm getrennt ist, und es versucht deshalb, dauernd mit ihm vereint zu bleiben.

Die psychoanalytische Beschreibung früher Erfahrung ist schwierig und voller Gefahren. Die Zuverlässigkeit unserer Einfühlung, ein wichtiges Instrument psychoanalytischer Beobachtung, wird um so geringer, je verschiedener der Beobachtete vom Beobachter ist, und die frühen Stadien der psychischen Entwicklung sind daher ganz besonders eine Herausforderung für unsere Fähigkeit, uns in uns selbst einzufühlen, das heißt in unsere eigenen vergangenen Seelenzustände. Unter gewissen Umständen sind wir daher gezwungen, uns mit unbestimmten empathischen Annäherungen zufriedenzugeben und müssen es vermeiden, die Beschreibung späterer psychischer Zustände für frühere heranzuziehen (*adultomorphism*), und wir müssen uns oft damit zufriedengeben, unser Verständnis in Begriffen auszudrücken, die von mechanischen und physikalischen Analogien abgeleitet sind und die eine größere Entfernung zu dem (empathisch) beobachteten psychischen Feld haben als wünschenswert wäre. Deshalb neigen wir dazu, sehr wenig über die psychischen Inhalte früher Entwicklungsphasen zu sagen, sondern uns statt dessen auf die allgemeinen Bedingungen des psychischen Apparates zu konzentrieren, die in jener Periode vorherrschen. Mit anderen Worten: wir beschreiben psychische Zustände mit ihren Spannungen und Entspannungen (und die Umstände, die diese Veränderungen bewirken), aber im allgemeinen versuchen wir nicht, (Vorstellungs-)Inhalte des archaischen Erlebens festzustellen.

Auf den ersten Blick könnte man sich gezwungen sehen, die vorangegangenen Betrachtungen in toto auf die psychischen Konstellationen anzuwenden, die in der idealisierenden Übertragung wiederbelebt werden (und auch in der therapeutischen Reaktivierung des Größen-Selbst, auf welches später eingegangen wird); und, soweit diese Übertragungen Wiederbelebungen des rudimentären Anfangs des idealisierten Objektes sind, müssen unsere Formulierungen sich zweifellos mit dem Zustand des psychischen Apparates des Kindes befassen und nicht mit einem Vorstellungsinhalt, der in diesem frühen Stadium jenseits unseres Verständnisses wäre.

Zwei aufeinander bezogene Umstände erlauben uns jedoch, mehr von den psychischen Inhalten der idealisierenden Übertragung zu verstehen und sie mehr im Detail zu beschreiben, als man angesichts der vorangegangenen Überlegungen erwarten würde: (a) die Tatsache, daß der Entwicklungsstrom, der mit dem archaischen idealisierten (Übergangs-)Selbst-Objekt beginnt, nicht versiegt, wenn die Reifung der kognitiven Apparate dem Kind ermöglicht, immer mehr Einzelheiten seiner Umgebung zu erkennen und wenn die entsprechend gereifte Spezifität seiner affektiven Reaktionen und die Reifung seiner Triebausstattung es in die Lage versetzen, die wichtigen Gestalten seiner Umgebung zu lieben (und zu hassen), das heißt die Imagines der Kindheit mit objekt-libidinösen Besetzungen zu versehen[1]; und (b) die Tendenz des psychischen

1 Meine Verwendung der Begriffe »objektgerichtete« (object-instinctual) und »narzißtische Libido« bezieht sich nicht auf das Triebziel; es handelt

Apparates, analoge Erfahrungen ineinanderzuschieben (to telescope) mit dem Ergebnis, daß der Analysand den Einfluß archaischer (Übergangs-)Selbst-Objekte, die in der narzißtischen Übertragung aktiviert worden sind, durch Erinnerungen analoger späterer Erfahrungen ausdrückt, die den archaischen entsprechen.

Die Idealisierungen des kleinen Kindes, seien sie auf eine dunkel wahrgenommene archaische Mutterbrust oder auf eine klar erkennbare ödipale Elternfigur gerichtet, gehören genetisch und dynamisch in einen narzißtischen Kontext. Obwohl die idealisierenden Besetzungen zunehmend neutralisiert und zielgehemmt werden (während das Kind sich dem Beginn der Latenzphase nähert), behalten sie ihren narzißtischen Charakter bei. Da die Idealisierungen besonders in den fortgeschrittensten Stadien ihrer frühen Entwicklung (in denen sie nun mit mächtigen objekt-libidinösen Besetzungen gemeinsam bestehen) ihren stärksten und dauerhaftesten Einfluß auf die endgültige Persönlichkeitsstruktur hinterlassen, indem sie an den phasenentsprechenden Verinnerlichungsprozessen teilnehmen, ist es wichtig daran zu denken, daß die wesentlich narzißtischen Eigenschaften dieser Idealisierungen unverändert erhalten geblieben sind, selbst in diesem verhältnismäßig späten Entwicklungsstadium.

Die überragende Bedeutung der frühen Objektbesetzungen (sowohl der libidinösen wie der aggressiven) für die psychische Entwicklung muß nicht besonders betont werden, noch muß man den Wert des Verfolgens ihrer Schicksale unterstreichen, wie Freud dies in seinen *Drei Abhandlungen zur Sexualtheorie* getan hat (1905). Die Anerkennung der Tatsache, daß das (normale) Kind zunehmend auf Objekte rea-

sich um Abstraktionen, die sich auf die psychische Bedeutung der Grunderfahrung beziehen. Die Objekte, die die Grundlage für die hier besprochenen Übertragungsbeziehungen bilden, sind daher mit narzißtischer Libido besetzt. Andererseits kann das Selbst gelegentlich mit objekt-libidinösen Besetzungen versehen sein (siehe Kapitel 1); zum Beispiel (a) während der Selbsteinschätzung, (b) bei beginnender Schizophrenie, wenn der Patient sich selbst im Spiegel wie einen Fremden empfindet.

giert, die es als getrennt und unabhängig von sich selbst erfährt, sollte uns jedoch nicht davon abhalten, das Fortbestehen narzißtischer Anteile in der gesamten Struktur der Psyche
anzuerkennen und ihre Entwicklungsschicksale zu untersuchen.
Die Idealisierung der elterlichen Objekte der späten präödipalen und der ödipalen Phasen kann somit sinnvoll als Fortsetzung der archaischen Idealisierung angesehen werden – und
das spätere idealisierte Objekt in seinen verschiedenen Entwicklungsphasen als Erbe des archaischen – trotz des gleichzeitigen Bestehens fester Objektbeziehungen in den Beziehungen des Kindes zu seinen Eltern.
Idealisierung ist der eine der beiden Hauptwege der Entwicklung des Narzißmus. Idealisierende narzißtische Libido spielt
nicht nur eine wichtige Rolle bei reifen Objektbeziehungen,
wo sie mit echter Objektlibido verschmolzen ist, sondern sie
ist auch die Hauptquelle libidinöser Zufuhr für jene kulturell
bedeutsamen Phänomene, die unter dem Begriff der Kreativität zusammengefaßt werden, und sie bildet einen Bestandteil
jener hoch geschätzten menschlichen Haltung, die wir Weisheit
nennen (Kohut 1966a). In diesem Zusammenhang muß jedoch noch einmal betont werden, daß die Verschmelzung der
idealisierten Aspekte der Elternimago mit jenen großen Anteilen der Elternimagines, die mit Objektlibido besetzt sind,
einen starken und wichtigen Einfluß auf die phasenentsprechenden (Wieder-)Verinnerlichungsprozesse und somit auf den
Aufbau der zwei narzißtisch besetzten dauerhaften Kernstrukturen der Persönlichkeit ausübt – (a) die neutralisierende
Grundstruktur der Psyche, (b) das idealisierte Über-Ich.
Gewisse Einzelheiten dieser entscheidenden Verinnerlichungsprozesse im narzißtischen Bereich sind so wichtig, daß sie eine
genauere Darstellung erfordern. Während das Kind die Elternfigur idealisiert, ist die idealisierte Konstellation der Korrektur und Veränderung durch Erfahrung zugänglich (das
Kind erkennt die wirklichen Eigenschaften der Eltern); und
wenn einfühlende Eltern ihre Fehler schrittweise zugeben,
ist das Kind in den präödipalen Phasen in die Lage versetzt,

einen Teil der idealisierenden Libido von den elterlichen Imagines abzuziehen und sie zum Aufbau triebbeherrschender Strukturen zu verwenden. Die massive (aber phasenentsprechende) ödipale Enttäuschung an der Elternfigur (normalerweise ist dies natürlich die Elternfigur des gleichen Geschlechtes, die in diesem Zusammenhang die größere Bedeutung hat) führt schließlich zur Idealisierung des Über-Ichs; ein Entwicklungs- und Reifungsschritt, der für den Schutz der Persönlichkeit gegen die Gefahr narzißtischer Regression von großer Bedeutung ist.

Wir können mit anderen Worten sagen, daß die phasenentsprechende Verinnerlichung jener Aspekte der ödipalen Objekte, die mit Objektlibido (und -aggression) besetzt waren, zum Aufbau der Anteile des Über-Ichs führt, die die Vorschriften und Verbote, Lob, Tadel und Strafe an das Ich richten, die die Eltern früher an das Kind gerichtet hatten.[2] Die Verinnerlichung der narzißtischen Anteile der Beziehung des Kindes zu den ödipalen Eltern führt jedoch zur narzißtischen Dimension des Über-Ichs, d. h., zu seiner Idealisierung. Die Verinnerlichung der mit Objektlibido besetzten Anteile der Elternimago formt diese in die Gehalte und Funktionen des Über-Ichs um; die Verinnerlichung der narzißtischen Aspekte erklärt die erhöhte Stellung, die diese Inhalte und Funktionen dem Ich gegenüber haben. Von deren Idealisierung (die narzißtische Triebkomponente ihrer Besetzungen) wird nämlich die spezifische und charakteristische Aura absoluter Vollkommenheit der Werte und Normen des Über-Ichs abgeleitet; und die Allwissenheit und Macht der gesamten Struktur kommen auch daher, daß sie teilweise mit narzißtischer, idealisierender Libido besetzt ist.[3]

2 Das »Ideal-Selbst«, wie es von Sandler et al. (1963) formuliert wurde, gehört, glaube ich, in diesen Zusammenhang; d. h., es ist das Ideal dessen, was das Kind sein sollte, wie es dem Kind von den Eltern vorgezeichnet wird und vom Kind akzeptiert wird. Siehe auch Lagache (1961), der zwischen *l'idéal de moi, le moi idéal* und *le surmoi* unterscheidet; und Nunberg (1932), der zwischen einem *Idealich* und dem *Ichideal* unterscheidet.
3 Immer wieder benutze ich in diesem Buch solche Begriffe wie idealisierende Libido, idealisierende Besetzung, idealisierenden Narzißmus und

Wenn wir in Einklang mit diesen Betrachtungen die Entwicklung der kindlichen Psyche nicht nur im Hinblick auf ihre Objektbesetzungen, sondern auch auf die Schicksale ihres narzißtischen Bereiches betrachten, wird uns noch deutlicher, daß der letztere verwundbar bleibt und daß dessen Entwicklung gestört oder abgeschnitten werden kann, und zwar weit über das Stadium hinaus, in dem die allgemeine Einstellung des Kindes zu seiner Umgebung noch gänzlich oder vorherrschend narzißtisch ist. Besonders jene Strömung des Narzißmus, die hier unter dem Begriff idealisierte Elternimago zusammengefaßt wird, bleibt somit während der gesamten Zeitspanne ihrer grundlegenden frühen Entwicklung verwundbar, d. h. von (a) dem Stadium der Bildung des archaischen idealisierten Selbst-Objektes bis zu (b) der Zeit der massiven Wiederverinnerlichung des idealisierten Aspektes der ödipalen Elternimago. Die Periode der größten Verwundbarkeit geht dann zu Ende, wenn ein idealisiertes Kern-Überich fest verankert ist, weil, wie schon gesagt, die Fähigkeit zur Idealisierung seiner wichtigsten Werte und Normen, die das Kind so erwirbt, einen dauernden heilsamen Einfluß auf die psychische Ökonomie in den narzißtischen Persönlichkeitsbereichen ausübt.

Der Einfluß der Eltern-Kind-Beziehungen auf die Zähmung der Objekttriebe, auf die wachsende Herrschaft des Ichs über die Triebe und auf die triebkontrollierenden und triebkanalisierenden Aspekte des Über-Ichs ist wohlbekannt und bedarf in diesem Zusammenhang keiner Darstellung. Die entsprechenden Bedingungen, die die Entwicklung des kindlichen Narzißmus beeinflussen, verdienen jedoch unsere Aufmerk-

Idealisierung des Über-Ichs als summarische Wiedergaben der beschriebenen komplexen Beziehungen; z. B. unterstreicht die Benutzung des Begriffes idealisierende Libido im obigen Absatz die Beziehung zu der Qualität der wesentlichen Erfahrung. Der Begriff bezieht sich mit anderen Worten ausschließlich auf die subjektive Weise, mit der ein äußeres Objekt (das idealisierte Objekt) oder die Funktionen einer psychischen Instanz (das idealisierte Über-Ich) empfunden werden; er bedeutet natürlich nicht das objektive Vorhandensein perfekter und allmächtiger Gestalten oder psychischer Instanzen außerhalb der psychischen Realität des empfindenden Subjektes.

samkeit, vor allem im Hinblick auf die Idealisierungen des Kindes. Die Modifizierung der archaischen idealisierenden Besetzungen (ihre Zähmung, Neutralisierung und Differenzierung) wird dadurch erreicht, daß sie *durch das idealisierte Selbst-Objekt hindurchgehen;* und das jeweils individuell spezifische Ergebnis dieses Prozesses ist natürlich zum Teil bestimmt durch die spezifischen affektiven Reaktionen des Objektes, das das Kind idealisiert. Genau so, wie die Strenge des Über-Ichs sich bis zu einem gewissen Grade unabhängig von der realen Strenge im Verhalten der Eltern bildet (oder sich paradoxerweise durch ihre Freundlichkeit noch verstärken kann), so ist auch die Neigung zu einer verabsolutierenden Vollkommenheit des Über-Ichs (seiner Idealisierung; seiner Ichideal-Dimension) bis zu einem gewissen Grade unabhängig vom Verhalten der Eltern und kann – ein analoges Paradox – gelegentlich durch die uneinfühlsame Bescheidenheit eines Elternteils verstärkt werden, die das phasenentsprechende Bedürfnis des Kindes, ihn zu verherrlichen, traumatisch frustrieren kann. (S. in Kapitel 10 eine Darstellung des analogen Fehlers des Analytikers, wenn er das Bedürfnis des Analysanden, ihn zu verherrlichen, nicht einfühlend erkennt.)

Obwohl die ödipalen und präödipalen Objekte des Kindes (in ihren objektbesetzten und ihren narzißtischen Anteilen) einen entscheidenden Einfluß auf die Gestaltung der erwachsenen Persönlichkeit ausüben, weil sie in den späteren Triebneigungen und in der Objektwahl eine dauernde Spur hinterlassen, so kann doch ihre Rolle als Vorläufer der psychischen Struktur sehr wohl als mindestens ebenso wichtig angesehen werden. Wenn sich die psychischen Kernstrukturen einmal gebildet haben (hauptsächlich am Ende der Ödipalphase; aber eine Festigung und Unterstützung des psychischen Apparates, besonders im Bereich der Bildung zuverlässiger Ideale findet auch während der Latenz und Pubertät statt mit einem entscheidenden endgültigen Schritt in der späten Adoleszenz), so wird ein Objektverlust, mag er auch noch so schwer sein, die Persönlichkeit nicht völlig verarmt zurücklassen. Er kann (zum Beispiel als Folge eines plötzlichen und massiven Objektverlustes in späteren Lebensphasen) die Psyche daran hindern, jemals wieder Objekte maßgeblich zu besetzen; aber der Verlust wird im allgemeinen nicht die Grundstruktur des psychischen Apparates zerstören.[4] Traumatische Entbehrungen und Objektverluste bis einschließlich zur Ödipalphase (und in geringerem Grade während der gesamten Latenz und Adoleszenz) und traumatische Enttäuschungen durch die Objekte können jedoch die grundlegende Strukturierung des psychischen Apparates selbst ernsthaft beeinträchtigen.

Ich möchte hinzufügen, daß im Rahmen dieser Überlegungen der Beginn der Latenz als noch zur Ödipalphase gehörend betrachtet werden muß. Dieser Zeitpunkt ist der letzte von verschiedenen Perioden höchster Verwundbarkeit der Psyche des kleinen Kindes. Diese Augenblicke größter Gefahr in der frühen Kindheit, während derer die Psyche besonders anfällig für traumatische Einflüsse ist, entsprechen »einem noch unsicheren neuen Gleichgewicht der psychischen Kräfte nach einem Entwicklungsschritt« (Kohut und Seitz 1963, S. 128 f.). Wenn wir dieses *Prinzip der Verwundbarkeit neuer Strukturen* (vgl. Hartmann, der betont hat, daß neu erworbene Funktionen »einen hohen Grad von Reversibilität beim Kind haben« [1952, S. 177]) auf das Über-Ich am Beginn der Latenz und besonders auf die neu erworbene Idealisierung seiner Werte und Normen anwenden, ist es nicht überraschend zu erfahren, daß, wie die therapeutische Erfahrung zeigt, eine schwere Enttäuschung an einem idealisierten ödipalen Objekt sogar noch am Beginn der Latenz eine erst schwach ausgebildete Idealisierung des Über-Ichs zerstören und zur Wiederbesetzung der Imago des idealisierten Selbst-Objekts und zu einer erneuten intensiven Suche nach einem äußeren Objekt der Vollkommenheit führen kann. Ebenso wie das kleine Kind die ersten vorübergehenden Trennungen von der

4 Siehe zwei Arbeiten von K. R. Eissler (1963b, 1967) als überzeugende und bewegende Darstellungen von Ausnahmen dieser allgemeinen Regel.

Mutter ertragen kann, solange es weiß, daß die Mutter erreichbar ist, wenn seine Sehnsucht unerträglich wird, genauso kann das Kind in der frühen Latenz die äußere Idealisierung aufgeben, wenn das vollkommene Objekt noch für vorübergehende Wiederbesetzungen mit idealisierender Libido erreichbar ist. Und ebenso wie das kleine Kind eine Trennung nicht ertragen kann, wenn es fürchtet, daß es die Mutter unwiederbringlich verlieren könnte, so wird auch die Idealisierung des Über-Ichs in der frühen Latenz wieder aufgegeben, wenn das idealisierte Objekt in dieser Phase unwiederbringlich verloren scheint. Eine übermäßige Verwundbarkeit der Psyche in der frühen Latenz und regressive Reaktionen auf Traumen in dieser Phase sind natürlich nicht nur Folgen dieses Faktors, sondern auch von früheren traumatischen Erfahrungen des Kindes bestimmt.

In dem besonderen Fall des traumatischen Verlustes der idealisierten Elternimago (Verlust des idealisierten Selbst-Objektes oder Enttäuschung von ihm) bis zur Ödipalphase und einschließlich ihrer entstehen Störungen in spezifischen narzißtischen Sektoren der Persönlichkeit. Unter optimalen Bedingungen erfährt das Kind eine schrittweise Enttäuschung durch das idealisierte Objekt – oder, anders ausgedrückt: die Beurteilung des idealisierten Objektes durch das Kind wird zunehmend realistisch – was dann zu einer Rücknahme der narzißtischen Besetzungen von der Imago des idealisierten Selbst-Objektes und ihrer schrittweisen (oder in der Ödipalphase massiven, aber phasenentsprechenden) Verinnerlichung führt, d. h., zum Erwerb dauerhafter psychischer Strukturen, die intrapsychisch die Aufgaben übernehmen, die das idealisierte Selbst-Objekt vorher erfüllt hatte. Wenn das Kind jedoch den traumatischen Verlust des idealisierten Objektes oder eine traumatische (schwere und plötzliche oder nicht phasenadäquate) Enttäuschung von ihm erlebt, dann wird die optimale Verinnerlichung verhindert. Das Kind erwirbt nicht die benötigte Struktur, seine Psyche bleibt an ein archaisches Selbst-Objekt fixiert, und die Persönlichkeit bleibt das ganze

Leben hindurch in einer Weise von gewissen Objekten abhängig, die man als intensive Form von Objekthunger bezeichnen könnte. Die Intensität der Suche nach und die Abhängigkeit von diesen Objekten kommt daher, daß sie als Ersatz für fehlende Segmente der psychischen Struktur gesucht werden. Sie sind nicht Objekte (im psychoanalytischen Sinn), da sie nicht wegen ihrer Eigenschaften geliebt oder bewundert werden, und ihre tatsächlichen Merkmale und ihre Handlungen werden nur dunkel wahrgenommen. Sie werden nicht ersehnt, sondern gebraucht, um die Funktionen eines Sektors des psychischen Apparates zu ersetzen, der in der Kindheit nicht gebildet werden konnte.

Im Bereich des Narzißmus können sehr frühe traumatische Störungen in der Beziehung zu dem archaischen idealisierten Selbst-Objekt und besonders traumatische Enttäuschungen von ihm in großem Ausmaß die Entwicklung der Fähigkeit behindern, ein narzißtisches Gleichgewicht der Psyche zu erhalten (oder es wiederherzustellen, wenn es gestört wurde). Dies gilt zum Beispiel für Menschen, die süchtig werden. Ihr Trauma ist sehr häufig eine schwere Enttäuschung durch die Mutter, die wegen ihrer mangelhaften Einfühlung in die Bedürfnisse des Kindes (und aus anderen Gründen) diese Funktionen nicht ausreichend übernehmen konnte (als Reizschutz; als optimale Quelle benötigter Reize; als Spender von spannungsbehebender Befriedigung und so weiter), die der reife seelische Apparat später überwiegend selbst erfüllen (oder in die Wege leiten) sollte. Traumatische Enttäuschungen in diesen archaischen Entwicklungsstadien des idealisierten Selbst-Objektes hindern das Kind an der schrittweisen Verinnerlichung von frühen Erfahrungen des optimalen Beruhigtwerdens oder der Hilfe beim Einschlafen. Solche Menschen bleiben daher an einzelne Aspekte archaischer Objekte fixiert und finden sie zum Beispiel in der Form von Drogen. Die Droge dient jedoch nicht als Ersatz für geliebte oder liebende Objekte oder für eine Beziehung zu ihnen, sondern als Ausgleich für einen Defekt in der psychischen Struktur.

In der spezifischen Regression bei Analysen solcher Patienten wird der Analysand in süchtiger Weise abhängig vom Analytiker oder vom analytischen Rahmen, und – obwohl im metapsychologischen Sinn des Wortes der Begriff Übertragung hier nicht ganz richtig sein mag – man kann sagen, daß die übertragungsähnliche Beziehung in solchen Analysen in der Tat die Wiederherstellung eines archaischen Zustandes ist. Der Analysand belebt das Bedürfnis nach einem archaischen, narzißtisch erlebten Selbst-Objekt wieder, das der Bildung psychischer Struktur in einem spezifischen Sektor des psychischen Apparates vorausgegangen war. Von dem gesuchten Objekt (d. h. dem Analytiker) erwartet der Analysand die Erfüllung bestimmter entscheidender Aufgaben im Bereich des narzißtischen Gleichgewichts, die seine eigene Psyche nicht übernehmen kann.

Störungen in der Beziehung zu dem idealisierten Objekt führen zu Folgen, die man in drei Gruppen einteilen kann, je nach der Entwicklungsphase, in der das Trauma hauptsächlich eingewirkt hat.

1. Sehr frühe Störungen in der Beziehung zum idealisierten Objekt führen anscheinend zu einer allgemeinen Strukturschwäche – vielleicht zu einer unvollkommenen oder mangelhaften Reizschranke – die weitgehend die Fähigkeit des psychischen Apparates beeinträchtigt, ein grundlegendes narzißtisches Gleichgewicht zu erhalten. Ein so geschädigter Mensch leidet an einer diffusen narzißtischen Verwundbarkeit. (Dieser Gegenstand wird ausführlicher in Kapitel 3 dargestellt.)

2. Spätere – aber noch präödipale – traumatische Störungen in der Beziehung zum idealisierten Objekt (oder wiederum insbesondere eine traumatische Enttäuschung von diesem) können die (präödipale) Entwicklung der triebkontrollierenden, triebkanalisierenden und triebneutralisierenden Grundstruktur des psychischen Apparates beeinträchtigen. Eine Bereitschaft zur Resexualisierung von Triebabkömmlingen ebenso wie von äußeren und inneren Konflikten (oft in Form perverser Phan-

tasien oder Handlungen) kann das manifeste Symptom dieses Strukturdefektes sein.

Ich möchte zur Erklärung dieser therapeutisch häufig zu beobachtenden Tatsache die folgende Hypothese aufstellen: Ebenso wie das Über-Ich (siehe unten unter Punkt 3) das in großem Ausmaß introjizierte innere Abbild des ödipalen Objektes ist, so ist die Grundstruktur des Ichs aus unzähligen (im Vergleich mit dem Über-Ich minimalen) inneren Abbildern von Aspekten des *präödipalen* Objektes zusammengesetzt. Und ebenso wie die liebend-zustimmenden und zornig-versagenden Aspekte des ödipalen Objektes während der Ödipalphase verinnerlicht werden und zu zuwendenden Funktionen und positiven Zielen des Über-Ichs einerseits und zu strafenden und verbietenden andererseits werden, so werden auch die zuwendenden und die frustrierenden Aspekte des präödipalen Objektes verinnerlicht und bilden die Grundstruktur des Ichs. (Im Gegensatz zur phasenentsprechenden Stärke der ödipalen Verinnerlichung, aus der das Über-Ich entsteht, wird die Grundstruktur des Ichs in winzigen Verinnerlichungsschritten niedergelegt, die sich jedoch unzählige Male während der gesamten präödipalen Phase vollziehen.)

Die Verinnerlichung der narzißtisch besetzten Aspekte des ödipalen und präödipalen Objektes vollzieht sich nach dem gleichen Grundsatz. Der massive, aber phasenentsprechende Entzug narzißtischer Besetzungen vom ödipalen Objekt führt zur Verinnerlichung dieser Besetzungen und zu ihrer Verbindung mit den gewährenden und verbietenden Funktionen des Über-Ichs wie zu seinen Werten und Idealen – ein Prozeß, der die besondere Wertschätzung dieser Funktionen und Inhalte des Über-Ichs erklärt. Die zahlreichen kleinen, nichttraumatischen Enttäuschungen an der Vollkommenheit des präödipalen Objektes (d. h. die zunehmend realistische Wahrnehmung des präödipalen Objektes) erklären gleichermaßen die Beimengung von Wertschätzung (und damit Macht) für jede dieser minimalen Verbote, Ermahnungen, gewährenden und führenden Kerne, die in ihrer Gesamtheit die triebkanalisierende und triebneutralisierende Grundstruktur des Ichs bilden. (Obwohl eine genauere Abhandlung dieses besonderen Gegenstandes hier nicht möglich ist, soll erwähnt werden, daß der Begriff »Grundstruktur des Ichs« [basic fabric of the ego] nicht ganz korrekt ist, da gewisse Schichten des *Es* in der »Zone der progressiven Neutralisierung« bis zu einem gewissen Ausmaß an den triebkanalisierenden und triebneutralisierenden Funktionen teilhaben [s. Kohut und Seitz 1963, bes. S. 137].)

3. Wenn schließlich die Störung genetisch der ödipalen Phase zuzurechnen ist, das heißt, wenn eine Enttäuschung traumatischen Ausmaßes durch das späte präödipale und das ödipale idealisierte Objekt erfolgt – oder sogar noch am Beginn der Latenz, wenn das noch teilweise idealisierte äußere Gegenstück des neu verinnerlichten Objektes traumatisch zerstört wird –, dann ist die Idealisierung des Über-Ichs unvollkommen mit dem Ergebnis, daß man immer auf der Suche nach äußeren Idealfiguren ist (mag man auch Werte und Normen besitzen), von denen man die Zuwendung und Führung bekommen möchte, die das ungenügend idealisierte Über-Ich nicht geben kann.

Aber wir müssen nun die besonderen Entwicklungsschicksale der idealisierten Elternimago verlassen und uns der Behandlung von zwei Gegenständen zuwenden, die für die Bewertung von Entwicklungsdaten im allgemeinen von grundlegender Bedeutung sind: (1) die Beziehung zwischen der Bildung psychischer Struktur und dem Besetzungsentzug von Objektimagines; und (2) der Unterschied der psychischen Bedeutung von (a) archaischen Selbst-Objekten und ihren Funktionen, (b) psychischen Strukturen und ihren Funktionen und (c) reifen Objekten und ihren Funktionen.

Die Beziehung zwischen der Bildung psychischer Struktur und dem Entzug objektlibidinöser und narzißtischer Besetzungen von Objektimagines ist am besten durch die Darstellung der folgenden drei Faktoren erklärt, die eine wichtige Rolle bei dem Prozeß der Strukturbildung spielen – eine Rolle, die ich *umwandelnde Verinnerlichung* (transmuting internalization) nennen möchte.[5]

1. Der psychische Apparat muß zur Bildung der Stuktur bereit sein, d. h., die Psyche muß eine durch organische Reifung vorgebildete Aufnahmebereitschaft für spezifische Introjekte haben. (Das unabhängige Auftreten solcher innerlich vorgebildeten Möglichkeiten wird von Hartmann die primäre Autonomie der Reifungsschritte der Psyche genannt [1939, 1950a bzw. 1960, 1964].)

2. Vor der Rücknahme der Objektbesetzung zerfallen jene Aspekte der Objektimago, die verinnerlicht werden. Dieser Zerfall ist von großer psycho-ökonomischer Bedeutung; er bildet die metapsychologische Grundlage dessen, was mit einem der empathischen oder introspektiven Erfahrung näheren Begriff als optimale Frustration bezeichnet wird. Die Grundlagen dieses Prozesses des fraktionierten Besetzungsentzuges von Objekten waren bekanntlich zuerst von Freud (1917 a) bei der metapsychologischen Beschreibung der Trauerarbeit dargestellt worden. Konkret gesagt: der Entzug narzißtischer Besetzungen vollzieht sich fraktioniert, wenn das Kind Enttäuschungen an jeweils einem idealisierten Aspekt oder jeweils einer idealisierten Eigenschaft des Objektes nacheinander erleben kann; die umwandelnde Verinnerlichung wird jedoch verhindert, wenn zum Beispiel die Enttäuschung an der Vollkommenheit des Objektes das ganze Objekt betrifft, etwa wenn das Kind plötzlich erkennen muß, daß das allmächtige Objekt machtlos ist.

3. Außer dem eben beschriebenen Zerfall spezifischer Aspekte der Objektimago vollzieht sich ein Prozeß wirksamer Verinnerlichung (d. h. Verinnerlichung, die zur Bildung von psychischer Struktur führt), ein Loslösen der introjizierten Aspekte von dem Bild des Objektes, hauptsächlich in Form einer Akzentverschiebung von der Gesamtwahrnehmung der Per-

5 In diesem Zusammenhang vgl. Loewalds (1962) Auffassung, und besonders im Hinblick auf Punkt (3) s. Loewalds (unveröffentlichte) Arbeit von 1965, zit. nach Schafer (1968, S. 10).

sönlichkeit des Objektes hin zu ihren spezifischen Funktionen[6]. Die innere Struktur übernimmt mit anderen Worten jetzt die Funktionen, die das Objekt für das Kind erfüllt hatte – die funktionierende Struktur hat jedoch weitgehend die persönlichen Züge des Objektes verloren. Unvollkommenheiten dieses Teiles des Prozesses sind wohlbekannt: Das Über-Ich zeigt zum Beispiel gewöhnlich noch Spuren einiger persönlicher Merkmale des ödipalen Objektes, und die triebkontrollierende Grundstruktur der Psyche kann spezifische individuelle Methoden der Bedrohung und Verführung anwenden, die von Eigenheiten der präödipalen Objekte und ihrer spezifischen Einstellung zu den Trieben des Kindes direkt abgeleitet sind.

Wir können uns nun dem zweiten Gegenstand dieser allgemeinen Untersuchung zuwenden und betonen, daß es einen grundlegenden Unterschied gibt zwischen (1) dem narzißtisch erlebten, archaischen Selbst-Objekt (Objekt nur im Sinne des Beobachters manifesten Verhaltens); (2) den psychischen Strukturen (die als Folge des schrittweise vollzogenen Besetzungsentzuges vom narzißtisch erlebten archaischen Objekt gebildet werden) und die die triebregulierenden, integrierenden und adaptiven Funktionen übernehmen, die vorher von dem (äußeren) Objekt erfüllt worden waren; und (3) echte Objekte (im psychoanalytischen Sinn), die mit Objekttrieben besetzt sind, d. h., die Objekte werden geliebt und gehaßt von einer Psyche, die sich von den archaischen Objekten gelöst, autonome Strukturen angenommen, die unabhängigen Motive und Reaktionen anderer akzeptiert und den Begriff der Gegenseitigkeit verstanden hat.

Obwohl das archaische, narzißtisch erlebte Objekt und das reife Objekt, das mit Objektlibido besetzt ist, beide Objekte

6 S. in diesem Zusammenhang Schafers umfassende theoretische Behandlung des Problems der Verinnerlichung in seinem neuerlichen hervorragenden Beitrag [1968], insbesondere den Schlußsatz seiner übergeordneten Definition [S. 140]: »Eine Identifizierung kann von ihren Ursprüngen in den Beziehungen eines Menschen zu dynamisch wichtigen Objekten relativ autonom werden.«

im Sinne der Sozialpsychologie sind, so liegen sie unter dem Gesichtspunkt der psychoanalytischen Theorie (Metapsychologie) auf entgegengesetzten Enden einer Entwicklungslinie und eines dynamischen Kontinuums. Anders ausgedrückt: intrapsychische Strukturen wie das Über-Ich (und andere, weniger gut abgegrenzte Konfigurationen innerhalb des Ichs) sind in ihrer psychischen Bedeutung und in ihrer Funktionsweise von den reifen Objekten weniger weit entfernt als die archaischen Objekte, die noch nicht zu inneren psychischen Strukturen umgewandelt worden sind. Die zwischenmenschliche Sicht der Sozialpsychologie, die soziobiologische Methode des Transaktionalismus, Gegensätze wie die zwischen »Außengerichtetheit« und »Innengerichtetheit« (Riesman 1950 bzw. 1959) und sogar die psychodynamisch differenzierten Beschreibungen jener Methoden »direkter« Kinderbeobachtung, die den theoretischen Bezugsrahmen der Sozialpsychologie (oder den verwandten der sozialen Psychobiologie) verwenden, ziehen diese grundlegenden Unterschiede nicht in Betracht. Die Einführung ihres Begriffssystems in die Psychoanalyse würde deshalb unsere Wissenschaft verarmen lassen, da sie diese grundlegenden Unterscheidungen verdunkeln würde. Das Entleerungsgefühl des Süchtigen, wenn er von dem beruhigenden Psychotherapeuten getrennt ist, das Verlangen jener, die keine steuernde Struktur innerer Werte und Ideale aufbauen konnten, den Therapeuten als eine starke Führerfigur zu sehen – dies sind Beispiele der therapeutischen Wiederbelebung des Bedürfnisses nach archaischen, narzißtisch erlebten Selbst-Objekten.

Wie ich in dieser Untersuchung hoffentlich zeigen kann, werden diese archaischen, narzißtisch erlebten Selbst-Objekte tatsächlich in der Therapie wiederbelebt, und zwar zentriert um die Wahrnehmung der Gestalt des Therapeuten, und sie bilden zwei unterscheidbare Formen von Übertragungen, die systematisch untersucht und durchgearbeitet werden können. Sie dürfen nicht mit der therapeutischen Wiederbelebung der (inzestuösen) Kindheitsobjekte (besetzt mit Objekttrieben) in der Übertragung verwechselt werden, wie sie sich bei Analysen von Übertragungsneurosen vollzieht.

Nachdem wir vorher gewisse allgemeine Aspekte der Beziehung der sozialen Umwelt zu Bildung und Funktion psychischer Struktur besprochen haben, können wir uns nun der Untersuchung der spezifischen Umstände zuwenden, die zu Störungen in jenen Strukturen führen, die von der idealisierten Elternimago stammen.

Um die Fallstricke einer verfälschenden Vereinfachung zu vermeiden, lassen Sie mich zuerst die bewährte Annahme auf unser Untersuchungsfeld anwenden, daß die Schicksale normaler und abnormer psychischer Entwicklung im allgemeinen nur verständlich sind, wenn man sie nicht als Folge einzelner Ereignisse im Leben des Kindes ansieht, sondern als das Ergebnis eines Zusammenspiels einer Reihe ätiologischer Faktoren. Obwohl die traumatische Störung in der Beziehung zum idealisierten Objekt (oder die traumatische Enttäuschung durch dieses) häufig einem bestimmten Ereignis in der frühen Entwicklung des Kindes zugeschrieben werden kann, so ist die Wirkung spezifischer Traumata gewöhnlich nur verständlich, wenn das Vorhandensein einer Bereitschaft, traumatisiert zu werden, einbezogen wird. Die Empfänglichkeit für das Trauma ist ihrerseits Folge des Zusammenwirkens kongenitaler struktureller Schwächen mit Erfahrungen, die dem spezifischen pathogenen Trauma vorausgehen. Diese Bedingung des Zusammenwirkens von zwei Ergänzungsreihen von Kausalfaktoren bestimmt die Entwicklung des Narzißmus deshalb ebenso wie die Entwicklung von Objektliebe und Objektaggression.

Die idealisierende Übertragung jedoch, die sich spontan in der Analyse einstellt, bezieht sich im allgemeinen auf jenen spezifischen Punkt in der Entwicklung der idealisierten Elternimago – von der frühesten, archaischen Phase des idealisierten Selbst-Objektes an bis zu der relativ späten Phase unmittelbar vor der Konsolidierung ihrer endgültigen Wiederverinnerlichung (d. h., als die Idealisierung des Über-Ichs) – an dem die Entwicklung im Bereich des idealisierten Objektes schwer beeinträchtigt oder unterbrochen worden war. Bei der Einschätzung der idealisierenden Übertragung stellen wir jedoch häufig fest, daß die therapeutische Wiederbelebung vergleichsweise später Phasen der idealisierten Elternimago (eine präödipale oder ödipale traumatische Enttäuschung eines Sohnes an seinem Vater zum Beispiel) auf dem tieferen Fundament einer frühen, nicht in Worten faßbaren Enttäuschung an der idealisierten Mutter beruht, die Folge der Unzuverlässigkeit ihrer Einfühlung und ihrer depressiven Stimmungen sein kann, oder sie mag sich auf ihre körperlichen Krankheiten, ihr Fernsein oder ihren Tod beziehen.

Weiterhin ist, wie schon kurz angedeutet, die genetische Aufschlüsselung der idealisierenden Übertragung auch durch eine Tendenz der Psyche kompliziert, die ich als das *Ineinanderschieben genetisch analoger Erfahrungen* (telescoping of genetically analogous experiences) bezeichnen möchte[7], einschließlich besonders der Möglichkeit, daß sich Erinnerungen wichtiger, aber nicht traumatischer späterer (postödipaler) Erfahrungen den spezifisch pathogenen früheren überlagern. Dieses Verdecken der Erinnerung an die Entwicklungsstörung in der kritischen Periode durch Erinnerungen an analoge spätere Erfahrungen ist Ausdruck der synthetischen Kraft der Psyche; man muß dies nicht notwendigerweise als im Dienste der Abwehr stehend ansehen (d. h., als unternommen mit dem Ziel, die Wiederkehr der früheren Erinnerung zu verhindern), sondern im allgemeinen mehr als im Dienste des Versuchs, das frühe Trauma durch das Medium analoger psychischer Inhalte auszudrücken, die dem Sekundärvorgang und der verbalen Mitteilung näher stehen.

In der therapeutischen Praxis kann das Wiederauftauchen derartiger Erinnerungen späterer Ereignisse – sie sollten Ab-

---

7 Dieser Begriff ist dem »Ineinanderschieben von Ereignissen« (the telescoping of events) zwar verwandt (Greenacre, zitiert von Kris 1950, Kris 1956a), welches sich besonders auf Deckerinnerungen bezieht, ist aber doch im wesentlichen verschieden von ihm.

kömmlinge nur dann genannt werden, wenn der psychische Inhalt des Ereignisses dem Unbewußten in Form einer verbalisierbaren Erinnerung bewahrt worden ist – oft anstelle des Wiederauftauchens der früheren Erinnerungen akzeptiert werden, obwohl das Verständnis des Analysanden unvollständig bleiben kann, wenn das In-Worte-Fassen der genetischen Rekonstruktion des entscheidenden früheren Traumas und seiner Bedeutung für die spätere Traumatisierung vernachlässigt wird. (Der psychoanalytische Theoretiker kann sich jedoch eine gleichartige Ungenauigkeit nicht gestatten; er muß versuchen, die Phase zu bestimmen, in der das spezifische pathogene Trauma tatsächlich eingewirkt hat.)

Wie man aus diesen Überlegungen entnehmen kann, nimmt die idealisierende Übertragung, die sich in den Analysen gewisser narzißtischer Persönlichkeitsstörungen einstellt, spezifische, unterscheidbare Formen an, die durch die Phasen bestimmt sind, in denen sich jeweils die traumatische Fixierung vollzogen hatte oder in denen die weitere Entwicklung des idealisierenden Narzißmus blockiert war. Als eine Gruppe sind diese Übertragungen jedoch nicht nur metapsychologisch, sondern auch klinisch leicht von den Idealisierungen zu unterscheiden, denen man in gewissen Phasen der Analysen von Übertragungsneurosen begegnet. Die Regelmäßigkeit und Zuverlässigkeit der Merkmale der eigentlichen idealisierenden Übertragung, ihre Dauerhaftigkeit und ihre zentrale Stellung im analytischen Prozeß – im Gegensatz zu der viele Formen annehmenden und peripheren Stellung der Idealisierungen bei den Analysen von Übertragungsneurosen – kommen daher, daß die narzißtische Fixierung in all den einzelnen Formen der idealisierenden Übertragung die narzißtischen Aspekte des idealisierten Objektes *vor* seiner endgültigen Verinnerlichung betreffen, das heißt, bevor sich die Idealisierung des Über-Ichs verfestigt hat. Obwohl die Idealisierungen bei den Übertragungsneurosen zweifellos auch durch eine Mobilisierung narzißtisch-idealisierender Libido aufrecht erhalten werden, muß man sie als den Ausdruck einer unspezifischen Überschätzung des Liebesobjektes ansehen. Das Liebesobjekt ist hier jedoch intensiv mit Objektlibido besetzt, der eine Beimengung narzißtischer Libido nur sekundär in Phasen intensiver positiver Übertragung hinzugegeben worden ist; und die narzißtische Besetzung bleibt den Objektbesetzungen immer untergeordnet. Mit anderen Worten: die Idealisierung bei den Übertragungsneurosen ist ein unspezifisches Merkmal der positiven Übertragung, dem Zustand des Verliebtseins nahe verwandt.

Die idealisierende Übertragung, die sich in den Analysen narzißtischer Persönlichkeiten einstellt, kann in einer Anzahl mehr oder weniger wohl definierter Formen auftreten. Es gibt therapeutische Wiederbelebungen archaischer Zustände, die an jene Phase gemahnen, in der die idealisierte Mutterimago noch fast vollständig mit dem Bild des Selbst verschmolzen ist; und es gibt andere Fälle, bei denen die pathognomonischen Übertragungsreaktivierungen viel spätere Entwicklungsphasen der idealisierenden Libido und des idealisierten Objektes betreffen. In diesen letzteren hat ein Trauma zu spezifischen narzißtischen Fixierungen in der Periode von der späten präödipalen Phase bis einschließlich der frühen Latenz geführt, als die meisten Sektoren der Beziehung des Kindes zu seinen Eltern schon vollständig mit Objekttrieb-Energien besetzt waren. Spezifische Traumata (wie etwa eine plötzliche, unerwartete, unerträgliche Enttäuschung am idealisierten Objekt in dieser Phase) rufen jedoch spezifische pathogene Entwicklungsstörungen des idealisierenden Narzißmus hervor (oder sie machen eine Idealisierung rückgängig, die soeben eingetreten war) und führen daher zu einer unvollkommenen Idealisierung des Über-Ichs; ein Strukturdefekt, welcher seinerseits eine Fixierung an die narzißtischen Aspekte des präödipalen oder ödipalen idealisierten Objektes zur Folge hat. Menschen, die solche Traumen erlitten haben, versuchen (als Heranwachsende und Erwachsene) fortwährend eine Vereinigung mit dem idealisierten Objekt zu erreichen, da in Anbetracht ihres spezifischen Strukturdefektes (die unzureichende Idealisierung ihres Über-Ichs) ihr narzißtisches Gleichgewicht nur durch das Interesse, die Reaktionen und die Billigung der gegenwärtigen (d. h. jetzt wirksamen) Reinkarnationen des traumatisch verlorenen Selbst-Objektes aufrechterhalten werden kann.

Diese zwei Formen idealisierender Übertragung, das heißt der genetisch archaischsten und der reifsten (und einer Reihe von anderen, deren Fixierungspunkte dazwischen liegen), können nicht nur metapsychologisch unterschieden, sondern auch klinisch erkannt werden anhand der deutlichen und charakteristischen (Übertragungs-)Bilder in der analytischen Behandlung. Wie schon erwähnt, muß der Analytiker jedoch daran denken, daß das klinische Bild durch das Phänomen des Ineinanderschiebens (telescoping) verschleiert sein kann, das heißt, durch die Wiederbelebung von Erinnerungen an spätere Ereignisse, die den pathogenen Ereignissen analog sind.

Schließlich muß man auch zugestehen, daß es manchmal nicht ganz leicht ist zu entscheiden, ob die narzißtischen Übertragungen gewisser Patienten, die die Beziehung zu verhältnismäßig späten Phasen des idealisierten Objektes wiederaufleben lassen, nicht eigentlich Störungen überlagern, die mit archaischeren narzißtischen Objekten zusammenhängen. Es gibt in der Tat Fälle, bei denen es nicht möglich ist, die psychische Störung einem einzigen vorherrschenden Fixierungspunkt zuzuschreiben. Bei ihnen kann die idealisierende Übertragung sich abwechselnd auf die archaische und auf die ödipale Phase des idealisierten Objektes beziehen.

3
Ein Fallbeispiel für die idealisierende Übertragung

Obwohl das dargestellte Material notwendigerweise verkürzt und kondensiert ist, habe ich nicht versucht, die Struktur des Falles zu vereinfachen. Es ist im Gegenteil meine Absicht zu zeigen, wie die dargelegten theoretischen Leitlinien zu der Auflösung genetischer und dynamisch-struktureller Unübersichtlichkeiten beitragen können, denen man bei der Analyse narzißtischer Persönlichkeiten begegnet.

Herr A., ein rotblonder, sommersprossiger Mann Mitte Zwanzig, war Chemiker im Forschungslabor einer großen pharmazeutischen Firma. Obwohl sein Symptom am Beginn der Analyse darin bestand, daß er sich seit seiner Pubertät von Männern sexuell angezogen fühlte, wurde es bald deutlich, daß seine homosexuellen Neigungen nicht erheblich waren, sondern eine ziemlich eingegrenzte Stellung in seiner Persönlichkeitsstruktur hatten und nur einer von verschiedenen Hinweisen auf eine zugrundeliegende ausgedehnte Persönlichkeitsstörung waren. Wichtiger als seine gelegentlichen homosexuellen Phantasien waren (a) seine Neigung, sich in unbestimmter Weise deprimiert, energielos und ohne Antrieb zu fühlen (verbunden mit einem Abfall seiner Arbeitsfähigkeit und Kreativität in diesem Zustand); und (b) als auslösender Faktor der genannten Störung eine große (und im wesentlichen sehr spezifische) Verwundbarkeit seines Selbstwertgefühls, die sich in seiner Empfindlichkeit gegen Kritik, gegen Mangel an Interesse für ihn oder gegen das Fehlen von Lob von Menschen, die er als älter oder ihm überlegen empfand, zeigte. So war er, obwohl er über beträchtliche Intelligenz verfügte und seine Aufgaben mit Geschick und schöpferischen Fähigkeiten wahrnahm, immer auf der Suche nach Führung und Bestätigung: Von dem Leiter des Forschungslaboratoriums, wo er arbeitet, von einer Anzahl älterer Kollegen und von den Vätern der Mädchen, mit denen er befreundet war. Er nahm diese Männer und deren Meinung von sich sehr empfindlich wahr, versuchte ihre Hilfe und Billigung zu erhalten und Situationen zu schaffen, in denen sie ihn unterstützen würden. Solange er sich von solchen Männern akzeptiert, beraten und geführt fühlte, solange er meinte, daß sie mit ihm zufrieden waren, erlebte er sich selbst als ganz, akzeptabel und tüchtig; unter solchen Bedingungen war er in der Lage, seine Arbeit gut zu verrichten und darin schöpferisch und erfolgreich zu sein. Bei geringfügigen Zeichen von Mißbilligung, Mangel an Verständnis oder Interesselosigkeit an ihm fühlte er sich jedoch wie leer und deprimiert und wurde im allgemeinen zunächst wütend und dann kalt, herablassend und distanziert, und seine Kreativität und Arbeitsfähigkeit ließen nach.

In der kohärenten therapeutischen Übertragung in der Analyse waren alle diese Reaktionsbereitschaften deutlich sichtbar und erlaubten schrittweise die Rekonstruktion einer bestimmten, genetisch entscheidenden Konstellation, die mehrfach bestanden hatte und zu den spezifischen Persönlichkeitsdefekten dieses Patienten geführt hatte. Immer wieder während seiner gesamten Kindheit war der Patient (er war der Jüngste von drei Kindern; er hatte einen zehn Jahre älteren Bruder und eine drei Jahre ältere Schwester) plötzlich und traumatisch von der vermeintlichen Macht und Tüchtigkeit seines Vaters enttäuscht, wenn er sich ihn soeben als Gestalt von schützender Stärke und Tüchtigkeit (wieder-)aufgebaut hatte. Wie so häufig (siehe die früheren Hinweise auf das Ineinanderschieben analoger Kindheitserlebnisse) bezogen sich die ersten Erinnerungen, die der Patient mitteilte – im Anschluß an direkte (bezogen auf den Analytiker) und indirekte (bezogen auf verschiedene gegenwärtige Vaterfiguren) Übertragungsaktivierungen der entscheidenden Konstellation – auf einen verhältnismäßig späten Lebensabschnitt. Die Familie war nach einer abenteuerlichen Flucht über Südafrika und Südamerika in die

Vereinigten Staaten gekommen, als der Patient neun Jahre alt war; der Vater, der ein wohlhabender Geschäftsmann in Europa gewesen war, war nicht in der Lage, in diesem Lande seine früheren Erfolge zu wiederholen. Immer und immer wieder ließ der Vater jedoch den Sohn an seinen neuesten Plänen teilhaben und setzte die Phantasien und Erwartungen des Kindes in Bewegung. Immer und immer wieder begann er eine neue geschäftliche Unternehmung, für die er bei seinem Sohn um Interesse und Teilnahme warb. Und immer und immer wieder gab er in Panik auf, wenn unvorhergesehene Ereignisse und mangelnde Vertrautheit mit den amerikanischen Verhältnissen ihm Schwierigkeiten bereiteten. Obwohl sich Herr A. dieser Erinnerungen natürlich immer bewußt gewesen war, hatte er sich vorher die Intensität des Gegensatzes zwischen der Phase großen Vertrauens zum Vater, der sehr viel Zuversicht einflößte, während er seine Pläne schmiedete, und die darauf folgende verzweifelte Enttäuschung durch den Vater, der nicht nur sein Gleichgewicht angesichts unerwarteter Schwierigkeiten verlor, sondern auch mit psychischer und körperlicher Beeinträchtigung (Depression; eine Vielzahl hypochondrischer Beschwerden, deretwegen er sich häufig ins Bett legte) auf die Niederlagen reagierte, nicht in vollem Ausmaß klargemacht.

Besonders wichtige Erinnerungen an ein früheres Auftreten der auf den Vater bezogenen Idealisierungs-Enttäuschungs-Folge gingen in die letzten Jahre der Familie in Osteuropa zurück; es handelt sich insbesondere um die Erinnerung an zwei Vorfälle, die das Schicksal der Familie entscheidend beeinflußten, als der Patient sechs bzw. acht Jahre alt war. Der Vater, der in der frühen Kindheit des Patienten eine männliche und gute Erscheinung gewesen war, hatte eine kleine, aber gut gehende Fabrik besessen. Aus vielen Hinweisen und Erinnerungen kann man als gesichert annehmen, daß Vater und Sohn bis zu jener Katastrophe, die am Beginn des siebenten Lebensjahres des Patienten eintrat, affektiv sehr eng verbunden waren und daß der Sohn den Vater sehr bewundert hatte. Nach der Familiensaga nahm der Vater den Sohn schon sehr früh (nach Mitteilung des Patienten schon, bevor er vier Jahre alt war) mit sich in die Fabrik, erklärte dem Jungen Einzelheiten des Geschäfts und fragte ihn sogar – im Spiel, wie man rückblickend annehmen kann – um Rat in verschiedenen geschäftlichen Angelegenheiten, wie er es später ernsthaft in den Vereinigten Staaten tat, als der Patient heranwuchs. Plötzlich wurde ihre enge Beziehung durch die Drohung, daß die deutschen Truppen das Land besetzen würden, unterbrochen. Zuerst war der Vater sehr oft unterwegs und versuchte, die Verlagerung seiner Firma in ein anderes (osteuropäisches) Land zu erreichen. Dann, als der Patient sechs Jahre alt war, drangen deutsche Truppen in das Land ein, und die Familie mußte fliehen, weil sie jüdisch war. Obwohl der Vater anfangs mit Hilflosigkeit und Panik reagiert hatte, gelang es ihm später, seine Firma wieder aufzubauen, wenn auch sehr viel kleiner; aber als Folge der deutschen Besetzung des Landes, in dem sie Zuflucht gesucht hatten (der Patient war zu der Zeit acht Jahre), ging alles wieder verloren, und die Familie mußte noch einmal fliehen.

Die Erinnerungen des Patienten konzentrierten sich auf den Anfang der Latenz als die entscheidende Phase, in der der grundlegende Strukturdefekt eintrat (vgl. meine früheren Aussagen über die spezifische Bedeutung der frühen Latenz in Hinblick auf die »Verwundbarkeit neuer Strukturen«, also hier spezifisch des soeben errichteten Über-Ichs). Es ist jedoch nicht zweifelhaft, daß spätere Ereignisse (die Fehlschläge des Vaters in den USA) den Schaden verstärkten; und gleichermaßen ist es nicht zweifelhaft, daß noch frühere Erlebnisse des Kindes – die extremen, plötzlichen und unvorhersagbaren Stimmungsumschwünge des Vaters während der präödipalen und ödipalen Perioden und besonders die unzuverlässige Einfühlungsfähigkeit seiner Mutter – ihn sensibilisiert und die Verwundbarkeit verursacht hatten (zusammen mit einem gewissen Maß ererbter Disposition), die die Schwere und Dauer des Strukturdefektes durch die Ereignisse am Beginn der Latenzphase erklärte.

Ich wiederhole: Obwohl der spezifische pathogene Kern der Störung sich auf die traumatische Entwertung der Vater-Imago am Beginn der Latenz bezog, kann es nicht zweifelhaft sein, daß Traumen während früherer Lebensabschnitte – nicht erinnerter, aber in großem Ausmaß wiedererlebter durch die unbestimmte Empfindlichkeit des Patienten gegenüber dem Analytiker; insbesondere gegenüber auch nur geringfügigen Unvollkommenheiten in der Fähigkeit des Analytikers, sofortiges einfühlendes Verstehen für alle Schattierungen und Nuancen seiner gegenwärtigen Erlebnisse und Stimmungen zu erreichen – den Boden für die pathogene Wirkung der späteren Traumen vorbereitet hatten. Die Untersuchung des derzeitigen Verhaltens der Mutter des Patienten und ihrer heutigen Persönlichkeit lieferte reichlich Material für den Schluß, daß sie eine tiefgestörte Frau war, die, obwohl scheinbar ausgeglichen und ruhig (im Gegensatz zu dem manifest übergefühlvollen Vater), dazu neigte, plötzlich in schrecklichen und unverstehbarer (schizoider) Erregung zu desintegrieren, wenn sie sich unter Druck fühlte. Man kann also annehmen, daß der Patient viele Enttäuschungen in Hinblick auf die phasengerecht notwendige, allwissende Einfühlung und Macht der Mutter im ersten Lebensjahr erleiden mußte und daß die Verständnislosigkeit und Unvorhersehbarkeit der Reaktionen seiner Mutter auf ihn zu dieser starken Unsicherheit und narzißtischen Verwundbarkeit geführt haben müssen.

Der Kern des psychischen Defektes hing jedoch mit der traumatischen Enttäuschung durch die idealisierte Vater-Imago in der frühen Latenz zusammen. Worin bestand nun das Wesen dieses Defektes, und wie kann man ihn in metapsychologischen Begriffen beschreiben? Um die Antwort kurz zusammenzufassen: Sein zentraler Persönlichkeitsdefekt bestand in der ungenügenden Idealisierung seines Über-Ichs (einer ungenügenden Besetzung der Werte, Normen und Funktionen seines Über-Ichs mit idealisierender Libido) und, damit zusammenhängend, in der starken Besetzung einer außen empfundenen idealisierten Eltern-Imago der späten präödipalen und der ödipalen Phase. Die symptomatische Folge dieses Defektes war umschrieben, aber tiefgehend. Da der Patient hauptsächlich eine traumatische Enttäuschung an den narzißtisch besetzten Aspekten der Vater-Imago erlitten hatte (die idealisierte Macht des Vaters), hatte keine umwandelnde Verinnerlichung (transmuting internalization) des idealisierten Objektes stattgefunden, sondern er war an eine prästrukturelle Idealfigur fixiert geblieben (nach der er fortwährend auf der Suche war). Das Über-Ich nahm nicht die notwendige erhöhte Stellung ein und war daher nicht in der Lage, das Selbstgefühl des Patienten zu heben. In Hinblick darauf, daß der Patient nicht gleichermaßen jene Aspekte der Vater-Imago entbehren mußte, die mit Objekttrieben besetzt waren, war sein Über-Ich jedoch verhältnismäßig intakt in Hinblick auf jene Inhalte und Funktionen, die als Erben der objekt-libidinösen und objekt-aggressiven Anteile der ödipalen Vater-Sohn-Beziehung angesehen werden müssen: Der Patient besaß Werte, Ziele und Normen, und er wandte sich im allgemeinen nicht äußeren Vaterfiguren mit der offenen oder verborgenen Forderung zu, man sollte ihm vorschreiben, welches Verhalten richtig oder falsch war, oder welchen Zielen er nachstreben sollte. Seine wesentlichen Ziele und Normen waren im Grunde identisch mit dem kulturellen Erbe seiner Familie, wie es ihm vom Vater übermittelt war. Was ihm jedoch fehlte, war die Fähigkeit, mehr als ein flüchtiges Gefühl der Befriedigung zu haben, wenn er seine Normen oder Ziele erreichte. Er konnte nur dann ein erhöhtes Selbstwertgefühl haben, wenn er sich mit den starken, bewunderten Gestalten verband, nach deren Zuwendung und Unterstützung er sich sehnte.

Als Übertragungsfolge dieses spezifischen strukturellen Defekts war er daher unersättlich in zwei (tyrannisch und sadistisch vertretenen) Forderungen an den idealisierten Analytiker: a) sollte der Analytiker die Werte, Ziele und Normen des Patienten teilen (und ihnen so durch Idealisierung Bedeutung verleihen); und b) sollte der Analytiker durch den Ausdruck warmherziger Freude und Anteilnahme bestätigen, daß der Patient dessen Werte und Normen erreicht hatte und erfolgreich und zielstrebig gewesen war. Wenn der Analytiker nicht seinem einfühlenden Verstehen dieser Bedürfnisse Ausdruck gab (verbale Bestätigung genügte im allgemeinen; eine »gespielte« Wunscherfüllung, z. B. durch direktes Lob, war weder notwendig, noch wäre es dem Patienten annehmbar gewesen), so erschienen dem Patienten seine Werte und Lebensziele banal und uninteressant, und seine Erfolge erschienen bedeutungslos und hinterließen in ihm ein deprimiertes und leeres Gefühl.

Nach der Beschreibung des zentralen psychischen Defektes des Patienten und seiner Folgen wende ich mich nun drei getrennten, untergeordneten Bereichen der psychischen Störung des Patienten zu, die jedoch sowohl mit dem primären Defekt als auch miteinander verknüpft sind: 1. die diffuse narzißtische Verwundbarkeit des Patienten; 2. die Überbesetzung seines Größenselbst, die hauptsächlich eine Reaktion auf die Enttäuschungen an der idealisierten Eltern-Imago ist; und 3. die Neigung zur Sexualisierung der narzißtisch besetzten Konstellationen.

1. Die Äußerungen der *diffusen narzißtischen Verwundbarkeit* des Patienten waren nicht spezifisch; und dementsprechend sind die zur Erklärung dienenden Rekonstruktionen notwendigerweise mehr spekulativ und vorläufig als die Hypothesen, die zur Erklärung der anderen Aspekte seiner narzißtischen Persönlichkeitsstörung aufgestellt wurden. Er war außerordentlich empfindlich nicht nur gegen Kränkungen – seien sie persönlich und absichtlich oder unpersönlich und zufällig –, sondern auch gegenüber Benachteiligungen als Folgen äußerer Umstände, auf welche er jedoch immer wie auf eine persönliche, ihm absichtlich durch eine animistisch erlebte Welt zugefügte persönliche Beleidigung reagierte. Das Ausmaß und die Unbestimmtheit dieses psychischen Defektes und die archaische Weise des Weltbezuges weisen auf frühe Störungen in der Mutterbeziehung des Patienten hin. Und, wie schon

gesagt, die Beurteilung der Persönlichkeit seiner Mutter unterstützt die Annahme, daß die Entstehung seiner diffusen narzißtischen Verwundbarkeit mit der psychischen Störung seiner Mutter zusammenhing, insbesondere mit der Unvorhersagbarkeit und Unzuverlässigkeit ihrer Einfühlung in seiner frühen Kindheit.

Der Vorläufer der Idealisierung der archaischen Eltern-Imago und der Größenvorstellung des archaischen Selbst ist im allgemeinen das kindliche Erleben eines ungestörten primären narzißtischen Gleichgewichtes, eines psychischen Zustandes, dessen Vollkommenheit selbst der allereinfachsten Differenzierung in die späteren Kategorien der Vollkommenheit vorausgeht (d. h., Vollkommenheit im Bereich der Macht, des Wissens, der Schönheit und der Moral). Das Eingestelltsein der Mutter auf die Bedürfnisse des Kindes verhindert traumatische Verzögerungen im Wiedererreichen des narzißtischen Gleichgewichtes, und wenn die Fehler der Mutter sich in erträglichem Rahmen halten, kann das Kind schrittweise das ursprünglich grenzenlose und blinde Vertrauen seines Verlangens nach absoluter Vollkommenheit modifizieren. In metapsychologischen Begriffen ausgedrückt: Bei allen geringen Einfühlungsstörungen, Mißverständnissen und Verzögerungen zieht das Kind narzißtische Libido von der archaischen Imago bedingungsloser Vollkommenheit (primärer Narzißmus) ab und erwirbt stattdessen einen Baustein einer inneren psychischen Struktur, die die mütterlichen Funktionen im Dienst der Aufrechterhaltung des narzißtischen Gleichgewichtes übernimmt, z. B. ihr ursprüngliches tröstendes und beruhigendes Verhalten, ihr Angebot körperlicher[1] und affektiver Wärme

1 Die Fähigkeit, die Hauttemperatur innerhalb gewisser Grenzen zu regulieren und ein Wärmegefühl aufrechtzuerhalten, wird anscheinend auf diesem Wege erworben. Narzißtisch gestörte Menschen sind häufig unfähig, sich warm zu fühlen oder warm zu bleiben. Sie verlassen sich auf andere, um nicht nur mit affektiver, sondern auch mit körperlicher Wärme versorgt zu werden. Ihre Gefäßversorgung der Haut ist häufig gering, und sie sind ungewöhnlich empfindlich gegen Kälte (»Zugluft«). Selbst Menschen ohne extreme narzißtische Verwundbarkeit reagieren häufig nach dem Abklingen der unmittelbaren Schamreaktion (nachdem die plötzlich frei-

und andere Arten narzißtischer Zufuhr. Somit ist der wichtigste Aspekt der frühesten Mutter-Kind-Beziehung das Prinzip der optimalen Versagung, was entsprechend auch für die spätere Umwelt des Kindes gilt. Erträgliche Schwankungen des vorher bestehenden (und von außen aufrechterhaltenen) primären narzißtischen Gleichgewichts führen zum Erwerb innerer Strukturen, die die Fähigkeit zur Selbsttröstung und zum Erwerb einer ersten Spannungstoleranz im narzißtischen Bereich ermöglichen.

Wenn jedoch die Reaktionen der Mutter grob uneinfühlend und unzuverlässig sind, so wird der schrittweise Besetzungsentzug von der Imago der bedingungslosen archaischen Vollkommenheit gestört; es findet keine strukturwandelnde (transmuting) Verinnerlichung statt; die Psyche ist weiterhin an eine unscharf abgegrenzte Imago absoluter Vollkommenheit fixiert, entwickelt nicht die verschiedenen inneren Funktionen, die sekundär das narzißtische Gleichgewicht wieder herzustellen vermögen – entweder a) direkt durch Selbsttröstung, d. h. durch die Zufuhr erreichbarer narzißtischer Besetzungen – oder b) indirekt auf dem Wege über ein geeignetes Signal an die idealisierte Elternfigur – und bleibt deshalb verhältnismäßig schutzlos gegen die Wirkungen narzißtischer Kränkungen. Die Kennzeichen dieses Zustandes sind natürlich sehr verschieden und hängen u. a. von der Ausdehnung und Schwere der falschen Reaktion der Mutter ab. Man kann aber sagen, daß sie im allgemeinen in einer Überempfindlichkeit gegen Störungen des narzißtischen Gleichgewichtes bestehen mit einer Neigung, auf die Ursachen narzißtischer Beeinträchtigung mit einer Mischung von totalem Rückzug und rachsüchtiger Wut zu reagieren.

Über die Entstehung narzißtischer Verwundbarkeit und narzißtischer Fixierungen können zwei allgemeine Aussagen gemacht werden:

gewordenen exhibitionistischen Besetzungen wieder gebunden sind) auf narzißtische Kränkungen mit Gefäßverengungen in Haut und Schleimhäuten und sind daher, vielleicht als Folge dieser Reaktion, anfälliger für Infektionen, insbesondere für Schnupfen.

I. Das Zusammenspiel zwischen ererbten psychischen Neigungen und der *Persönlichkeit* der Eltern (besonders der Mutter) ist von wesentlich größerer Bedeutung als das Zusammenspiel zwischen Erbfaktoren und groben traumatischen Einwirkungen (wie z. B. das Fehlen oder der Tod eines Elternteils), wenn nicht schwerwiegende äußere Faktoren und Persönlichkeitsstörungen der Eltern in einem inneren Zusammenhang stehen (wie z. B. bei einer Scheidung der Eltern oder bei elterlicher Abwesenheit wegen Geisteskrankheit oder Verlust eines Elternteils durch Selbstmord).

II. Die spezifischen pathogenen Elemente der Persönlichkeiten der Eltern liegen im Bereich ihrer eigenen narzißtischen Fixierungen. Wir finden insbesondere in den frühesten Phasen, daß a) die Selbstbezogenheit der Mutter zu einer Projektion ihrer eigenen Stimmungen und Spannungen auf das Kind und somit zu gestörter Einfühlung führen kann, daß sie b) selektiv (hypochondrisch) auf die Stimmungen und Spannungen des Kindes reagiert, die mit ihren eigenen narzißtischen Spannungen und Voreingenommenheiten übereinstimmen, und daß sie c) auf die Stimmungen und Spannungen des Kindes nicht reagiert, wenn ihre Voreingenommenheit nicht in Einklang mit den Bedürfnissen des Kindes stehen. Das Ergebnis ist ein traumatisches Alternieren zwischen falscher Einfühlung, Übereinfühlung und mangelnder Einfühlung, das den schrittweisen Entzug narzißtischer Besetzung und Aufbau spannungsregulierender psychischer Strukturen verhindert: Das Kind bleibt insgesamt an den frühen narzißtischen Zustand fixiert.

Die narzißtische Persönlichkeitsstruktur der Mutter erklärt somit nicht nur frühe narzißtische Fixierungen und Verwundbarkeiten des Kindes, sondern auch die Tatsache, daß das Kind Teil des elterlichen narzißtischen Milieus bleibt weit über die Zeit hinaus, in der eine solche Beziehung angemessen wäre. Die Persönlichkeit des Vaters kann jedoch in den späteren Phasen in Hinblick auf das Ausmaß der entstehenden Persönlichkeitsstörung von entscheidendem Einfluß sein: Wenn auch er wegen eigener narzißtischer Fixierungen unfähig ist, einfühlend auf die Bedürfnisse des Kindes zu reagieren, dann vertieft er die Schädigung; wenn jedoch seine psychische Struktur gut abgegrenzt ist und er z. B. in der Lage ist, sich erst vom Kind idealisieren zu lassen und dann dem Kind schrittweise zu gestatten, seine wirklichen Begrenzungen zu entdecken, ohne sich dem Kind zu entziehen, dann kann das Kind sich seinem gesunden Einfluß öffnen, sich mit ihm gegen die Mutter verbünden und verhältnismäßig ungeschädigt davonkommen.

Nach diesen allgemeinen Überlegungen kehre ich nunmehr zum Fall von Herrn A. zurück. Seine frühe, von der gestörten Persönlichkeit der Mutter geprägte Umwelt war nicht nur die Brutstätte seiner diffusen narzißtischen Verwundbarkeit, sondern trug in zweifacher Hinsicht zu der Entstehung jener Aspekte der psychischen Störungen des Patienten im narzißtischen Bereich bei, die in der späteren Kindheit erworben wurden: a) durch die Bildung früher narzißtischer Fixierungen wurde die Flexibilität des Kindes in Hinblick auf narzißtische Schädigungen verringert, und es reagierte auf die narzißtischen Traumen späterer Phasen durch die Entwicklung weiterer Fixierungen anstatt durch den Aufbau spannungsregulierender psychischer Strukturen, und b) führte die frühe und fortwährende Enttäuschung an der Vollkommenheit der Mutter dazu, daß das Kind nicht in der Lage war, sie ausreichend mit narzißtischen idealisierenden Besetzungen zu versehen; dementsprechend wurde die Vater-Imago überidealisiert, und die Schicksale der idealisierten Vater-Imago hatten deshalb eine stärkere traumatische Wirkung auf die Psyche des Kindes, als dies sonst der Fall gewesen wäre.

2. Bei der Untersuchung zusätzlicher Bereiche psychischer Gestörtheit des Patienten komme ich jetzt zu seiner *Neigung zu einer reaktiven Überbesetzung des Größenselbst* als Reaktionen auf die Enttäuschungen (oder Zurückweisungen) durch den idealisierten Analytiker oder indirekt als Reaktion auf idealisierte Figuren außerhalb der Übertragung in der Behandlung.

Schwankungen zwischen a) therapeutischer Aktivierung der idealisierten Eltern-Imago (idealisierende Übertragung) und b) einer vorübergehenden Überbesetzung des Größenselbst gehören zu den häufigsten Erscheinungen bei den Analysen narzißtischer Persönlichkeiten. Die typischen klinischen Anzeichen dieses Vorganges sind: Kälte gegenüber dem vorher idealisierten Analytiker; eine Tendenz zur Primitivierung von Denken und Sprechen (von einer Andeutung manierierter Sprache bis zum grob auffälligen Gebrauch von Neologismen) und Arroganz mit verstärkter Neigung zu Selbstunsicherheit, Schamgefühl und hypochondrischen Grübeleien. Diese Änderungen in Verhalten und Symptomatik zeigen, daß die reaktive Überbesetzung des Größenselbst sich allgemein auf ziemlich primitiven Stufen dieser psychischen Konstellation vollzieht; dies ist eine Folge der regressiven Natur des Abwehrvorganges im Gegensatz zur kohärenten therapeutischen Reaktivierung reiferer Stadien des Größenselbst, wie man es meist bei der primären Spiegelübertragung findet[2] (s. Kapitel 6).

In der Analyse von Herrn A. waren Tendenzen zu einer Überbesetzung des Größenselbst eine nicht seltene Reaktion. Sie waren durch das Auftreten grandioser Pläne (wie z. B. unrealistische Aktiengeschäfte oder Forschungsprojekte) gekennzeichnet und gingen mit affektiver Kälte, manierierter Sprache (insbesondere den affektiven Gebrauch einzelner Worte aus dem Spanischen, das er mit 9 Jahren gelernt hatte) und hypochondrischen Grübeleien einher. Es gab jedoch Perioden, in denen die Überbesetzung des Größenselbst nicht nur das flüchtige Ergebnis einer Abwehrreaktion war: In verschiedenen Zeitabschnitten, besonders während der ersten Jahre seiner langen Analyse, wurden seine grandios-exhibitionistischen Spannungen tatsächlich nicht-reaktiv zur Bildung einer mehr oder weniger stabilen Spiegelübertragung verwandt. Die reaktive ebenso wie die primäre Überbesetzung des Größen-

2 Siehe die Episode in der Analyse des Patienten G. im Kapitel 4 als weiteres Fallbeispiel der reaktiven Überbesetzung des archaischen Größenselbst.

selbst waren hauptsächlich auf frühe ödipale Fixierungspunkte bezogen: insbesondere auf jene kritischen Zeitpunkte, als der Vater plötzlich verschwunden war und das Kind eine Zeitlang die Phantasie hatte, daß es Hahn im Korb und oberster Befehlshaber geworden sei. Diese Phantasien mußten jedoch plötzlich aufgegeben werden, besonders weil die Atmosphäre allgemeiner Beunruhigung der unsicheren Weltlage ihre bewußte und vorbewußte spielerische Verarbeitung – häufig ein Vorläufer späterer erfolgreicher Sublimierungen[3] – mit Unterstützung und Hilfe verständnisvoller Erwachsener nicht zuließ.

Die Überbesetzung des Größenselbst spielte nicht nur am Anfang der Analyse, sondern in einem spezifischen Zusammenhang auch während der späteren Phasen eine entscheidende Rolle. Als nach mehrjähriger Analyse die Anpassungsfähigkeit des Patienten besser, als sein Selbstwertgefühl gestiegen und seine Fähigkeit, adäquat auf Erfolge und Fehlschläge zu reagieren, zuverlässiger geworden war, hatte er oft und für längere Zeit ein Gefühl der Unwirklichkeit seines Selbst und seines Lebens, das durch die Neuheit seiner Anpassung nicht vollkommen erklärt werden konnte. Erst als er sich wieder der alten Phantasien, erwachsen zu sein, während er in Wirklichkeit noch ein Kind war, erinnerte und als er verstand, wie sie seine Fähigkeit beeinträchtigten, sich selbst als tüchtigen Erwachsenen akzeptieren zu können – dann erst begann das Gefühl von Verzauberung und Unwirklichkeit aus dem Erleben seines gegenwärtigen erfüllteren Lebens zu weichen.

3. Die metapsychologische Untersuchung der psychischen Störung des Patienten soll jetzt durch eine Betrachtung des dritten sekundären Bereichs der Psychopathologie abgerundet werden: seine Neigung zur *Sexualisierung der pathologischen narzißtischen Konstellationen.*

Die Beziehung der Perversionen (und auch der Süchte und Verwahrlosungen) zu den narzißtischen Persönlichkeitsstörun-

---

3 Eine offenbar erfolgreiche Möglichkeit erwachsenen Eingehens auf die Größenphantasie eines Kindes findet sich bei Eissler (1963, S. 73 ff.).

gen verdient größere Aufmerksamkeit, als ich ihr in den Grenzen dieser Untersuchung widmen kann. Es ist natürlich richtig, daß die manifesten Syndrome perverser (und hiermit verwandter) Handlungen die Persönlichkeit in einem solchen Ausmaß beherrschen können, das Ich so tief versklaven und sekundär so ausgedehnte Regressionen hervorrufen können, daß die narzißtische Störung, die den ersten und zentralen Platz im Netzwerk der psychischen Störung eingenommen hatte, weitgehend zugedeckt und unerkennbar geworden ist. Ich habe dennoch den Eindruck, daß spezifische umschriebene Störungen im narzißtischen Bereich gewöhnlich der Kern dieser ausgedehnten Störungen sind. Der Fall von Herrn A., dessen perverse Symptomatik verhältnismäßig leicht war, ist besonders geeignet, um die Beziehung zwischen a) der umschriebenen primären narzißtischen Störung, b) einem damit verbundenen frühen Ich-Defekt und c) der Sexualisierung der narzißtischen Störung darzustellen.

Herrn A.'s homosexuelle Neigungen hatten keine ausgedehnte sekundäre Wirkung auf das Ich gehabt und auch nicht zu diffuser Triebregression geführt. Und dennoch, wie eingangs erwähnt, hatte das Vorhandensein homosexueller Neigungen den Patienten dazu gebracht, eine Analyse zu suchen oder hatte mindestens als Kristallisationspunkt seiner Motive gedient. Er hatte niemals an homosexuellen Handlungen teilgenommen, und – abgesehen von sexuell gefärbtem, verspieltem Raufen in der Pubertät und dem Kauf von »Freikörperkultur«-Magazinen, die Photographien athletischer Männer enthielten – wurden seine homosexuellen Neigungen nur in Phantasien mit oder ohne Selbstbefriedigung verwirklicht. Die Objekte seiner homosexuellen Phantasien waren immer Männer mit großer körperlicher Kraft und mit vollkommenem Körperbau. Seine eigene phantasierte Tätigkeit bestand darin, eine quasi-sadistische, absolute Kontrolle über diese Männer auszuüben. In seinen Phantasien konnte er die Situationen so manipulieren, daß er, obwohl schwach, in der Lage war, den starken Mann zu versklaven und ihn hilflos zu machen. Gelegentlich erreichte er einen Orgasmus und ein Gefühl von Triumph und Stärke bei dem Gedanken, den starken und physisch vollkommenen Mann zu masturbieren und ihn auf diese Weise seiner Kraft zu berauben.

Im klinischen Bild verschwanden seine homosexuellen Phantasien lange bevor eine gleichermaßen deutliche Besserung in anderen Störungsbereichen des Patienten zu erkennen waren: Die Phantasien traten nur in Belastungszeiten wieder auf. Sie wurden in der Folgezeit durch gelegentliche Erinnerungen an Phantasien ersetzt, die ihre sexuelle Bedeutung verloren hatten; sie wurden vom Patienten homosexuelle »Ängste« genannt, d. h., er erlebte sie nur in dem Kontext einer entfernten Befürchtung, sie können zurückkehren und ihn wieder bedrängen. Schließlich verschwanden sogar diese »Ängste« fast vollständig.

Die Sexualisierung der Defekte des Patienten war Folge einer mäßigen Schwäche seiner psychischen Grundstruktur, die eine Einschränkung der Neutralisierungsfähigkeit zur Folge hatte. Da die grundlegenden neutralisierenden Strukturen der Psyche während der präödipalen Phasen erworben werden, muß der Neutralisationsdefekt schon vorhanden gewesen sein, als das zentrale Trauma (der traumatische Verlust der idealisierten Elternimago) am Beginn der Latenz eintrat. Die mangelnde Neutralisierung führte zu einer Sexualisierung der Beziehung des Patienten zu seinen narzißtisch besetzten Objekten in folgenden Bereichen: a) die Sexualisierung seiner idealisierten (ödipalen) Vaterimago (an die er fixiert geblieben war und die er brauchte, weil ihm ein sicher idealisiertes Über-Ich fehlte, b) die Sexualisierung des Spiegelbildes seines überbesetzten Größenselbst (an das er fixiert geblieben war und das er brauchte, weil ihm ein mit Sicherheit besetztes (vor-)bewußtes Bild des Selbst fehlte, und c) die Sexualisierung seines *Bedürfnisses* nach idealisierten Werten und eines zuverlässigen Selbstwertgefühls ebenso wie der psychischen *Prozesse* (Verinnerlichungen), durch welche Ideale und Selbstwertgefühl erworben werden.

Die homosexuellen Phantasien des Patienten können somit als sexualisierte Aussagen über seine narzißtische Störung verstanden werden, analog den theoretischen Formulierungen des Analytikers. Die Phantasien standen natürlich im Gegensatz zu sinnvoller Einsicht und Fortschritt, da sie im Dienste der Lustgewinnung standen und ein Ausweichen vor narzißtischen Spannungen erlaubten. Es mußte in der Tat erst ein gewisses Maß an Spannungstoleranz erworben werden, bevor der Patient aufnehmen konnte, was er über sich selbst erfuhr. In Anbetracht der Tatsache, daß die Sexualisierung seiner narzißtischen Spannungen nicht tief verwurzelt war und daß ihre Auswirkungen ihm das Vorhandensein einer psychischen Störung, für die er eine Behandlung brauchte, eher bewußt gemacht hatte als jene anderen Aspekte der narzißtischen Störung, die leichter verleugnet werden konnten, war eine direkte Interpretation der Bedeutung seiner sexuellen Phantasien dennoch nicht nutzlos. Im Gegenteil, derartige Interpretationen waren oft sehr nützlich – besonders rückblickend, nachdem die homosexuellen Phantasien weitgehend geschwunden waren, weil sie Einsichten aus der Untersuchung anderer Bereiche gestörter psychischer Funktionen unterstützten.

Auf diese Weise konnten in späteren Phasen der Analyse Parallelen gezogen werden I) zwischen a) seinem nachdrücklichen Verlangen nach Billigung seiner Werte und Ziele durch verschiedene Vaterfiguren (einschließlich besonders des Analytikers) und b) seinen früheren Phantasien, körperlich starke Männer zu beherrschen; und II) zwischen a) seinem reaktiven Hochmut, seiner Arroganz und Herablassung, und b) dem fürstlichen Gehabe einiger junger Männer, die für ihn einst eine Quelle sexueller Erregung gewesen waren. III) Phantasien über das orgastische Erleben der Kraftgewinnung dadurch, daß man den phantasierten Imagines äußerer Vollkommenheit Kraft entzog – die Phantasien, starke, schöne Männer zu unterwerfen und sie zu masturbieren, ihnen ihre Kraft zu nehmen – konnten rückblickend als sexualisierte Aussage über das Wesen seines psychischen Defektes und der psychischen Funktionen, die er hinzugewinnen mußte, verstanden werden. Da er am Fehlen eines stabilen Systems eindeutig idealisierter Werte litt und ihm somit eine der wichtigen Quellen der inneren Regulierung des Selbstwertgefühls fehlte, hatte er in seinen sexuellen Phantasien das innere Ideal durch seinen sexualisierten äußeren Vorläufer, einen athletischen, mächtigen Mann ersetzt; und zur Verstärkung seines Selbstwertgefühls, das man normalerweise dadurch erreicht, daß man seinen eigenen idealisierten Werten und Prinzipien nahekommt, brauchte er stattdessen das sexualisierte Gefühl des Triumphes, dem äußeren Ideal seine Macht und Vollkommenheit zu entreißen. So erwarb er in seiner Phantasie diese Eigenschaften selbst und erreichte ein vorübergehendes narzißtisches Gleichgewicht[4].

Es muß jedoch betont werden, daß im allgemeinen die direkte Deutung des Inhaltes der sexuellen Phantasien kein optimales Vorgehen bei der Analyse solcher Fälle ist; man soll solchen Patienten erst zeigen, daß die Sexualisierung ihrer Defekte und Bedürfnisse eine spezifische psycho-ökonomische Funktion erfüllt, nämlich als Mittel zur Abfuhr intensiver narzißtischer Spannungen. Sogar der retrospektive Gebrauch von Inhalten der sexuellen Phantasien zur Unterstützung des Verständnisses nicht-sexualisierten Materials erfordert Takt und Vorsicht, weil der Patient, der eine der Sucht nahestehende Gewöhnung an die Spannungsvermeidung überwunden hat, den Eindruck haben kann, der Analytiker rühre alte Versuchungen wieder auf, indem er ihn an die frühere Sexualisierung seiner Konflikte erinnere.

In diesem Bereich kann man keine einfache und feste Regel aufstellen. Geschick und Erfahrung müssen den einfühlsamen Analytiker leiten, um zu entscheiden, 1. ob er es vermeiden

---

4 Man könnte hier sehr wohl das Vorhandensein einer unbewußten Fellatio-Phantasie annehmen, in der das Verschlingen des magischen Samens die noch nicht erreichte Verinnerlichung und Strukturbildung bedeutet. Diese wurde jedoch niemals bewußt – was vielleicht damit zusammenhängt, daß die aktive (sadistische) Beherrschung und Kontrolle für den Patienten mehr Anziehungskraft hatte als passive (masochistische) psychische Prozesse, selbst wenn unter starkem affektivem Druck.

soll, einen Patienten unnötig zu belasten, der sich nur mit Mühe die Sexualisierung seiner Defekte und Bedürfnisse versagt und soeben anfängt, neue und zuverlässigere Weisen der Aufrechterhaltung seines narzißtischen Gleichgewichtes durch nicht-sexualisierte Einsichten und durch den Aufbau einer psychischen Struktur zu erwerben; oder 2., ob ein besser fundiertes Gleichgewicht die Vertiefung von Einsichten durch einen Rückblick gestattet, der die früheren sexuellen Äußerungen der Persönlichkeitsstörung einschließt. Die Neigung zu einer regressiven Flucht in perverse Lust wird durch eine solche retrospektive Übersicht in einen verstehbaren Zusammenhang gebracht, und die Kontrolle des Patienten über seine regressiven Neigungen wird verstärkt.

4
Diagnostische und therapeutische Aspekte der idealisierenden Übertragung

Die idealisierende Übertragung im Gegensatz zu reifen Formen der Idealisierung

Wie wir gesehen haben, spielt die idealisierende Übertragung eine zentrale Rolle bei der psychoanalytischen Behandlung gewisser narzißtischer Störungen und steht für längere Zeit – oder zumindest während einiger entscheidender Phasen – bei der Analyse einer Reihe narzißtischer Persönlichkeiten im Mittelpunkt. Es ist wichtig, den entscheidenden Unterschied zwischen den Idealisierungen, die bei den Analysen narzißtischer Persönlichkeiten auftreten (z. B. die idealisierende Übertragung im engeren Wortsinn) und den Idealisierungen, denen man allgemein bei den Analysen von Übertragungsneurosen begegnet, zu verstehen.

Bei den narzißtischen Störungen können die Idealisierungen entweder der Aktivierung ganz oder teilweise archaischer oder aber relativ reifer Entwicklungsstadien der idealisierten Elternimago entstammen; die spezifische pathogene Fixierung war jedoch immer vor dem endgültigen Abschluß der umwandelnden Verinnerlichung der idealisierten Elternimago entstanden, d. h., vor jenem Punkt der Entwicklung, an dem die Bildung eines idealisierten Über-Ichs irreversibel geworden ist. Andererseits entstammen die Idealisierungen bei den Übertragungsneurosen von psychischen Strukturen, die am Ende der Ödipalphase und während späterer Stadien der psychischen Entwicklung erworben worden sind.

Man findet zwei Formen der Idealisierung bei den Übertragungsneurosen: a) bei den einen ist, wie schon gesagt, die Idealisierung eine Beimengung zur Objektliebe (welcher Art auch immer), die in der Übertragung aktiviert worden ist; sie entspricht den Idealisierungen, die charakteristischerweise mit dem Zustand des Verliebtseins einhergehen; b) bei anderen tritt sie als Ergebnis der Projektion des idealisierten Über-Ichs des Analysanden auf den Analytiker auf. Obwohl die Idealisierungen bei den Übertragungsneurosen scheinbar den Idealisierungen in den Analysen der narzißtischen Störungen gleichen, so sind sie doch im allgemeinen unschwer von diesen zu unterscheiden und zu erkennen. Ein theoretisches Verständnis der verschiedenen Entwicklungspositionen der zwei Arten der Idealisierung erleichtert das Erkennen charakteristischer unterscheidender Merkmale, die sonst dem Beobachter entgehen könnten.

Ich möchte aber zuerst darauf hinweisen, daß ich trotz ihres verbreiteten Auftretens innerhalb und außerhalb der Psychoanalyse und ihrer großen praktischen Bedeutung in diesem Rahmen eine Darstellung des Gebrauchs von Idealisierung zu Abwehrzwecken vermeiden möchte, d. h. (Über-)Idealisierungen, die (mögen sie vorübergehenden Ich-Einstellungen oder chronischen Charakterhaltungen entspringen) Verdrängungen oder Verleugnungen einer strukturell tiefer liegenden Feindseligkeit oder auch Reaktionsbildungen gegen diese sekundär verstärken. Da Idealisierungen dieses Typs aggressiven Einstellungen zugeordnet sind, hängt die Antwort auf die Frage nach ihrer narzißtischen oder objekt-triebhaften Natur von unserer Einschätzung des übergeordneten Stellenwertes der Aggression ab. Diese Probleme gehören jedoch nicht in den Rahmen der Unterscheidung zwischen narzißtischer Idealisierung und Idealisierung mit einer Beimengung von Objektliebe, sondern zu dem Verhältnis zwischen Narzißmus und Aggression, d. h., sie müssen in Hinblick auf das Phänomen der narzißtischen Wut untersucht werden.

Der idealisierende Anteil der Objektliebe ist andererseits im Vergleich zu den maßgeblichen libidinösen Objektbesetzungen, mit denen er verschmolzen ist, von untergeordneter Bedeutung, und das Objekt (in der Übertragung: die inzestuöse ödipale Imago der Kindheit), auf das er sich richtet, ist vom Selbst deutlich abgegrenzt, d. h., es wird als ein Motivationszentrum wahrgenommen – als eine Quelle unabhängiger Wahrnehmung, Gedanken und Handlungen. Die (phantasierten) Übertragungsinteraktionen mit dem Objekt enthalten Elemente von Gegenseitigkeit (Phantasien, ein Kind zu schenken und zu bekommen zum Beispiel), und die Reaktionen auf Enttäuschungen am Objekt werden durch Zorn und intensiveres Verlangen ausgedrückt, also Affekte, die auf das zurückweisende Objekt gerichtet sind.

Die Überschätzung des Objektes, in das man verliebt ist, ist in der Tat eine Funktion der narzißtischen Libido, die mit den Objektbesetzungen verschmolzen ist (analog der Idealisierung des Über-Ichs, die die überhöhte Stellung der Inhalte und Funktionen dieser Struktur erklärt). Anders als die narzißtische Libido jedoch, die in der idealisierenden Übertragung mobilisiert wird, löst sich der narzißtische Anteil eines normalen Zustandes des Verliebtseins (und gewisser Phasen der positiven Übertragung) nicht von den Objektbesetzungen, sondern bleibt ihnen untergeordnet und verliert nicht – mit der einzigen Ausnahme einer etwas unrealistischen Überschätzung des Objektes – die Verbindung mit den wirklichen Merkmalen des Objektes. Wenn die idealisierenden Spannungen des Verliebten so groß werden, daß sie nicht länger durch die Objektbesetzungen aufgenommen werden, können sie wie durch ein Sicherheitsventil entweichen, um einen plötzlichen Strom schöpferischer Tätigkeit in Bewegung zu setzen – obwohl ein ausreichendes dichterisches Talent nicht jedem verliebten Möchte-gern-Dichter zur Verfügung steht. Auch hier verliert der Liebhaber aber nicht die Beziehung zur Wirklichkeit – wiederum eine etwas unrealistische Überschätzung des Liebesobjektes ausgenommen –, obwohl seine schöpferische Tätigkeit von narzißtisch-idealisierender Libido genährt wird. Im Gegensatz zu den unrealistischen Zügen der Liebeserlebnisse Schizophrener, z. B. deren bizarre künstlerische Schöpfungen und verzerrte Wahrnehmung des Liebesobjektes manchmal die ersten manifesten Zeichen ihrer Geisteskrankheit sind, preisen die Gedichte des gesunden Verliebten weiterhin die realistischen Aspekte und Merkmale der geliebten Person.

An dieser Stelle ist es wichtig hervorzuheben, daß die therapeutische Bedeutung der idealisierenden Übertragung anders ist als die der Idealisierungen im therapeutischen Prozeß der Übertragungsneurosen. Insbesondere dürfen wir folgendes nicht verwechseln: a) die spezifische, wesentliche und strategische Aufgabe der Idealisierung des Analytikers in der idealisierenden Übertragung narzißtischer Persönlichkeiten; und b) die ubiquitäre, unterstützende und nur taktische Funktion der Idealisierung des Analytikers bei den Analysen von Übertragungsneurosen. In gewissen Phasen der Analyse von Übertragungsneurosen beruht die Mitarbeit des Patienten tatsächlich auf einer vorübergehenden Idealisierung und einer vorübergehenden Annahme des idealisierten Analytikers anstelle des eigenen Über-Ichs. Eine solche vorübergehende und umschriebene Identifikation ist Teil der »positiven Übertragung« (Freud 1912) und gehört zu dem »wichtigen Bereich der Zusammenarbeit zwischen Analytiker und Patient« (E. Kris 1951 bzw. 1968). Die große Bedeutung dieser Idealisierungen und Identifizierungen steht nicht in Frage, denn nur mit ihrer Hilfe können viele Anfangsschritte der inneren Erforschung unternommen werden, die sonst vom archaischen Über-Ich des Patienten untersagt würden (siehe z. B. Nunberg 1937, bes. Seite 172). Diese taktische Verwendung des Bündnisses mit dem Führer-Hypnotiker-Therapeuten bei der Bildung einer therapeutischen »Zweiergruppe« auf der Basis der Annahme des analytischen Führers als psychoanalytisches Ich-Ideal (Freud 1921) ist jedoch ein unspezifisches Phänomen. Hieraus entsteht zwar ein starkes Motiv, das dem Patienten in schwierigen Phasen der Analyse entscheidende Hilfe geben kann. Diese Kraft ist jedoch bei allen anderen Formen von Psychotherapie mindestens gleich wirksam einschließlich jener, deren Ziele ganz anders sind als die der Psychoanalyse. Sie muß daher von der idealisierenden Übertragung unterschieden werden, die durch die Wiederbelebung der idealisierten Eltern-Imago aktiviert und aufrechterhalten wird. Die Erscheinungsformen dieser analytisch wiederbelebten psychischen Konstellation sind jedoch nicht nur nützlich für die zentrale psychoanalytische Aufgabe, sondern sie bilden geradezu das therapeutisch aktivierte Zentrum der pathogenen Strukturen des Patienten und somit den eigentlichen Kern der analytischen Arbeit mit narzißtischen Persönlichkeiten.

Einige Worte über die wohlbekannten Idealisierungen des Analytikers als Folge von Über-Ich-Projektionen mögen genügen. Die charakteristischen Merkmale dieser Idealisierung bestehen darin, daß die Weisheit und Macht, die der Analysand dem idealisierten Therapeuten zuschreibt, dem System idealisierter Maßstäbe und Werte gleichen, aus denen diese Projektion entstanden ist. Zudem sind diese Übertragungsprojektionen vorübergehend und sie bilden nicht den Kern einer grundlegenden therapeutischen Konstellation, wie das bei der idealisierenden Übertragung der Fall ist. Sie entstehen an spezifischen Wendepunkten in den Analysen von Übertragungsneurosen, nämlich dann, wenn ein unbewußter Über-Ich-Konflikt mobilisiert zu werden beginnt und wenn der Analysand – als Abwehrverhalten oder als ersten Schritt zur bewußten Annahme dieses Konflikts – die Gebote seines idealisierten Über-Ichs als von außen kommend erlebt, d. h. genauer gesagt, als vom Analytiker kommend. In diesem Kontext wird der Analytiker meist vorwiegend als Idealfigur in einer Welt von Maßstäben und Werten gesehen, und auf Zurückweisungen durch ihn reagiert der Patient im allgemeinen mit Gefühlen von Schuld und moralischem Unwert.

Erscheinungsformen der idealisierenden Übertragung

Die am leichtesten erkennbaren Erscheinungsformen der idealisierenden Übertragung (wie z. B. die vorherrschende Übertragungseinstellung von Herrn A.) gehen genetisch auf Störungen in den späteren Entwicklungsstadien der idealisierten Eltern-Imago zurück, insbesondere auf die Zeit vor, während und nach der Introjektion der idealisierten Eltern-Imago und der Bindung dieser Idealisierung an das Über-Ich. Wenn diese normalen Prozesse eines schrittweisen (oder massiven, aber phasenentsprechenden) Besetzungsentzuges der idealisierten Eltern-Imago erheblich beeinträchtigt oder blockiert werden, dann bleibt die idealisierte Eltern-Imago erhalten, wird verdrängt oder auf andere Weise den Einflüssen des Real-Ichs unzugänglich[1], welches immer noch einen Entzug der idealisierenden Besetzung erreichen könnte, und ihre schrittweise (oder massive, aber phasenentsprechende), umwandelnde Verinnerlichung wird verhindert.

Man kann regelmäßig feststellen, daß das zentrale Trauma in den psychischen Störungen der Eltern wurzelt, insbesondere in den eigenen narzißtischen Fixierungen der Eltern. Die Störungen und narzißtischen Bedürfnisse der Eltern tragen entscheidend dazu bei, daß das Kind im narzißtischen Netz der Persönlichkeiten der Eltern exzessiv und zu lange gefangen bleibt, bis z. B. ein plötzlicher Rückzug eines Elternteils oder die plötzliche verzweifelte Erkenntnis des Kindes, wie zurückgeblieben seine affektive Entwicklung ist, es mit der unüberwindlichen Aufgabe konfrontiert, eine umwandelnde Verinnerlichung einer chronischen narzißtischen Beziehung, von der es sich vorher ohne Erfolg zu lösen versucht hatte, in letzter Minute zu erreichen. Gelegentlich erscheint ein dramatisches äußeres Ereignis – wie etwa der Tod oder verlängerte Abwesenheit, Krankheit oder Hilflosigkeit eines Elternteils ebenso

---

1 Häufig wird die fortbestehende Imago der archaischen, prästrukturellen idealisierten Elternfigur nicht nur in Verdrängung gehalten (d. h. vom Ich durch eine horizontale Spaltung des psychischen Apparates getrennt gehalten), sondern sie bleibt im Bereich des Ichs aufrechterhalten, ähnlich den Bedingungen wie sie Freud (1927) beim Fetischisten beschrieben hat (d. h getrennt vom Real-Ich durch eine vertikale Ich-Spaltung). Dieser Gegenstand wird in Kapitel 7 weiterbehandelt, wo die Begriffe der »vertikalen« und »horizontalen« Spaltungen im psychischen Apparat im einzelnen besprochen werden.

wie schwere Krankheiten des Kindes, die plötzlich die begrenzte Macht der Eltern aufzeigen – als Hauptursache der entscheidenden Kindheitsstörung. Aber diese Ereignisse können nur selten, wenn jemals, für sich allein die krankhaften Fixierungen erklären; sie sind gewöhnlich das letzte zutage tretende Glied einer Kette häufig unauffälliger und dennoch entscheidender psychischer Vorläufer. Sie müssen im Rahmen der Elternpersönlichkeiten und der Geschichte der gesamten Beziehung der Eltern zum Kind vor dem äußeren Ereignis gesehen werden, welches zum Kristallisationskern für die psychische Störung des Kindes wurde. Die Komplexität des pathogenen Zusammenspiels zwischen Eltern und Kind und seine zahllosen Abwandlungen verhindern den Versuch einer umfassenden Beschreibung. Dennoch tritt in einer richtig geführten Analyse die entscheidende Konstellation oft mit großer Klarheit hervor, und ihr genaues Verständnis führt zu einem wichtigen, manchmal entscheidenden Schritt bei der zunehmenden Kontrolle des Analysanden über seine Ängste, wenn seine scheinbar fixierten narzißtischen Konstellationen sich lockern.

Herr B. z. B., dessen Analyse von einer Kollegin durchgeführt wurde, die mich regelmäßig konsultierte, entwickelte eine besondere narzißtische Übertragung, in der er sich mit der idealisierten Analytikerin verschmolzen fühlte. Die Aufmerksamkeit der Therapeutin wirkte der Tendenz zur Fragmentierung und zum Verlust der Kohärenz der Selbstwahrnehmung des Patienten entgegen, indem sie sein Selbstwertgefühl stärkte und so sekundär die Funktionen und die Wirksamkeit seines Ichs verbesserte. Er reagierte auf jede bevorstehende Unterbrechung dieser hilfreichen Unterbringung seiner narzißtischen Besetzungen, in der Beziehung zur Analytikerin zuerst mit großer Beunruhigung, gefolgt von einem Rückzug der narzißtischen Besetzungen von der Analytikerin (begleitet von intensiver oral-sadistischer Wut), wodurch die Kohärenz seiner Persönlichkeit ernstlich bedroht wurde. Dann folgte eine typische reaktive Überbesetzung einer primitiven Form des Größen-

Selbst mit kaltem und herablassendem Benehmen. Aber schließlich (nach längerer Abwesenheit der Analytikerin) erreichte er ein verhältnismäßig stabiles Gleichgewicht auf einer primitiveren Stufe: Er zog sich zu einsamen intellektuellen Beschäftigungen zurück, die ihm ein gewisses Gefühl von Kontrolle, Sicherheit und Selbstgenügsamkeit gaben, obwohl er dabei weniger kreativ als vorher sein konnte. In seinen später in der Analyse formulierten Worten »ruderte er allein hinaus zur Mitte des Sees und schaute den Mond an«. Wenn die Analytikerin jedoch zurückkehrte und die Möglichkeit einer Beziehung zum idealisierten Selbst-Objekt sich wieder anbot, reagierte er mit derselben Beunruhigung und der Freisetzung der gleichen bedrohlichen oral-sadistischen Wut wie vorher, wenn die ursprüngliche narzißtische Übertragung »aus der Steckdose gezogen« worden war, um sein eigenes sinnvolles Bild zu gebrauchen.

Zuerst dachte ich, daß die Reaktion auf die Rückkehr des Analytikers unspezifisch sei und aus zwei Anteilen bestehe: a) aus den noch unausgedrückten Aspekten der ursprünglichen Wut über das Verlassen-Werden durch den Analytiker und b) aus einer unspezifischen Wut über das Aufgebenmüssen eines neugefundenen Gleichgewichtes, das – wenn auch weniger befriedigend als das vorherige – ihn gegen die Traumatisierungen durch die Abwesenheiten und Rückzüge des Analytikers schützte. Obwohl diese Erklärungen bis zu einem gewissen Grade zutrafen, waren sie solange unvollständig, als der hochspezifische genetische Vorläufer dieser Reaktionen nicht miteinbezogen wurde. Der Patient beschrieb nämlich in seinen Reaktionen eine wichtige Reihenfolge früher Ereignisse.

Die Mutter des Patienten war mit ihm intensiv verstrickt gewesen und hatte ihn in einer sehr zwingenden Weise überwacht und kontrolliert. Seine genaue Fütterungszeit zum Beispiel und in der späteren Kindheit seine Mahlzeiten wurden von einer Weckuhr bestimmt, die die Mutter als Mittel ihres Bedürfnisses benutzte, die Aktivitäten des Kindes zu kontrollieren – dies erinnert an die Methoden, die Schrebers Vater bei seinen Kindern anwandte (siehe Niederland 1959), und so hatte das Kind zunehmend das Gefühl, daß es keine eigene Seele hatte und daß die Mutter fortfuhr, psychische Funktionen für es lange über die Zeit hinaus zu übernehmen, in der solch mütterliches Eingreifen, mit Einfühlung wahrgenommen, tatsächlich phasenentsprechend und notwendig ist. Unter dem Einfluß der angsthaften Erkenntnis des Unpassenden dieser Beziehung durch die körperliche Reifung und im Versuch, seiner Beunruhigung durch das Streben nach größerer Autonomie Herr zu werden, zog er sich in der späteren Kindheit in sein Zimmer zurück, verschloß die Türen, um unbeeinflußt durch ihre Einmischung seinen eigenen Gedanken nachzugehen. Als er soeben begonnen hatte, ein gewisses Vertrauen auf dieses Minimum von Autonomie zu gewinnen, ließ seine Mutter einen Summer anbringen. Von da an unterbrach sie seine Versuche einer inneren Ablösung von ihr, wenn immer er allein sein wollte, und sie befahl ihn zu sich, noch zwingender (weil der elektrische Apparat ähnlich wie eine intrapsychische Kommunikation empfunden wurde) als mit ihrer Stimme oder einem Klopfen, gegen das er hätte rebellieren können. So ist es nicht verwunderlich, daß er mit Wut auf die Wiederkehr der Analytikerin reagierte, nachdem er »auf die Mitte des Sees gerudert war, um den Mond anzuschauen«.

Wie ich schon mehrfach betont habe, wird in der großen Mehrzahl auch der schwersten narzißtischen Persönlichkeitsstörungen die narzißtische Fixierung mehr durch die Reaktion des Kindes auf die Elternfigur als durch grobe traumatische Ereignisse in der frühen Lebensgeschichte erklärt. Es kommt jedoch hinzu, daß Ereignisse in der frühen Kindheit wie das Fehlen einer Elternfigur (siehe *A. Freud* und *D. Burlingham*, 1942, 1943 bzw. 1949, 1950) oder der Verlust eines Elternteils durch Tod, Scheidung, Krankenhausaufenthalt oder ihr Rückgang als Folge einer psychischen Erkrankung zur narzißtischen Fixierung in einem negativen Sinn beitragen, d. h., dem Kind ist jetzt die Möglichkeit genommen, sich selbst von der Verstrickung durch schrittweise Rücknahme seiner narzißtischen Besetzungen zu befreien, was für eine umwandelnde, strukturbildende Verinnerlichung notwendig wäre. Die Zeitspanne, die der plötzlichen Unterbrechung der chronischen narzißtischen Verstrickung eines Kindes mit einem pathogenen Elternteil (durch ein äußeres Ereignis) folgt, ist in der Tat entscheidend. Sie kann bestimmen, ob das Kind erneute Anstrengungen in Richtung auf einen Reifungsfortschritt machen wird oder ob die pathogene Fixierung jetzt verankert wird. Das Fehlen oder der Verlust des pathogenen Elternteils kann eine heilsame Befreiung sein, wenn die libidinösen Kräfte des Kindes es in die Lage versetzen, sich progressiv zu entwickeln und besonders, wenn der andere Elternteil oder eine Ersatzfigur mit einem besonderen einfühlenden Interesse für das bedrohte Kind schnell in die Bresche springt und eine vorübergehende Wiederherstellung der narzißtischen Beziehung wie auch ihre anschließende schrittweise Auflösung ermöglicht. Wenn jedoch kein Ersatz erreichbar ist und wenn die libidinösen Kräfte des Kindes schon zu fest an die pathogene Elternfigur gebunden waren, dann trägt die Unerreichbarkeit der Elternfigur zur Aufrechterhaltung und Verfestigung der Störung bei. Die entscheidende Verdrängung der (archaischen) idealisierten Eltern-Imago (oder andere Weisen der Unzugänglichkeit, z. B. durch eine »vertikale« Spaltung im psychischen Apparat) können nach dem äußeren Verschwinden der Elternfigur eintreten; die nun folgende Fixierung an die unbewußte oder, was häufig der Fall ist, abgespaltene und verworfene Phantasie einer allmächtigen idealisierten Elternfigur (siehe Freud 1925, Jacobson 1957, Basch 1968) verhindert die schrittweise oder phasenadäquate *umwandelnde* Verinnerlichung der entsprechenden narzißtischen Konstellation.

Eine verlängerte manifeste Überbesetzung der idealisierten Eltern-Imago in der Kindheit kann somit auftreten, wenn das Kind während einer langen Trennung von der Elternfigur nicht in der Lage ist, die idealisierenden Besetzungen von ihr zurückzuziehen (d. h. wenn es nicht fähig ist, die Elternfigur zunehmend realistisch zu sehen) und wenn es somit diese Besetzungen nicht in neu gebildeten psychischen Strukturen unterbringen kann. Solange die idealisierenden Phantasien (vor-)bewußt sind und die idealisierende Libido beweglich bleibt, sind solche Vorkommnisse weder ein Hinweis auf das Vorhandensein einer psychischen Störung in der Kindheit, noch kündigen sie spätere Störungen an. Die Phantasien über einen idealisierten Vater von Kindern, die während des Zweiten Weltkrieges ihrer Väter beraubt waren, gehören in diesen Zusammenhang (siehe A. Freud und D. Burlingham, 1971, besonders Seite 138 ff.). Die Tatsache, daß das Kind dem »Phantasie-Vater« großartige Züge verleiht, ist meiner Meinung nach nicht im Sinne Adlers (1912) zu verstehen, d. h. als Überkompensierung mit dem Ziel, den Verlust auszugleichen und einen Mangel zu verdecken. Es ist vielmehr dadurch zu erklären, daß die *schon bestehende* narzißtische Idealisierung jetzt kein Objekt hat, an dem es die Enttäuschung schrittweise durchleben kann. Der Mangel an Gelegenheit, die wirklichen Begrenzungen des Vaters zu erkennen, erklärt die fortdauernde Idealisierung, da Besetzungsentzug und damit einhergehende Strukturbildung vorübergehend verzögert sind. Solche Phantasien können, wie schon gesagt, bewußt ausgebaut und vorübergehend festgehalten werden als Reaktion auf einen äußeren Verlust, der den Aufschub einer Entwicklungsaufgabe erfordert. Das zugrunde liegende Prinzip jedoch, das den *vorübergehenden* bewußten Ausbau von Phantasien über eine überbesetzte idealisierte Eltern-Imago bestimmt, ist das gleiche, das zum Eintreten *dauernder* Fixierungen und *chronischer* psychischer Störungen führt. Der entscheidende Unterschied liegt darin, daß im letzteren Falle die idealisierte Eltern-Imago (die Phantasie des allmächtigen Vaters z. B.) verdrängt und/oder abgespalten wird. Die Phantasie kann dann nicht ohne Analyse verändert (oder dem realitätsprüfenden Ich integriert) werden, selbst wenn ein gesunder Elternersatz vorhanden sein sollte oder wenn die Elternfigur wiederkehrt. In ihrer unbewußten Fixierung an ein idealisiertes Selbst-Objekt, nach dem sie sich weiterhin sehnen, und mit ihrem unzureichend idealisierten Über-Ich suchen solche Menschen fortwährend nach äußeren allmächtigen Kräften, von deren Hilfe und Unterstützung sie Stärke erlangen möchten. In den Analysen führen diese Tendenzen jedoch zu einer auffälligen Idealisierung des Analytikers (die gelegentlich nur dann manifest wird, nachdem spezifische Widerstände gegen die Herstellung der Übertragung bearbeitet worden sind); sie werden der Untersuchung zugänglich und setzen den Patienten in die Lage, narzißtische Besetzungen von der verdrängten idealisierten Eltern-Imago abzuziehen. Diese Prozesse führen dann gleichzeitig nicht nur zu einer Verstärkung der triebkontrollierenden Grundstruktur des Ichs, sondern auch besonders zur Idealisierung des Über-Ichs.

Obwohl wegen der Übersichtlichkeit der Darstellung die vorangegangenen Beispiele der idealisierenden Übertragung zu verhältnismäßig späten Stufen der idealisierten Eltern-Imago in Beziehung gesetzt worden waren, ist eine scharfe Trennung der Übertragungsreaktivierungen der reiferen von den mehr archaischen Formen dieser Struktur nicht möglich, ohne der Komplexität der wirklichen analytischen Situation Gewalt anzutun. Obwohl z. B. Herrn A.'s idealisierende Übertragung sich vornehmlich auf eine reife Form der idealisierten Vater-Imago bezog, standen gewisse Aspekte seiner Persönlichkeit (vorher als die diffuse narzißtische Verwundbarkeit des Patienten bezeichnet) in Beziehung zu einem archaischen präverbalen Bedürfnis nach einer vollkommen zugewandten, allmächtigen, idealisierten Mutterbrust und führten in der Analyse zu bestimmten archaischen Aspekten der idealisierenden Übertragung, die einer frühen Stufe der narzißtischen Fixierung entsprachen. Die wesentlichen Aspekte der Übertragung im Fall B. waren ebenfalls eine Wiederbelebung verhältnismäßig später, differenzierter Aspekte der idealisierten Imago, während der Kern der Störung wahrscheinlich mit einer depressiven Phase der Mutter zusammenhing, die eingetreten war, nachdem Zwillinge kurz nach der Geburt gestorben waren, als der Patient drei Jahre alt war. Auch hier gab es jedoch bedeutsame, sehr frühe pathogene Fixierungspunkte, die die Beziehung zu seiner gestörten Mutter – sie war barbiturat-süchtig – während der präverbalen Phase betrafen. Insbesondere war es überzeugend deutlich in der Analyse, daß die nicht-einfühlende Mutter das Kind durch entweder ungenügende oder ein andermal übermäßige Stimulierung einer schweren Traumatisierung im taktilen Bereich ausgesetzt hatte.

Im Hinblick auf das Ineinanderschieben der früheren Formen der Idealisierungen in die späteren erspare ich mir den Versuch, die archaische Form der idealisierenden Übertragung ausführlich gesondert abzuhandeln. Diese kann sich in vagen und mystischen religiösen Erfahrungen mit vereinzelten ehrfurchterregenden Zügen manifestieren, die nicht mehr von einer klar abgegrenzten, einheitlichen bewunderten Gestalt ausgehen. Obwohl die Erscheinungsformen archaischer Stufen der idealisierenden Übertragung also manchmal weniger eindeutig sind (besonders wenn diese sich mit der therapeutischen Aktivierung des Größen-Selbst vermischt), ist es niemals zweifelhaft, daß sich eine spezifische affektive Bindung an den Analytiker eingestellt hat. Metapsychologisch ausgedrückt, tendiert die durch die analytische Situation ausgelöste Regression zur Herstellung eines narzißtischen Gleichgewichtes, das als grenzenlose Macht und Weisheit und als ästhetische und moralische Vollkommenheit erlebt wird. (Diese Merkmale sind in jenen Fällen noch mehr oder weniger undifferenziert, in denen die therapeutische Regression zu sehr frühen Fixierungspunkten führt.) Dieses Gleichgewicht kann solange aufrechterhalten werden, wie der Analysand das Gefühl haben kann, er sei mit dem Bild des idealisierten Analytikers vereint. Wenn einmal der pathognomonische Regressionspunkt erreicht und eine Vereinigung mit dem entsprechenden idealisierten Selbst-Objekt eingetreten ist, führt die darauffolgende narzißtische Ruhe zum klinischen Bild verbesserter Funktionsfähigkeit. Hierdurch verringert sich die Gefahr weiterer narzißtischer Regression – insbesondere des Rückzuges zu den archaischsten Vorläufern der idealisierten Eltern-Imago (z. B. zu einer hypomanischen Verschmelzung mit ihr, was sich manchmal als ein Zustand quasi-religiöser Ekstase manifestiert) oder des Rückzuges zu einer Überbesetzung der primitivsten Formen des Größenselbst und vorübergehend sogar zu den (autoerotischen) Fragmenten des Körper-Selbst. Darüber hinaus bessert sich die vorherige für die narzißtischen Störungen typische Symptomatik, z. B. die vage und unbestimmte Depression des Patienten, seine gestörte Arbeitsfähigkeit, seine Reizbarkeit und auch seine Schüchternheit, seine Schamhaftigkeit, seine hypochondrischen Befürchtungen und sein unbestimmtes körperliches Unbehagen. Diese Symptome, die aus einer Überbesetzung archaischer Formen des Größen-Selbst mit vorübergehenden Schwankungen zum (autoerotischen) Körper-Selbst entstehen, klingen gewöhnlich bald in der Analyse ab, weil die anfängliche therapeutische Aktivierung des idealisierten Objektes die narzißtischen Besetzungen freisetzt und sie in der idealisierenden Übertragung unterbringt.

Der Prozeß des Durcharbeitens und andere therapeutische Probleme bei der idealisierenden Übertragung

Ebenso wie bei den Analysen von Übertragungsneurosen können hier die Übertragungsprobleme unterteilt werden in solche, die sich auf die Phase der Herstellung der Übertragung beziehen, und die nach deren Herstellung, d. h. in der Periode des Durcharbeitens.

Über die erstere braucht nicht viel gesagt zu werden. Nicht selten bemerkt der Patient innere Konflikte durch die Aktivierung gewisser Ich-Widerstände gegen Regression. So können Angstträume des Herabfallens auftreten (sie sind anscheinend das Gegenstück zu Flugphantasien); man findet sie besonders bei Patienten, die gerade eine Wiederbelebung des Größen-Selbst in einer Spiegelübertragung entwickeln (siehe Teil II). Und es gibt frühe Träume, in denen sich der Analysand vor die Aufgabe gestellt sieht, einen hochaufragenden, majestätischen Berg zu besteigen und in seiner Suche nach einem verläßlichen Untergrund oder einem sicheren Halt ängstlich auf den steilen Weg und seine verräterische Oberfläche schaut. Diese Träume treten besonders bei Patienten auf, die dabei sind, eine idealisierende Übertragung zu entwickeln. Man braucht natürlich keinem Analytiker zu sagen, daß Träume von der Furcht zu fallen oder von der Ängstlichkeit vor einem steilen Berg in einer großen Zahl verschiedener psychischer Konstellationen auftreten können und Konflikte ausdrücken, die sich auf eine Vielzahl von Entwicklungsstufen beziehen, einschließlich nicht nur der wohlbekannten und sorgfältig untersuchten Konflikte um phallische Behauptung und Kastrationsängste, sondern auch vom Ich her gesehen die unspezifische Angst vor Regression (fallen) und die Unsicherheit vor einer schwierigen Aufgabe (Berg). Bei der Analyse narzißtischer Persönlichkeiten geben solche Träume jedoch dem Analytiker nicht nur einen frühen differenzierenden Hinweis hinsichtlich des Typs der narzißtischen Übertragung, sondern ihre Einzelheiten können ihm auch spezifische, unschätzbare Hinweise auf die besonderen Widerstände gegen die Herstellung der Übertragung geben. Wird die Mobilisierung idealisierender Besetzungen z. B. gefürchtet und abgewehrt, weil die narzißtisch besetzten Objekte, die das Kind zu idealisieren versucht, kalt und abweisend waren (ein eisiger Berg; ein Berg aus Marmor oder Glas), unerreichbar fern oder unvorhersehbar oder unzuverlässig? Wiederum ist es nicht nötig, ins Detail zu gehen, weil jeder Analytiker leicht empirische Daten von eigenem entsprechenden Fallmaterial heranziehen kann. In den Vorstadien der idealisierenden Übertragung können sich auch Anzeichen finden (in Träumen und Assoziationen, häufig in scheinbar abstrakten, philosophischen und quasi-religiösen Grübeleien über Fragen des Daseins, von Leben und Tod), daß der Patient vor dem Verlust seiner Individualität durch den tiefen Wunsch nach Verschmelzung mit dem idealisierenden Objekt Angst hat.

Der Analytiker sollte das Vorhandensein aller dieser Widerstände erkennen und sie dem Patienten mit freundlichem Verstehen erläutern, aber im allgemeinen braucht er nicht mehr zu tun, um ihn zu beruhigen. Er kann meist erwarten, daß die pathognomonische Regression sich spontan herstellt, wenn er nicht mit vorzeitigen Übertragungsdeutungen (die der Analysand als Verbote oder Ausdruck der Mißbilligung versteht) oder mit anderen störenden Interventionen eingreift. Die Beschreibung der richtigen Haltung des Analytikers von *Freud* für die Analyse der Übertragungsneurosen trifft im allgemeinen auch auf die Analysen narzißtischer Persönlichkeiten zu. Um einen »ordentlichen Rapport« mit dem Patienten herzustellen, meinte *Freud* (1913), brauche man

»nichts anderes zu tun, als ihm Zeit zu lassen. Wenn man ihm ernstes Interesse bezeugt, die anfangs auftauchenden Widerstände sorgfältig beseitigt ..., stellt der Patient ein solches Attachement von selbst her und reiht den Arzt an eine der Imagines jener Person an, von denen er Liebes zu empfangen gewohnt war.« (S. 473/74)

Freuds Aussage müßte offensichtlich etwas modifiziert werden, um sie für die Behandlung narzißtischer Persönlichkeitsstörungen und insbesondere für die Herstellung einer narzißtischen Übertragung voll anwendbar zu machen. Die Grundeinstellung jedoch, die Freud empfiehlt, ist hier ebenso anzuraten wie bei den Übertragungsneurosen.

Auf eine Reihe von Fehlern, zu denen Analytiker in dieser Phase neigen, werde ich später im Zusammenhang mit gewissen typischen Reaktionen des Analytikers bei den Analysen narzißtischer Persönlichkeiten zurückkommen. An dieser Stelle möchte ich nur betonen, daß ein ungewöhnlich freundliches Verhalten des Analytikers, das manchmal mit der Notwendigkeit, ein therapeutisches Bündnis[2] zu schaffen, gerechtfertigt

---

2 Das nützliche Konzept eines therapeutischen (oder Arbeits-) Bündnisses (*Zetzel* 1956, *Greenson* 1967) war für manche Analytiker eine notwendige Erinnerung daran, daß der psychologische Rahmen der analytischen Arbeit Interesse und Aufmerksamkeit des Analytikers verdient. Mit anderen

wird, bei den Analysen narzißtischer Persönlichkeitsstörungen ebenso wenig empfehlenswert ist wie bei den Analysen von Übertragungsneurosen. Im letzteren Falle wird es als verführerisch erlebt und kann Übertragungs-Artefakte erzeugen; bei der narzißtischen Persönlichkeitsstörungen wird es im allgemeinen vom sensiblen Patienten als Herablassung empfunden, die den Stolz des Analysanden verletzt, seine Isolation und sein Mißtrauen vermehrt (d. h. seine Neigung, sich auf eine archaische Form des Größenselbst zurückzuziehen) und somit das spontane Auftreten der spezifischen pathognomonischen Regression des Patienten stört.

Die Phase des analytischen Durcharbeitens insbesondere der idealisierenden Übertragung kann erst beginnen, wenn die pathognomonische idealisierende Übertragung hergestellt ist. Dies geschieht dadurch, daß das grundlegende Triebgleichgewicht, das der Analysand anfänglich in der Behandlungssituation herzustellen und aufrechtzuerhalten sucht, früher oder später gestört wird. Im Gegensatz zum Verlauf des psychoanalytischen Prozesses bei den Übertragungsneurosen wird jedoch das anfängliche Gleichgewicht bei der analytischen Behandlung der narzißtischen Störungen nicht primär durch

Worten gesagt: Es hat geholfen, die Vorstellung auszuräumen, daß die Neutralität des Analytikers in einem physikalistischen und nicht einem psychologischen Sinne zu verstehen sei, namlich als – wie das selbstverständlich ist – durchschnittlich zu erwartende menschliche Reaktionsfähigkeit. Zu schweigen, wenn eine Frage gestellt wird, ist z. B. nicht neutral, sondern ungezogen. Es braucht nicht betont zu werden, daß – unter spezifischen therapeutischen Umständen und nach entsprechenden Erklärungen – es Augenblicke in Analysen gibt, in denen der Analytiker nicht auf die pseudorealistischen Forderungen des Patienten einzugehen vorgibt, sondern statt dessen auf der Untersuchung ihrer Übertragungsbedeutung besteht.

In diesem Zusammenhang muß aber auch gesagt werden, daß eine Konzentration auf die realistischen Beziehungen zwischen Analytiker und Patient für manche zur Flucht vor der analytischen Arbeit werden kann: Das Interesse für die gegenwärtigen Beziehungen kann zum (Gegen-) Widerstand gegen die Untersuchung des eigentlichen psychoanalytischen Materials werden, z. B. der Übertragung. (Weitere Bemerkungen zu diesem Thema finden sich in Kapitel 8 bei der Beschreibung der sogenannten »positiven Übertragung« des Analysanden oder seines »Rapports« mit dem Analytiker.)

die Spannungen unbewußter Forderungen an den Analytiker gestört, die dann eine Abwehr des Ichs in Form von Widerständen gegen die analytische Arbeit mobilisieren. Da das narzißtische Gleichgewicht des Analysanden von seiner narzißtischen Beziehung zu einem archaischen, narzißtisch erlebten, prästrukturellen Selbst-Objekt abhängt, wird die Störung des Gleichgewichts hier im wesentlichen durch bestimmte äußere Umstände verursacht. Ist die Übertragung ungestört, so fühlt sich der narzißtische Patient so lange ganz, sicher, mächtig, gut, anziehend, aktiv, wie sein Selbsterleben den idealisierten Analytiker einschließt, den er mit einer selbstverständlichen Sicherheit zu kontrollieren und zu besitzen meint, die dem erwachsenen Erleben seiner Kontrolle über seinen Körper und seinen Geist nahesteht. Auf den plötzlichen Verlust der nie in Frage gestellten Kontrolle über die eigenen körperlichen und geistigen Funktionen (z. B. als Folge einer organischen Hirnschädigung) reagieren die meisten Menschen mit spezifischen, schweren Formen von Verzweiflung und hilfloser Wut. Entsprechende Reaktionen findet man bei den Analysen narzißtischer Persönlichkeitsstörungen. So reagiert der Analysand, wenn er das Stadium der narzißtischen Einheit mit dem archaischen, idealisierten Selbst-Objekt erreicht hat, anfänglich mit Wut und Verzweiflung auf jedes Ereignis, das seine narzißtische Kontrolle der archaischen Eltern-Imago, des Analytikers, stört (hierauf kann eine vorübergehende Regression zu Verschmelzungserlebnissen mit dem archaischsten idealisierten Selbst-Objekt oder zu einer Verschiebung der narzißtischen Energien zu einer Überbesetzung archaischer Formen des Größenselbst und in flüchtiger Form sogar des autoerotischen, fragmentierten Körperselbst folgen).

Eine genaue Untersuchung der Art und Weise, wie der Analysand das narzißtisch erlebte Objekt erlebt, sollte den Unterschied zwischen der Beziehung des Analysanden zum idealisierten Objekt (der idealisierenden Übertragung) zu jener deutlich machen, in der der Analytiker als Teil des Größenselbst erlebt wird (Spiegelübertragung). Und es gibt tatsächlich Unterscheidungsmerkmale. Das Vorhandensein des idealisierten Selbst-Objektes wird oft mit der gleichen selbstverständlichen Sicherheit hingenommen, mit der wir das Vorhandensein der lebenserhaltenden Luft um uns und des festen Bodens unter uns hinnehmen. Die Analogie zwischen der Beziehung des Analysanden zum Analytiker in der narzißtischen Übertragung und der Art und Weise, wie der Erwachsene seinen eigenen Körper und Geist erlebt, trifft im allgemeinen vollständiger auf jene Fälle zu, bei denen das Größenselbst aktiviert worden ist und bei denen der Analytiker in das erweiterte Selbst einbezogen ist (Spiegelübertragung). Dennoch, bei der Störung beider narzißtischer Übertragungsformen reagiert der Patient wie auf einen Kontrollverlust – ausgenommen vielleicht die stärkere Betonung der Verzweiflung, wenn das idealisierte Objekt in der Übertragungsbeziehung verloren ist im Vergleich zur größeren Betonung der Wut, wenn das erweiterte Selbst unerreichbar geworden ist.

Diese Zusammenhänge – besonders die Tatsache, daß der Analysand den Analytiker in der pathognomonischen therapeutischen Regression narzißtisch erlebt, d. h., nicht als getrenntes und unabhängiges Individuum – erklären die strategische Rolle, die im Verlauf der Analyse nicht nur Wut, Verzweiflung und regressiver Rückzug des Patienten spielen, wenn längere Trennungen vom Analytiker bevorstehen (wie z. B. Sommerferien), sondern auch seine heftigen Reaktionen auf minimale Zeichen von Kühle des Therapeuten oder auf seinen Mangel an unmittelbarem und vollständigen einfühlendem Verstehen und besonders auf solche scheinbar trivialen Ereignisse wie kleinere Unregelmäßigkeiten im Stundenplan des Analytikers, Trennungen über das Wochenende oder geringfügige Verspätungen. Es ist bedeutsam und verständlich in Hinblick auf die narzißtische Natur der Beziehung, daß der Analysand selbst dann mit Wut auf den Therapeuten reagiert, wenn die Unregelmäßigkeiten des Stundenplans und Unterbrechungen auf Wunsch und im Interesse des Analysanden eingetreten sind. Vergleichbare Reaktionen findet man natürlich auch bei den Analysen von Übertragungsneurosen; sie sind allen Analytikern bekannt und haben eine wichtige taktische Funktion, da sie, obwohl in diesem Zusammenhang unspezifisch, nicht selten den Übertragungszugang zu den spezifischen Schicksalen der kindlichen Objektbesetzungen des Patienten eröffnen. Bei den Analysen der narzißtischen Persönlichkeitsstörungen haben diese Vorfälle jedoch eine andere Bedeutung. Hier nehmen die Reaktionen des Patienten auf die gestörte Beziehung zu einem narzißtisch erlebten Objekt durch derlei Vorfälle eine zentrale Stellung von strategischer Bedeutung ein, die der Stelle des strukturellen Konfliktes bei den Psycho-Neurosen entspricht.

Alles, was den Patienten vom idealisierten Analytiker trennt, verursacht eine Störung seines Selbstwertgefühls: Er beginnt sich lethargisch, machtlos und wertlos zu fühlen, und wenn sein Ich beim Umgang mit dem narzißtischen Ungleichgewicht nicht eine Unterstützung durch eine richtige Deutung über den Verlust des idealisierten Selbst-Objektes erfährt, kann der Patient, wie schon gesagt, zu archaischen Vorläufern der idealisierten Eltern-Imago zurückkehren, oder er gibt sie insgesamt auf und besetzt reaktiv wiederbelebte archaische Stufen des Größen-Selbst. Solche vorübergehenden Besetzungsverschiebungen können durch scheinbar minimale narzißtische Kränkungen ausgelöst werden, deren Aufklärung die Einfühlung des Analytikers und seine therapeutischen Fähigkeiten einer harten Bewährungsprobe unterzieht. Es paßt zur narzißtischen Natur der Beziehung des Patienten zum Analytiker, daß es selbst bei Berücksichtigung der außerordentlichen Sensibilität des Patienten schwer ist, ihm die traumatische Wirkung der Abwesenheit oder affektiven Distanz des Analytikers vom Analysanden in Begriffen erwachsener Logik zu erklären oder sie ihm in erwachsener Sprache zu beschreiben. Wenn der Analytiker jedoch das Wesen der archaischen Beziehung betrachtet, in der das Selbst des Analysanden dem allmächtigen Therapeuten aufgepfropft worden ist, so kann er verstehen, daß die Vorwürfe des Patienten gegen ihn auf der maßgeblichen Ebene der therapeutischen Regression wegen der Trennung sinnvoll und gerechtfertigt sind, auch in Fällen, in denen die Trennung realistisch gesehen minimal ist oder wenn diese vom Patienten selbst in die Wege geleitet worden war.

Die archaische Natur der Übertragung erklärt somit gewisse Erlebnisse des Patienten und die formalen Eigenschaften seiner Reaktionen, und der Analytiker muß im allgemeinen seine Einfühlung auf die Ebene der narzißtischen Regression einstellen. Das Verständnis des Analytikers für die regressive Modalität des Zusammenspiels mit dem archaischen idealisierten Objekt darf ihn dennoch nicht dazu bringen, eine sorgfältige Untersuchung der auslösenden äußeren Ereignisse zu unterlassen oder nicht so genau wie möglich die spezifischen Interaktionen zu untersuchen, die die Störung des narzißtischen Gleichgewichts ausgelöst haben.

Herr G. z. B., ein schwergestörter 25jähriger Mann, reagierte auf meine Ankündigung, daß ich eine Woche lang fort sein würde, mit einer bedenklichen Verschiebung der narzißtischen Besetzungen vom archaischen idealisierten Selbst-Objekt zu einer primitiven Form des Größen-Selbst. Deutungen, die sich auf die Bedeutung der kommenden Trennung sowohl auf der Ebene der Objektliebe als auch auf der des Narzißmus in ihren libidinösen und aggressiven Dimensionen bezogen, waren vergeblich, und der Patient blieb kühl isoliert, fast wahnhaft hochmütig und hypochondrisch mit starkem paranoiden Einschlag. Die massive und ausgedehnte Besetzungsverschiebung machte es dem Patienten unmöglich, den Analytiker zu dem entscheidenden Ereignis zu führen, das diese maligne Entwicklung ausgelöst hatte. Ich stieß schließlich auf den richtigen Zusammenhang und versetzte so Herrn G. in die Lage, die Bedeutung seiner Reaktion auf die Trennung zu untersuchen. Nicht meine bevorstehende Abwesenheit hatte den Rückzug des Patienten verursacht, sondern der Ton, indem ich sie angekündigt hatte. Der Ton, um es kurz zu sagen, war uneinfühlend und abwehrend gewesen. Weil ich eine stürmische Reaktion voraussah (wie etwa ängstliche Telefonanrufe mitten in der Nacht) und mich mit einem nicht ausgesprochenen Seufzer »Nun ja, jetzt geht es wieder los!« dagegen gewappnet hatte, hatte ich in der Tat zuerst an mich selbst gedacht, als ich die Mitteilung machte, und ich hatte mich nicht auf die notwendige Haltung einer abwartenden, neutralen Bereitschaft eingestellt, um empathisch auf die Gefühle des Patienten zu reagieren. Als Folge dieser meiner Einstellung war der Patient von meiner Einfühlungsfähigkeit, die er vorher als grenzenlos idealisiert hatte[3], traumatisch enttäuscht worden, und die Analyse machte keinen Fortschritt, bis ich mein Verständnis ausdrücken und dadurch dem Patienten ermöglichen konnte, das idealisierte Selbst-Objekt wieder zu besetzen.

Dieses Fallbeispiel zeigt in typischer Weise die zahllosen Möglichkeiten verschiedenen technischen Vorgehens bei den Analysen narzißtischer Persönlichkeiten; das Wesen des therapeutischen Prozesses kann jedoch in einigen verhältnismäßig einfachen Prinzipien zusammengefaßt werden.

Bei der Analyse der Übertragungsneurosen suchen wir eine Erweiterung des (vor-)bewußten Ichs zu erreichen. Die zunehmende Herrschaft des Ichs über infantile Ziele und Wünsche und die zunehmende Autonomie der dem Ich innewohnenden Zielvorstellungen werden dadurch erreicht, daß das Ich wiederholt a) erträglichen Mengen der verdrängten libidinösen und aggressiven Bestrebungen, die dadurch mobilisiert werden, daß der Analytiker sie auf sich bezieht und b) den unbewußten Mechanismen, mit denen diese Strebungen abgewehrt werden, ausgesetzt wird. Die Hauptarbeit (die Überwindung der wichtigsten Ich- und Über-Ich-Widerstände) bei den Übertragungsneurosen gilt dem Widerstreben des Ichs, die verdrängten Triebwünsche in seinem Bereich zuzu-

3 Siehe auch die kurze Beschreibung dieser Episode, und besonders die unmittelbar folgende Traumreaktion des Patienten, die seine Enttäuschung an dem vorher idealisierten Objekt, dem unbegrenzt einfühlenden Analytiker wiedergibt, der im Traum eine Brust aus Gummi geworden war (Kohut 1959, S. 471 bzw. 1971, S. 843.)

lassen. Das Aufgeben der Objekte der Kindheit vollzieht sich in den Analysen der typischen Übertragungsneurosen jedoch in kaum wahrnehmbarer Weise[4], im Gleichschritt mit dem Kampf um die Aufhebung der Verdrängungen, und das Zögern des Patienten, das inzestuöse Objekt aufzugeben (ein Ich-Widerstand), steht nur gelegentlich und vorübergehend im Brennpunkt der Analyse. Sollte nämlich wirklich das Sträuben gegen die Aufgabe der Kindheitsobjekte der hauptsächliche und chronische Widerstand in der Analyse werden, so tut der Analytiker gut daran, die Möglichkeit in Betracht zu ziehen, daß er es nicht mit einer unkomplizierten Übertragungsneurose zu tun hat, sondern daß narzißtische Elemente sich hinter den manifesten inzestuösen Objektbesetzungen verbergen.

Bei den Analysen narzißtischer Persönlichkeitsstörungen wird ein analoger Prozeß des Durcharbeitens in Gang gesetzt, in dem die verdrängten und/oder abgespaltenen (hier: narzißtischen) Wünsche, die dem archaischen Selbst-Objekt gelten, vorsichtig in Beziehung zum realitätsprüfenden Ich und letztlich unter seine Herrschaft gebracht werden. Im Gegensatz zu den Analysen von Übertragungsneurosen bezieht sich der größere Teil des Durcharbeitungsprozesses bei den Analysen narzißtischer Persönlichkeitsstörungen nicht auf die Überwindung von Ich- und Über-Ich-Widerständen gegen die Aufhebung von Verdrängungen. Obwohl solche Widerstände auch hier auftreten einschließlich der wohlbekannten unspezifischen narzißtischen Widerstände[5] (s. z. B. *Abraham* 1919 bzw. 1971

4 Ich lasse hier die vorübergehenden Regressionen außer acht, wie sie für den Anfang der Endphase der Analysen von Übertragungsneurosen charakteristisch sind, in denen der Patient noch einmal seine Forderungen an die inzestuösen Übertragungsobjekte wiederbesetzt, bevor er sich endgültig damit abfindet, daß sie wirklich unerreichbar sind.

5 Solche unspezifischen narzißtischen Widerstände treten häufig in den früheren Phasen von Analysen sowohl der Übertragungsneurosen als auch der narzißtischen Persönlichkeitsstörungen auf. Folgendes Beispiel ist typisch: Nach einer Sitzung, in der ich dem Patienten O. dargelegt hatte, daß er auf eine bevorstehende Trennung mit einer Herabsetzung seiner moralischen und ästhetischen Wertvorstellungen und mit einer Vernachlässigung seines Körper-Selbst reagierte, beantwortete der Patient dies in der nächsten Stunde mit einer hochmütigen, dennoch wirklich äußerst ge-

und W. Reich 1933 bzw. 1970) und obwohl es außerdem spezifische Ich-Widerstände gibt (sowohl von Scham und hypochondrischen Befürchtungen als auch von Angst vor hypomanischer Überstimulierung motiviert), die der Mobilisierung narzißtischer Besetzungen und ihrem Erkennen entgegenstehen, bezieht sich der wesentliche Teil des Durcharbeitungsprozesses hier auf die Reaktionen des Ichs auf den Verlust des narzißtisch erlebten Objekts.

Der Prozeß des Durcharbeitens bei der idealisierenden Übertragung weicht entscheidend von dem der Übertragungsneurosen ab. Bei den Übertragungsneurosen wird die Abwehr beseitigt, Besetzungen mit Objekttrieben werden dem Ich zugänglich gemacht, und das Ergebnis ist ein verbesserter Aufbau psychischer Strukturen, z. B. eine größere Herrschaft des Ichs über die Triebe und über die Abwehrmechanismen. Ein analoger Prozeß vollzieht sich auch als erster Schritt im Prozeß des Durcharbeitens bei den Analysen narzißtischer Persönlichkeitsstörungen, wenn die abgespaltenen und/oder verdrängten narzißtischen Besetzungen und das narzißtisch besetzte prästrukturelle Selbst-Objekt dem realitätsprüfenden Ich zugänglich gemacht werden. Der Prozeß des Durcharbeitens zielt hier jedoch im wesentlichen auf den schrittweisen

schickten und objektiven Kritik an meiner Technik, meiner Wortwahl usw., in der realistische Wahrnehmungen meiner Schwächen zu einem spezifischen Abwehrzweck verwandt wurden. (Es mag hier erwähnt werden, daß eine frühere Analyse unglücklich ausgegangen war, weil dieser Widerstand nicht analysiert, sondern mit freundlichen Ermahnungen etc. behandelt worden war, wahrscheinlich mit dem Ziel, das therapeutische Bündnis aufrechtzuerhalten.) Die erste Bresche bei der Überwindung dieser Widerstände konnte jedoch geschlagen werden (und dies ergab gleichzeitig erste Hinweise auf wichtiges genetisches Material), als der Versuch des Patienten, das Selbstwertgefühl des Analytikers zu treffen, als eine »Wendung von Passivität zu Aktivität« oder als eine Art »Identifikation mit dem Aggressor« gedeutet werden konnte – nachdem ich die realistischen Anteile der Kritik des Patienten mit soviel Gelassenheit hingenommen hatte, wie mir möglich war. Der Patient zeigte durch sein Verhalten (und die sorgfältige Beobachtung seiner Methoden eröffnete mir ein zunehmendes Verständnis für seine Gefühle), daß er meine Deutungen (und grundsätzlich den ganzen analytischen Prozeß) als schmerzhafte Beleidigung empfand, d. h. als kaum erträgliche narzißtische Kränkung.

Entzug narzißtischer Libido vom narzißtisch besetzten, archaischen Objekt; er führt zum Erwerb neuer psychischer Strukturen und Funktionen in dem Maße, indem die Besetzungen von den Repräsentanzen des Objekts und seinen Tätigkeiten zum psychischen Apparat und seinen Funktionen verschoben werden. In dem besonderen Fall der idealisierenden Übertragung betrifft der Prozeß des Durcharbeitens natürlich spezifisch auf den Entzug idealisierender Besetzungen von der idealisierten Eltern-Imago und, damit einhergehend, a) den Aufbau triebregulierender Strukturen im Ich und b) die vermehrte Idealisierung des Über-Ichs.

Verschiedene Aspekte dieser Darstellung der Metapsychologie des therapeutischen Prozesses bei der Analyse narzißtischer Persönlichkeiten beziehen sich nicht nur auf die Wiederbelebung der idealisierten Eltern-Imago in der idealisierenden Übertragung, sondern auch auf die therapeutische Reaktivierung des Größenselbst in der Spiegelübertragung (s. Teil II). Die psychoökonomischen Prinzipien, die den Verlauf und die Geschwindigkeit der Analyse bestimmen, sind für diese beiden hauptsächlichen Formen narzißtischer Übertragung die gleichen. Die entwicklungsmäßige und dynamisch-strukturelle Stellung dieser zwei reaktivierten narzißtischen Konfigurationen sind jedoch verschieden, und die wichtigen vorübergehenden regressiven und progressiven Schwankungen in der Übertragung als Folge der Reaktionen des Patienten auf den Analytiker sind deshalb nicht die gleichen.

Die Tabelle 2 zeigt in schematisch vereinfachter Form die vorübergehenden Regressionen, die für den Prozeß des Durcharbeitens charakteristisch sind. (Die Rückkehr zum relativen Übertragungsgleichgewicht müßte natürlich durch eine Umkehrung der Pfeile dargestellt werden.)

Bei der idealisierenden Übertragung durchläuft der Prozeß des Durcharbeitens diese typische Reihenfolge: 1. Der Patient verliert die narzißtische Einheit mit dem idealisierten Selbst-Objekt; 2. darauf folgt die Störung des narzißtischen Gleichgewichtes; 3. nun werden archaische Formen entweder

TABELLE 2

SCHEMA DER TYPISCHEN REGRESSIVEN SCHWANKUNGEN IN DEN
ANALYSEN NARZISSTISCHER PERSÖNLICHKEITSSTÖRUNGEN

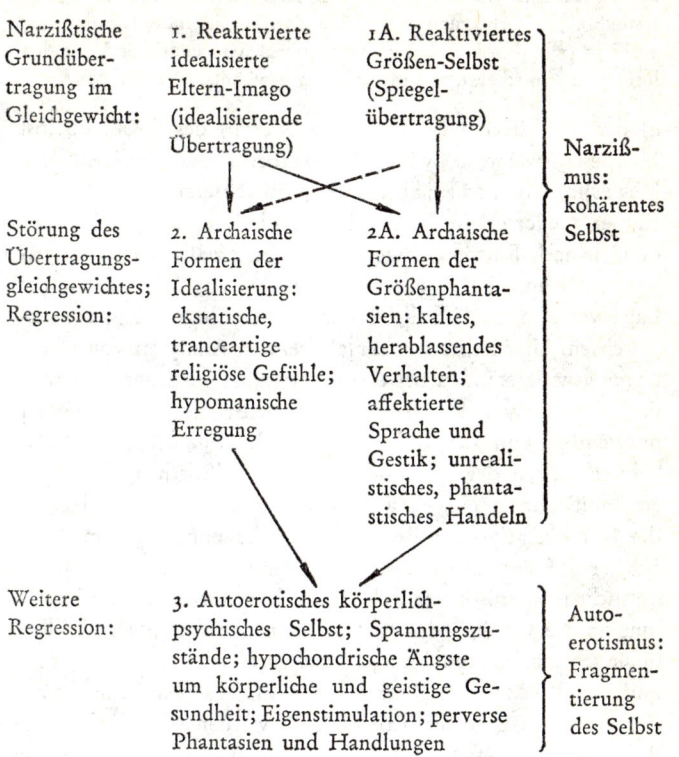

Narzißtische
Grundüber-
tragung im
Gleichgewicht:

1. Reaktivierte
idealisierte
Eltern-Imago
(idealisierende
Übertragung)

1A. Reaktiviertes
Größen-Selbst
(Spiegel-
übertragung)

Störung des
Übertragungs-
gleichgewichtes;
Regression:

2. Archaische
Formen der
Idealisierung:
ekstatische,
tranceartige
religiöse Gefühle;
hypomanische
Erregung

2A. Archaische
Formen der
Größenphanta-
sien: kaltes,
herablassendes
Verhalten;
affektierte
Sprache und
Gestik; unreali-
stisches, phanta-
stisches Handeln

Narziß-
mus:
kohärentes
Selbst

Weitere
Regression:

3. Autoerotisches körperlich-
psychisches Selbst; Spannungszustände; hypochondrische Ängste
um körperliche und geistige Gesundheit; Eigenstimulation; perverse
Phantasien und Handlungen

Auto-
erotismus:
Fragmen-
tierung
des Selbst

Alle Pfeile, die die Richtung der regressiven Schwankungen des
Durcharbeitens angeben, sind durchgehend, womit angezeigt werden soll, daß das Vorhandensein des spezifischen Prozesses durch
klinische Beobachtungen bestätigt wurde. Die Schwankung von 1A
nach 2 ist durch eine unterbrochene Linie gekennzeichnet. Ich habe
erst kürzlich das regelmäßige Auftreten dieses spezifischen Vor-

ganges bei einem Patienten beobachtet, bei dem anscheinend die Aktivierung des Größenselbst die Grundübertragung darstellt. Da diese Analyse, wenn auch fortgeschritten, noch nicht beendet ist, zögere ich, mit absoluter Gewißheit zu behaupten, daß die manifeste Spiegelübertragung nicht eine darunterliegende Idealisierung verbirgt (wie das z. B. bei gewissen Formen jugendlicher Verwahrlosung zu sein scheint, wie in Kapitel 7 erwähnt).

a) der idealisierten Eltern-Imago oder b) des Größen-Selbst überbesetzt; und 4. wird das (autoerotische) fragmentierte körperlich-psychische Selbst flüchtig überbesetzt.

Immer wieder erlebt der Analysand diese regressiven Schwankungen nach Enttäuschungen durch den idealisierten Analytiker. Aber mit Hilfe der richtigen Deutung wird er in die Lage versetzt, zur idealisierenden Grundübertragung zurückzukehren. Hier ist noch mehr als bei den Analysen von Übertragungswiderständen bei den Übertragungsneurosen die wiederholte Analyse der gleichen oder gleichartiger Erfahrungen notwendig, und der (oft sehr schmale) Spielraum des Ichs beim Ertragen der (therapeutischen) narzißtischen Versagungen muß richtig eingeschätzt werden. Wenn der Analytiker die Interpretation der Bedeutung der Trennungen vom Analytiker auf der Ebene der idealisierenden narzißtischen Libido nicht mechanisch wiederholt, sondern mit richtiger Einfühlung in die Gefühle des Analysanden – manchmal besonders in seinen scheinbaren Mangel an Gefühlen, z. B. seine Kälte und sein Rückzug als Reaktion auf Trennungen (s. insbesondere Punkt 2A in der Tabelle 2) – werden schließlich einer Reihe bedeutungsvoller Erinnerungen zutage treten, die zu den dynamischen Prototypen des gegenwärtigen Erlebens in Beziehung stehen. Hier ebenso wie bei den entsprechenden Phasen des Durcharbeitens bei der Spiegelübertragung treten neue Erinnerungen hervor, und Erinnerungen, die immer bewußt waren, werden im Kontext des gegenwärtigen Übertragungserlebens besser verständlich.

Der Patient mag sich z. B. einsamer Stunden seiner Kindheit erinnern, in denen er von intensiven voyeuristischen Bedürfnissen getrieben war (das Kind durchsucht die Schubladen in einem leeren Haus) oder perverse Handlungen ausführte (ein Knabe zieht die Unterwäsche seiner Mutter an). Diese Handlungen werden dann verständlich, wenn man sie nicht so sehr als sexuelle Vergehen bei fehlender Überwachung von außen ansieht, sondern mehr als Versuche, das Fehlen der idealisierten Eltern-Imago und ihrer Funktionen durch erotisierten Ersatz und durch übersteigerte Überbesetzung des Größen-Selbst zu ersetzen. Metapsychologisch sind die zutiefst ängstigenden Gefühle der Fragmentierung und des Unbelebtseins, denen das Kind ausgeliefert ist, ein Ausdruck der Tatsache, daß bei Fehlen des narzißtisch besetzten Selbst-Objektes die Besetzung vom kohärent erlebten Selbst abgezogen wird und dann regressive (autoerotische) Fragmentierung und hypochondrische Spannungen das Kind bedrohen (s. Punkt 3 in Tabelle 2). Die verschiedenen perversen Handlungen des Kindes sind somit Versuche, die Einheit mit dem narzißtisch besetzten, verlorenen Objekt durch visuelle Verschmelzung und andere archaische Formen der Identifizierung wiederherzustellen.

Der Patient wird sich weiterhin oft daran erinnern und dankbar verstehen, wie er versucht hat, das Gefühl eines kohärenten Selbst durch eine Vielzahl von Eigenstimulationen wiederzubeleben: indem er sein Gesicht an den kalten Fußboden des Kellers legte; indem er in den Spiegel schaute, um sich zu vergewissern, daß er noch vorhanden und noch ganz war; indem er an vielen Gegenständen roch, auch an seinem eigenen Körper; verschiedene orale und masturbatorische Handlungen; und die (oft unrealistischen und gefährlichen) akrobatischen Heldenstücke (von großer Höhe herabspringen, auf die Spitze des Daches klettern usw.), in denen das Kind Flugphantasien agierte, um sich der Wirklichkeit seines Daseins in Abwesenheit des allmächtigen Selbst-Objektes zu vergewissern (siehe Punkt 2A, Tabelle 2). Erwachsene Analogien (während des Wochenendes z. B., wenn die integrierende Zuwendung des Analytikers fehlt) sind intensives voyeuristisches Getriebensein, die Versuchung zu stehlen (Ladendiebstähle) und rücksichtsloses Rasen im Auto. Weniger unkontrolliert, weniger unter dem Einfluß von Größenphantasien und somit weniger gefährlich sind die langen, ruhelosen Wanderungen, die Patienten unternehmen, um sich des Lebendig- und Ganzseins durch sexualisierte sensorische und propriozeptive Reizung zu vergewissern. Das verstehende Wiedererleben der wichtigen Kindheitserinnerungen und das zunehmend tiefer werdende Verständnis entsprechender Übertragungserlebnisse unterstützen gemeinsam das Ich des Patienten, und vorher automatische Reaktionen werden schrittweise mehr zielgehemmt und geraten mehr unter die Kontrolle des Ichs. Vorübergehend läßt der Patient erkennen, daß seine wachsende Einsicht zu einer erweiterten Herrschaft des Ichs geführt hat, z. B. durch den Wechsel von gefährlichen voyeuristischen Handlungen zu sozial annehmbaren künstlerischen Interessen (Photographie, Aquarellieren usw.) und von getriebenen, endlosen, einsamen und verzweifelten Wanderungen zu sozial integrierten Formen von Körperstimulation in Sport oder Musik. Wie immer die Einzelheiten des Verhaltens oder dessen Veränderungen auch sein mögen, sie kommen zweifellos daher, daß der Prozeß des Durcharbeitens zum Ausbau psychischer Struktur geführt hat, ebenso wie bei den Übertragungsneurosen als das Ergebnis entsprechender analytischer Arbeit.

Und zwar sind nicht nur die sublimatorischen Fähigkeiten des Ichs gestärkt, wie dies in den veränderten äußeren Einstellungen des Patienten sichtbar wird, das Ich zeigt auch in der Übertragung, daß es eine wachsende Toleranz für die Abwesenheit des Analytikers, für eine Unterbrechung der Routine der analytischen Stunden (Regelmäßigkeit der Stunden beim Analytiker sind immer gleichbedeutend mit dessen fortwährender Anwesenheit) und für die gelegentliche Unfähigkeit des Analytikers, unmittelbar ein richtiges empathisches Verständnis zu erreichen, gewonnen hat. Der Patient lernt, daß die idealisierende Libido (Bewunderung und Achtung) nicht sofort von der Imago des idealisierten Selbst-Objektes abgezogen werden muß, daß die Sehnsuchtsspannung nach dem fehlenden idealisierten Selbst-Objekt ertragen werden kann und daß die schmerzhaften, manchmal auch gefährlich isolierenden regressiven Verschiebungen der narzißtischen Besetzungen zu den archaischen Formen des idealisierten Selbst-Objektes und des Größenselbst und zu dem fragmentierten (autoerotischen) körperlich-psychischen Selbst verhindert werden können. Mit der wachsenden Fähigkeit, einen Teil der idealisierenden Besetzung des Selbst-Objektes trotz äußerer Trennung zu erhalten, geht eine Verstärkung der Prozesse einher, die zu umwandelnder Verinnerlichung führen (d. h., das Objekt kann aufgegeben werden und die psychische Organisation des Analysanden erwirbt die Fähigkeit, einige der Funktionen zu übernehmen, die vorher vom Objekt erfüllt werden mußten).

Die Fähigkeit des Patienten, Objektbesetzungen in nicht-narzißtischen Bereichen seiner Psyche zu erhalten, kann auch wachsen, wenn seine narzißtischen Fixierungen gelockert sind, und der idealisierende Anteil reifer Formen von Objektbesetzungen kann dadurch zunehmend einige der narzißtischen Triebenergien absorbieren, die in der Analyse des narzißtischen Bereiches frei geworden sind. Der entscheidende therapeutische Fortschritt bei der Analyse der archaischen Besetzungen der idealisierten Objektimago ist jedoch Folge der umwandelnden Verinnerlichung der narzißtischen Triebenergien, und zwar in dem Maße, in dem das idealisierte Selbst-Objekt aufgegeben wird. Dies führt zu einer Neuverteilung der narzißtischen Triebenergie in der psychischen Struktur, d. h. a) zur Verstärkung und Ausdehnung der neutralisierenden Grundstruktur der Psyche und somit sekundär zu zunehmender Triebkontrolle und zunehmender Neutralisierung (deinstinctualization); b) zur Bildung von Idealen oder ihrer Verstärkung; und c) zum Erwerb hochdifferenzierter psychischer Fähigkeiten, welche die nun dem Patienten verfügbar gewordenen narzißtischen Triebenergien nutzbar machen können.

Teil II
Die therapeutische Wiederbelebung des
Größen-Selbst

5

Formen der Spiegelübertragung: Eine Einteilung nach Entwicklungsgesichtspunkten

Die idealisierende Übertragung, wie in Teil I dargestellt, ist die therapeutische Wiederbelebung jenes Aspekts einer Entwicklungsphase, in der das Kind versucht, den ursprünglichen Narzißmus zu erhalten, indem es ihn einem narzißtisch erlebten allmächtigen und vollkommenen Selbst-Objekt zuweist. Unter günstigen Umständen erkennt das Kind allmählich die realistischen Begrenzungen des idealisierten Selbst-Objektes, gibt die Idealisierungen auf und vollzieht *schrittweise übereinstimmend* die umwandelnden Wiederverinnerlichungen. In diesen ist nicht nur die Herkunft von der ursprünglich narzißtischen Quelle noch erkennbar, sondern sie können auch die individuellen Prägungen durch das reale elterliche Objekt erkennen lassen, an dem sich die narzißtischen Konfigurationen vollzogen hatten, bevor sie wiederverinnerlicht wurden. Somit ist der Inhalt der in der Ödipal-Phase verinnerlichten Werte und Ideale des Über-Ichs (und die spezifische Funktionsweise der präödipal verinnerlichten triebkontrollierenden Grundstruktur des Ichs) durch die spezifischen Werte und Ideale der Eltern entscheidend beeinflußt (und auch durch die von ihnen bevorzugten Mittel der Triebkontrolle, wie etwa Verführung oder Drohungen); der besondere, absolutistische Charakter der wichtigsten idealisierten Werte des Über-Ichs und der fast unbeeinflußbare Zustand der Kernausrüstung des Ichs für Triebkontrolle und Triebabfuhr sind jedoch Kennzeichen dafür, daß diese Strukturen Abkömmlinge des ursprünglichen narzißtischen Zustandes des Kindes und somit bis zu einem gewissen Grade Träger jener absoluten Vollkommenheit und Macht sind, die Merkmale ihres ursprünglichen Aufbaus waren. Wenn die optimale umwandelnde

Verinnerlichung des idealisierten Selbst-Objektes gestört wird, dann bleibt das idealisierte Objekt als archaisches prästrukturelles Objekt erhalten, wie in den vorigen Kapiteln gezeigt worden ist; es ist in der Analyse der kohärenten Form der idealisierenden Übertragung wiedererweckbar, und der Prozeß der Wiederverinnerlichung, der in der Kindheit traumatisch unterbrochen worden war, kann nunmehr in der Analyse wieder aufgenommen werden.

Entsprechend der kohärenten therapeutischen Wiederbelebung des idealisierten Selbst-Objektes in der idealisierenden Übertragung wird das Größen-Selbst in den übertragungsähnlichen Zuständen therapeutisch reaktiviert, für die der Begriff *Spiegelübertragung* gewöhnlich verwandt werden wird, obwohl er nicht umfassend genug ist. Die Spiegelübertragung und ihre Vorläufer stellen somit die therapeutische Wiederbelebung jenes Aspektes einer Entwicklungsphase dar, in der das Kind versucht, den ursprünglich allumfassenden Narzißmus dadurch zu erhalten, daß es Vollkommenheit und Macht in das Selbst verlegt – hier das Größen-Selbst genannt – und sich verächtlich von einer Außenwelt abwendet, der alle Unvollkommenheiten zugeschrieben werden[1] (dies stimmt ungefähr mit dem Zustand überein, den *Freud* das »purifizierte Lust-Ich« genannt hat).

Obwohl die Rekonstruktion der Reihenfolge von Entwicklungsstadien im einzelnen auf der Grundlage analytischen Materials voller Ungewißheiten ist, so steht keine mir bekannte Beobachtung der theoretisch abgeleiteten Anschauung

1 Spätere Entsprechungen, mit denen man diese zwei narzißtischen Grundkonfigurationen der frühen Kindheit vergleichen kann (mit denen sie aber keineswegs identisch sind) sind: 1. das Phänomen des sozialen, rassischen oder nationalen Vorurteils, in dem die »Ingroup« als Träger aller Vollkommenheit und Macht dem Größen-Selbst entspricht, während alles Unvollkommene der »Outgroup« zugeschrieben wird (siehe Kaplan und Whitman 1965, Whitman und Kaplan 1968); 2. die Beziehung des wahren Gläubigen zu seinem Gott (siehe Jones 1913 bzw. 1958), in der die Gestalt des vollkommenen und allmächtigen Gottes, mit der der machtlose und bescheidene Gläubige sich vereinigen möchte, dem einstigen allmächtigen Selbst-Objekt, der idealisierten Eltern-Imago entspricht.

entgegen, daß die Erschaffung des idealisierten Selbst-Objektes und des Größen-Selbst zwei Aspekte der gleichen Entwicklungsphase sind, oder daß sie – mit anderen Worten – gleichzeitig ablaufen. Meiner Meinung nach beruht die Tendenz, das Größen-Selbst als die primitivere der zwei Strukturen anzusehen, auf dem selben Vorurteil, das der Objektliebe ohne Einschränkung den Vorzug vor dem Narzißmus gibt. Objektiv gesehen ist jedoch der ursprüngliche Narzißmus nicht nur ein Vorläufer der Objektliebe, sondern unterliegt selbst einer wichtigen Entwicklung in zwei Richtungen, von der das Größen-Selbst und die idealisierte Eltern-Imago mehr oder weniger gleichzeitige Schritte darstellen. Die theoretische Erkenntnis, daß diese zwei Entwicklungslinien parallel verlaufen, setzt jedoch nicht voraus, daß bei allen Menschen das Schwergewicht der Entwicklung in allen drei Richtungen gleich verteilt ist. Im Gegenteil, gerade dadurch, daß bei manchen Menschen das Schwergewicht (und die hauptsächliche Störung) auf der Entwicklung des Größen-Selbst liegt, erklärt, daß sie eine Spiegelübertragung in der Analyse herstellen, während andere, die im Wesentlichen an das idealisierte Selbst-Objekt oder frühe Sexual-Objekte fixiert sind, eine idealisierende Übertragung oder eine Übertragungsneurose entwickeln.

Unter günstigen Umständen (richtige, selektive elterliche Reaktionen auf die Bedürfnisse des Kindes nach einem Echo und nach Anteilnahme an den narzißtisch-exhibitionistischen Äußerungen seiner Größenphantasien) lernt das Kind, seine realistischen Begrenzungen zu akzeptieren, seine Größenphantasien und seine groben exhibitionistischen Forderungen werden aufgegeben und in *gleichem Maße* durch ich-syntone Ziele, durch Funktionslust bei seinen Tätigkeiten und durch realistisches Selbstwertgefühl ersetzt. Entsprechend der Entwicklung des idealisierten Selbst-Objektes wird das Ergebnis der Entwicklung des Größen-Selbst nicht nur durch die Merkmale des eigenen Narzißmus, sondern auch durch gewisse Eigenheiten der wesentlichen Beziehungspersonen des Kindes bestimmt.

Die endgültigen ichsyntonen Ziele und Vorstellungen, die Befriedigung am Selbst und seinen Funktionen und ein gesundes Selbstwertgefühl werden somit durch zwei Gruppen von Faktoren beeinflußt: 1. Die endgültigen Lebensziele eines Menschen und sein Selbstwertgefühl tragen das Kennzeichen der wesentlichen Merkmale und Einstellungen der Imagines jener Menschen, in denen das Kind sein Größenselbst reflektiert fand oder die das Kind als Erweiterungen seiner eigenen Größe angenommen hatte (sie sind dann durch den Prozeß der umwandelnden Verinnerlichung zu psychischen Funktionen geworden). Die spezifischen Zielvorstellungen, die häufig das Lebensschicksal bestimmen, sind somit Abkömmlinge der Identifikationen mit eben jenen Gestalten, die ursprünglich als Erweiterungen des Größen-Selbst erlebt worden waren. 2. Unsere endgültigen Lebensziele und unser Selbstwertgefühl tragen aber auch das Kennzeichen des ursprünglichen Narzißmus, der unseren wesentlichen Lebenszielen und unserem gesunden Selbstwertgefühl jene absolute Dauerhaftigkeit und Überzeugung vom Recht auf Erfolg einflößt, die erkennen lassen, daß ein ungewandelter Anteil des alten, unbegrenzten Narzißmus aktiv an der Seite der neuen, gezähmten und realistischen Strukturen fortbesteht. Wenn die optimale Entwicklung und Integration des Größen-Selbst jedoch gestört wird, dann kann diese psychische Struktur vom realitätsprüfenden Ich abgespalten und/oder von ihm durch Verdrängung getrennt werden.[2] Sie ist dann äußeren Einflüssen nicht länger zugänglich, sondern bleibt in ihrer archaischen Form erhalten. In der Analyse wird sie jedoch in der kohärenten Form der Spiegelübertragung freigesetzt, wird in vielen Einzelschritten unter den Einfluß des realitätsprüfenden Ichs gebracht, und der Prozeß ihrer schrittweisen Modifikation, der in der Kindheit traumatisch unterbrochen worden war, kann nun wiederaufgenommen werden.

Das allmähliche Erkennen der realistischen Unvollkommen-

2 Vergleiche die Darstellung analoger Bedingungen bezüglich der idealisierten Eltern-Imago in Kapitel 4, Fußnote 1.

heiten und Begrenzungen des Selbst, d. h. die allmähliche Verringerung des Bereichs und der Macht der Größenphantasie, ist im allgemeinen eine Voraussetzung für die psychische Gesundheit im narzißtischen Sektor der Persönlichkeit. Für diese Regel gibt es aber Ausnahmen. Ein fortdauernd aktives Größen-Selbst mit seinen wahnhaften Erwartungen kann ein durchschnittlich ausgestattetes Ich schwer beeinträchtigen. Das Ich eines begabten Menschen kann jedoch durchaus zur Ausschöpfung seiner letzten Fähigkeiten und somit zu wirklich hervorragenden Leistungen durch die Forderungen der Größenphantasien eines fortdauernden, kaum modifizierten Größen-Selbst getrieben werden. Churchill mag so ein Mensch gewesen sein (vergleiche meine Darstellung des Einflusses einer fortbestehenden kindlichen Flugphantasie [1966a]); Goethe mag ein anderes Beispiel sein (siehe Eisslers [1963a] Beschreibung der frühen Umstände, die den Glauben des Kindes an die magische Kraft seiner Wünsche und seiner Einbildung bestärkt haben); und *Freuds* (1917c) berühmte – wesentlich autobiographische? – Bemerkung über die späteren Erfolge des erstgeborenen Sohnes einer jungen Mutter gehört eindeutig in den gleichen Zusammenhang.

Eine Karikatur der Beziehung zwischen einer fortbestehenden Größenphantasie und dem Ich eines ungewöhnlich begabten Menschen findet man nicht selten in den Analysen narzißtischer Persönlichkeiten, die hauptsächlich an das Größen-Selbst fixiert sind. Weil alte Überzeugungen ihrer Allwissenheit fortbestehen, sind solche Patienten oft nicht in der Lage, um Auskünfte zu bitten (in einer neuen Stadt laufen sie z. B. kilometerweit, anstatt nach dem Weg zu fragen), und sie sind unfähig, Wissenslücken zuzugeben. Wenn sie z. B. gefragt werden, ob sie ein bestimmtes Buch gelesen haben, so zwingt ihr Größen-Selbst mit seiner fortbestehenden Allwissenheit sie, ja zu sagen – manchmal mit dem indirekt günstigen Ergebnis, daß sie sich schnell daran machen und das Buch lesen müssen (ein prognostisch gutes Zeichen!) – um wirkliches Können der magischen Erwartung anzugleichen. Daß solche Vorfälle, wenn sie ernsthaft und unaggressiv und nicht vorzeitig humoristisch vom Analytiker behandelt werden, von großem analytischen Nutzen sein können, versteht sich wahrscheinlich von selbst. Lügen als Symptom (Pseudologia phantastica) muß andererseits sorgfältig beobachtet werden, weil Schwankungen in der Beziehung zwischen den narzißtischen Strukturen und dem Ich des Patienten zu sehr unterschiedlichen Urteilen über Diagnose und Prognose führen können.

Hinsichtlich des Inhaltes der Lügen kann die Neigung zur Pseudologie folgendermaßen unterteilt werden: a) sie kann unter dem Druck des Größen-Selbst zustandegekommen sein; in diesem Falle werden dem Selbst des Lügners große Erfolge zugeschrieben; oder b) sie kann einem drängenden Bedürfnis nach einem idealisierten Objekt entstammen, in diesem Fall schreiben die Lügen einem anderen Menschen, der für den Patienten eine führende Stellung annimmt (eine Elternfigur ist) große Erfolge, großen finanziellen oder intellektuellen Besitz oder einen hohen Sozialstatus zu. (In ihrer verhältnismäßig am wenigsten verschleierten Form betreffen die falschen Behauptungen den wirklichen Vater eines Menschen oder andere Verwandte der Elterngeneration.)

Im Zusammenhang mit den Lügen, die der Unfähigkeit des Ichs entstammen, seine Realitätsprüfung unter dem Druck von Phantasien aufrechtzuerhalten, die unter dem Bedürfnis nach einem idealisierten Objekt entstanden sind, muß das folgende Mißverständnis erwähnt werden, das häufig in den Analysen narzißtischer Persönlichkeitsstörungen entsteht. Der Patient schreibt in der Analyse anderen Erfolge zu, die er tatsächlich selbst durch eigene Fähigkeiten und Anstrengungen errungen hat, und wiederholt damit die Täuschung, zu der er auch im täglichen Leben neigt (vergleiche das Fallbeispiel von *Ernst Kris* 1951, bes. Seite 22, bzw. 1968, S. 179). Bei der Entstehung eines solchen Syndroms können natürlich eine Vielzahl dynamischer Zusammenhänge eine Rolle spielen. (Manchmal kann es auch nur der Vermeidung eines potentiell traumatischen psychoökonomischen Gleichgewichtsverlustes dienen, ähnlich der Zurückweisung von Komplimenten, ein allgemeiner und jedem vertrauter Vorgang.)

Im Laufe der analytischen Behandlung wird dieses Syndrom jedoch von Analytikern meistens als Ergebnis eines strukturellen Konflikts mit dem Über-Ich angesehen – analog der dynamischen Wirkung der sogenannten negativen therapeutischen Reaktion – und auf diese Weise dem Patienten gedeutet. (Z. B.: »Sie fühlten sich schuldig, weil Sie Ihren Vater übertroffen haben, deshalb schreiben Sie ihm etwas zu, was Sie in Wirklichkeit erreicht haben.«) Dies ist jedoch anders bei den narzißtischen Persönlichkeiten, die in der Kindheit den traumatischen Verlust einer idealisierten Eltern-Imago erlitten haben und die in der Folge an einem spezifischen strukturellen Defekt in Form einer unzureichenden Idealisierung des Über-Ichs leiden. In diesen Fällen ist die Tatsache, daß der Analysand einen eigenen Erfolg einem anderen zuschreibt, nicht Folge seiner Schuld, sondern seiner Sehnsucht nach einem allmächtigen, archaischen Objekt, mit dem er sich verbinden möchte. Der Widerstand, den der Patient der deutenden Auflösung dieser Pseudologie entgegensetzt, ist dementsprechend durch seine Angst motiviert, die narzißtische Zufuhr zu verlieren, die er von dem überhöhten, in seiner Phantasie erschaffenen Objekt bekommt.

Wie immer die dem pseudologischen Syndrom zugrundeliegende psychische Konstellation auch sein möge, sei es motiviert durch ein nach Ausdruck drängendes Größen-Selbst oder durch die Suche nach einer idealisierten Eltern-Imago, der in der Behandlung narzißtischer Persönlichkeitsstörungen erfahrene Analytiker kann ziemlich genau vorhersagen, auf welche Weise die Umwandlung des pathologischen Materials sich vollziehen wird. Die Lügen werden nach und nach Phantasien werden, dann ehrgeizige Pläne und phantastische Ideen, und schließlich, wenn die Analyse erfolgreich ist, werden sie ersetzt durch vernünftige Verhaltensweisen und Ziele. Während einer typischen Übergangsphase, wie man sie häufig auf der Mitte des Weges zur vollen Integration findet, stellt der

Patient die früheren Lügen als Quasi-Scherze dar, sowohl in der analytischen Situation als auch im täglichen Leben. Diese Scherze können den Analytiker, dem diese spezifische Linie der therapeutischen Entwicklung nicht vertraut ist, etwas irritieren; er kann daher die Neigung haben, das scheinbar noch verwahrloste Ich des Patienten zu Aufrichtigkeit und Realismus zu ermahnen. Wie gewöhnlich sind jedoch ein pädagogisches Vorgehen und eine kritische Haltung nicht günstig. Im Gegenteil, der Analytiker sollte das vorübergehende Schwanken zwischen halbscherzhaften Lügen und halblügenhaften Scherzen als ein Zeichen des Fortschritts auf dem Weg zur Herrschaft des Ichs über den Druck begrüßen, der durch unmodifizierte Größenphantasien über das Selbst oder über ein allmächtiges archaisches Objekt ausgeübt wird. Die Unzufriedenheit des Analytikers mit dem jeweiligen Grad der Ich-Herrschaft des Patienten kann nicht nur im allgemeinen den weiteren Fortschritt der Analyse stören, sondern er kann sogar den schon erreichten Fortschritt rückgängig machen.

Diese Überlegungen sind besonders wichtig bei der Beurteilung der Analysierbarkeit eines Patienten, und zwar gilt dies nicht nur für den gewöhnlichen Analysanden, sondern auch für die Beurteilung von Bewerbern für die psychoanalytische Ausbildung. Wenn man zum Zweck der vereinfachten Darstellung Übergangsfälle außer acht läßt, so gibt es einen großen Unterschied zwischen den Fällen, 1. deren Ich dem Druck des Größen-Selbst erlegen und von Lügen und anderen Formen der Verwahrlosung abhängig geworden ist, und 2. den Fällen, in denen das Ich mit allen Kräften darum kämpft, den Geboten des Größen-Selbst, an das die Patienten fixiert sind, zu folgen, die aber unter dem intensiven Druck des Größen-Selbst in umschriebenen Wirklichkeitsbereichen oder in Augenblicken einer plötzlichen Störung des Gleichgewichts grandiose Einbildung mit Realität verwechseln. Solche Menschen sind oft wirklich begabt, weil a) die Fixierung an die ursprünglichen Phantasien über sich selbst das Ergebnis übertriebener und unrealistischer elterlicher Reaktion auf wirkliches Talent gewesen sein kann und b) weil die fortwährende Forderung des Größen-Selbst das sich entwickelnde Ich gezwungen hat, mit ungewöhnlichen Leistungen zu reagieren. Wie dem auch sei, es ist wichtig, daran zu denken, daß manche Patienten sich mit einer anfänglichen symptomatischen Lüge oder einer entsprechenden Verwahrlosungshandlung für eine therapeutische oder Lehranalyse anmelden, d. h., sie zeigen ein Verhalten, welches die erste, testende Übertragungsmitteilung des verborgenen Größen-Selbst darstellt. Es ist oft von entscheidendem Einfluß auf den künftigen Analysenverlauf, daß der Analytiker auf dieses Verhalten analytisch reagiert, d. h., daß er es erkennt und wahrheitsgemäß feststellt, daß seine Bedeutung noch unbekannt ist. Wenn solche Patienten (Kandidaten) sofort zurückgewiesen werden (was selten ist), oder, was öfter geschieht, wenn der Analytiker – durch die angebliche Notwendigkeit gerechtfertigt, sofort eine eindeutige realistische und moralische Beziehung zwischen sich und den Patienten aufzubauen – mit offener Mißbilligung oder mit dem Verlangen nach Korrektur der symptomatischen Handlung reagiert, dann werden einige potentiell schöpferische Menschen mit guter analytischer Prognose ausgeschieden. Wie schon gesagt: Die maßgebende Entscheidung kann gewöhnlich nicht sofort getroffen werden; der Analytiker braucht Zeit, um die gesamte Interaktion zwischen den Aspirationen des Größen-Selbst und der Reaktion des Ichs zu beobachten. Eine vorübergehende Verwirrung des realitätsprüfenden Ichs durch die Bestrebungen des Größen-Selbst findet man doch in der Tat häufig bei begabten und tüchtigen Menschen, und ein anfänglicher Rahmen wohlwollender Zuwendung schafft gewöhnlich die geeignete Atmosphäre zur systematischen Analyse dieser Kräfte. Ich könnte hinzufügen, daß es in meiner Erfahrung besonders für jene Analytiker schwer ist, dieses Vorgehen als sinnvoll zu empfinden, die ältere Geschwister waren, weil ihre eigenen frühen Fixierungen ihres Prestiges (ihr eigenes Größen-Selbst) sich häufig um ihre moralische Überlegenheit über die (verwahrlosten) jüngeren Geschwister kristallisiert haben.

Es wäre lohnend, den spezifischen Einfluß der Persönlichkeit des älteren Geschwisters in der Struktur der Gesellschaft zu untersuchen. Die Kanalisierung einer großen Zahl prägenitaler und genitaler rivalisierender, eifersüchtiger und neidischer Gefühle in Haltungen moralischer und intellektueller Überlegenheit ist besonders ausgeprägt bei Mädchen, die die Geburt eines Bruders in der frühen Latenzphase verarbeiten mußten. Sie versuchen, den narzißtischen Schlag durch eine verächtliche Haltung gegenüber den Neuankömmlingen und durch moralische und intellektuelle Überlegenheit über sie besonders durch ihre Leistungen in der Schule zu überwinden – und die elterlichen Reaktionen auf ihre Erfolge in sportlichen, geistigen und kulturellen Bereichen werden für sie übermäßig wichtig. Solche Frauen können sich später zu verantwortlichen, sozial eingestellten, intellektuell und kulturell ehrgeizigen Menschen entwickeln, die sich redlich darum bemühen, ihr Ressentiment gegen jüngere Männer zu überwinden und es in eine schützende und behütende Einstellung ihnen gegenüber zu verwandeln. Für die Tätigkeit des Analytikers bringen solche Frauen häufig beträchtliche Vorzüge im Bereich moralischer Festigkeit und intellektueller Fähigkeiten mit. Ihre Schwierigkeiten liegen, wie zu erwarten, im Bereich ungelöster Aggressionen gegen jüngere Geschwisterfiguren und, was noch wichtiger ist, weil es noch leichter rationalisiert werden kann, sie neigen dazu, die ihnen allzu passiv erscheinende Haltung des Analytikers (der sich damit zufrieden gibt, dem Patienten bei der Beseitigung der Hindernisse auf dem Weg zur Befreiung seiner eigenen Persönlichkeit, seiner Fähigkeit und seiner Initiative zu helfen) durch das aktivere Vorgehen des Erziehers, Mahners und Führers zu ersetzen.

Wir verlassen jetzt diese Einzelheiten und wenden uns unserem Hauptgegenstand zu. Die kohärente therapeutische Wiederbelebung des Größen-Selbst vollzieht sich in der Analyse in drei Formen; diese stehen in Beziehung zu spezifischen Entwicklungsstadien dieser psychischen Struktur, wie sie in der therapeutischen Regression sichtbar geworden ist: 1. Die ar-

chaische *Verschmelzung durch Erweiterung des Größen-Selbst;*
2. eine weniger archaische Form, die ich *Alter-ego-* oder
Zwillingsübertragung nennen werde; und 3. eine noch weniger archaische Form, die als *Spiegelübertragung* im engeren
Sinne bezeichnet werden wird.

Die Verschmelzung durch Erweiterung des Größen-Selbst

In seiner archaischsten Form ist die kognitive Verarbeitung
des narzißtisch besetzten Objektes am wenigsten erkennbar:
Der Analytiker wird als eine Erweiterung des Größen-Selbst
wahrgenommen, und er wird nur insofern erwähnt, als er der
Träger der Größenphantasien und des Exhibitionismus des
Größen-Selbst des Analysanden geworden und in die Konflikte, Spannungen und Abwehrmechanismen einbezogen ist,
die durch die Wiederbelebung dieser narzißtischen Struktur
ausgelöst worden sind. Metapsychologisch gesehen ist die Beziehung zum Analytiker die der (primären) Identität. Vom
soziologischen (oder sozio-biologischen) Standpunkt aus können wir sie als eine Verschmelzung (oder eine Symbiose) bezeichnen, wenn wir daran denken, daß es sich nicht um eine
Verschmelzung mit einem idealisierten Objekt handelt (wie
sie in der idealisierenden Übertragung erstrebt und vorübergehend hergestellt wird), sondern als Erlebnis des Größen-
Selbst, das zuerst regressiv seine Grenzen verwischt, um den
Analytiker mit einzuschließen, und das dann, wenn diese
Erweiterung seiner Grenzen erreicht ist, die relative Sicherheit
dieser neuen, umfassenden Struktur für die Erfüllung gewisser therapeutischer Aufgaben benützt. Die Analogie zwischen
dem Erleben des narzißtisch besetzten Objekts und der Art
und Weise, wie der Erwachsene seinen Körper und Geist und
dessen Funktionen erlebt, ist *par excellence* für dieses Stadium
zutreffend, wie schon mehrfach erwähnt (obwohl die Atmosphäre dieses spezifischen Erlebens des narzißtisch besetzten
Objektes auch von anderen Formen der Wiederbelebung des

Größen-Selbst nicht ganz verschwindet). Da in der Wiederbelebung dieses frühen Stadiums der primären Identität mit dem Objekt der Analytiker als Teil des Selbst erlebt wird, erwartet der Analysand – im Bereich der spezifischen, therapeutisch aktivierten Regression –, ihn uneingeschränkt zu beherrschen. Der Gegenstand dieser archaischen Weise narzißtischer Besetzung – in der analytischen Situation ist es der Analytiker – empfindet diese Beziehung im allgemeinen als bedrängend und neigt dazu, sich gegen die rücksichtslose, totale Tyrannei aufzulehnen, die der Patient über ihn errichten will.

Die Alter-Ego- oder Zwillingsübertragung

In einer weniger archaischen Form der Wiederbelebung des Größen-Selbst wird das narzißtisch besetzte Objekt als dem Größen-Selbst gleich oder sehr ähnlich erlebt. Diese Variante der Wiederbelebung des Größen-Selbst in der Übertragung soll als Alter-ego- oder Zwillingsübertragung bezeichnet werden. Träume und besonders Phantasien über die Beziehung zu einem solchen »anderen Ich« oder Zwilling (oder bewußte Wünsche einer solchen Beziehung) findet man häufig bei den Analysen narzißtischer Persönlichkeiten. Die pathognomonische therapeutische Regression ist dadurch gekennzeichnet, daß der Patient annimmt, der Analytiker sei entweder wie er oder ihm sehr ähnlich oder daß die psychische Konstitution des Analytikers der seinen gleich oder ähnlich sei.

Die Spiegelübertragung im engeren Sinne

In der reifsten Form der therapeutischen Wiederbelebung des Größen-Selbst wird der Analytiker am deutlichsten als anderer Mensch erlebt. Er ist jedoch dem Patienten nur im Rahmen der Bedürfnisse, die durch das therapeutisch wiederbelebte

Größen-Selbst geschaffen werden, wichtig und wird nur insoweit von ihm akzeptiert. Für diese Form der analytischen Wiederbelebung des Größen-Selbst trifft die Bezeichnung »Spiegelübertragung« am meisten zu. In diesem engeren Wortsinn ist die Spiegelübertragung die therapeutische Wiederherstellung jener normalen Entwicklungsphase des Größen-Selbst, in dem der Glanz im Auge der Mutter, der die exhibitionistische Darbietung des Kindes widerspiegelt, und andere Formen mütterlicher Teilnahme an der narzißtisch-exhibitionistischen Lust des Kindes und der mütterlichen Reaktionen auf sie das Selbstwertgefühl des Kindes stärken und durch eine schrittweise zunehmende Spezifität dieser Reaktionen das Selbstwertgefühl in eine realistischere Richtung lenken. Wie die Mutter in jener Entwicklungsphase, so ist nun der Analytiker ein Objekt, das nur insoweit von Bedeutung ist, als es an der narzißtischen Lust des Kindes teilnehmen und sie so bestätigen soll. Gelegentlich, wenn auch nur sehr selten, treten Träume in den Analysen auf, die eine Beziehung (des Selbst) zu jemandem darstellen, der wie durch einen Spiegel gesehen wird (der Analytiker als Widerspiegelung des Größen-Selbst). Obwohl es denkbar ist, daß solche Traumbilder auch in den Analysen von Übertragungsneurosen vorkommen und einfach den analytischen Prozeß der Selbsterforschung symbolisieren können, habe ich sie niemals beobachtet mit Ausnahme jener Fälle, bei denen ein wesentlicher Teil der Triebbesetzung des Größen-Selbst soeben in der Beziehung zum Therapeuten wiederbelebt wurde. Die Spiegelübertragung und ihre Bedeutung werden manchmal deutlich, wenn auch indirekt, in den Phantasien, freien Assoziationen und Ergebnissen der Sublimation[3] der Patienten dargestellt, aber unverschleierte Phantasien, sich selbst im Spiegel zu sehen, werden anscheinend von Analysanden selbst auf dem Höhepunkt der therapeutischen Aktivierung des Größen-Selbst nicht gebildet. Solche Phantasien treten vielleicht deshalb nicht auf, weil der Patient

3 Ein überzeugendes Beispiel ist der Fall von Herrn E.

sie leicht dadurch, daß er sich in Wirklichkeit im Spiegel betrachtet, in die Tat umsetzen und rationalisieren kann. (Eine gedankenreiche Darstellung der psychologischen Bedeutung des Spiegels findet sich bei Elkisch 1957).

Die wichtigsten Interaktionen zwischen Mutter und Kind liegen gewöhnlich im visuellen Bereich: Das Kind bietet seinen Körper der Mutter dar, und sie reagiert darauf mit einem Aufglänzen ihres Auges. Hier muß jedoch bemerkt werden, daß in vielen Fällen von Spiegelübertragung, in der das Bedürfnis nach Widerhall, Billigung und Zustimmung des Analytikers eine zentrale Rolle im Prozeß des Durcharbeitens spielt, das Auftreten eines unverhüllten Bedürfnisses, angesehen zu werden, gewöhnlich – in mehr oder weniger sexualisierter Form – als ein vorübergehendes regressives Phänomen auftritt, nachdem zielgehemmtere Wünsche nach Zuwendung und Verständnis enttäuscht worden sind. Bei manchen Patienten mit Spiegelübertragung ist zudem der visuelle Bereich oft mit Besetzungen überladen, die hier eingeflossen sind, nachdem andere Interaktionsweisen (z. B. archaische orale und taktile) im Bereich der kindlichen narzißtischen Bedürfnisse fehlgeschlagen sind. Das Annehmen des kindlichen Körpers (besonders der oralen und peri-oralen Region [*Rangell* 1954]) durch taktile Reaktionen führt unter günstigen Umständen zu einem Grundgleichgewicht im Bereich der narzißtischen Besetzung eines kohärenten Körperselbst. Wenn jedoch die Mutter vor dem Körper des Kindes zurückschreckt (oder es nicht ertragen kann, dem Kind ihren eigenen Körper zur narzißtischen Lust durch die Einbeziehung auch des mütterlichen Körpers in die narzißtischen Besetzungen darzubieten), dann werden die visuellen Interaktionen überbesetzt, und das Kind versucht durch das Anschauen der Mutter und das Angeschautwerden durch sie nicht nur die narzißtischen Befriedigungen zu bekommen, die der visuellen Modalität entsprechen, sondern es versucht auch die Enttäuschungen im Bereich des (oralen und taktilen) Körperkontaktes auszugleichen.

Patient E. z. B., dessen Mutter während seiner Kindheit chronisch krank und depressiv gewesen war, hatte Angst, den Analytiker anzuschauen, weil er fürchtete, ihn mit seinem Blick zu überlasten. Der Blick war nämlich der Träger des Wunsches, von der Mutter gehalten und getragen zu werden (und wahrscheinlich auch an ihrer Brust zu saugen), und die Erfüllung dieses Wunsches könnte die kranke Mutter vernichten.

Andererseits kann die akustische Modalität den Platz der visuellen einnehmen, wenn die letztere beeinträchtigt ist. Ein solches lehrreiches Beispiel wird unverkennbar in einem Film über blinde Kinder im Kindergarten von Burlingham und Robertson (1966) gezeigt. Er enthält die bewegende Szene, in der ein blindes Mädchen mit unverhülltem narzißtischem Entzücken auf die plötzliche Erkenntnis reagiert, daß ihre eigene musikalische Darbietung vom Tonbandgerät wiederklingt. Hier erfüllt das Tonbandgerät die Funktion eines Spiegels.

Wir können daraus schließen, daß die glückliche Reaktion der Mutter auf das ganze Kind (wenn sie es z. B. beim Namen nennt, während sie sich an seiner Gegenwart und an seinem Tun freut) in der entsprechenden Phase die Entwicklung vom Autoerotismus zum Narzißmus unterstützt – von der Stufe des fragmentierten Selbst (der Stufe der Selbstkerne) zur Stufe des kohärenten Selbst – d. h. zum Wachstum der Wahrnehmung des Selbst als einer körperlichen und geistigen Einheit, die räumlich zusammenhängt und zeitlich fortdauert[4]. Das Erleben isolierter psychischer und körperlicher Funktionen, das der Stufe des kohärenten Selbst (der Stufe des Narzißmus) vorausgeht, darf jedoch nicht als krankhaft angesehen werden, sondern als natürlicher Teil dieser früheren Entwicklungsphase. Man sollte zudem nicht vergessen, daß die Fähigkeit, einzelne Teile des Körpers und ihre Funktionen ebenso wie bestimmte psychische Aktivitäten zu genießen, erhalten bleibt, selbst nachdem die Kohärenz des Selbsterle-

4 In diesem Zusammenhang siehe auch E. Jacobson (1964), die von der »Entwicklung der Objekt- und Selbstkonstanz« spricht (Seite 55).

bens fest verankert ist. In diesen späteren Stadien können Erwachsene ebenso wie Kinder einzelne Teile und Funktionen ihres Körpers und ihrer Psyche genießen, weil sie sicher sind, daß diese Körperteile und ihre Funktionen zu einem fest verankerten totalen Selbst gehören, d. h., sie sind nicht von Fragmentierung bedroht. Und doch wissen wir, daß Kinder Spiele lieben, in denen Körperteile wieder isoliert werden, wenn sie z. B. die Finger zählen: »Das ist der Daumen, der schüttelt die Pflaumen, der steckt sie in den Sack, der nimmt sie huckepack, und der kleine Schlingel ißt sie alle, alle auf«. Das Vergnügen an solchen Spielen kommt anscheinend daher, daß leichte Fragmentierungsängste in einer Zeit wachgerufen werden, in der die Kohärenz des Selbst noch nicht sicher fundiert ist. Die Spannung wird jedoch in Grenzen gehalten (wie die Trennungsangst beim Guck-guck-da-da-Spiel [Kleeman 1967]), und wenn sie beim letzten Finger angekommen sind, machen die einfühlende Mutter und das Kind die Fragmentierung ungeschehen, indem sie sich in lachender Umarmung vereinen.

Das Gefühl der Wirklichkeit des Selbst (siehe Bernstein 1963), das der Ausdruck seiner Kohärenz als Folge einer festen Besetzung mit narzißtischer Libido ist, führt nicht nur zu einem subjektiven Wohlbefinden, sondern sekundär auch zu einer Verbesserung der Ich-Funktionen, die objektiv auf verschiedene Weise bestätigt werden kann, z. B., indem man die gesteigerte Arbeitsfähigkeit und Arbeitseffizienz eines Patienten nach der Stärkung der Kohärenz seines Selbsterlebens prüft. Andererseits versuchen Patienten oft dem sehr unangenehmen Gefühl der Selbstfragmentierung durch eine Reihe forcierter Handlungen entgegenzuwirken, die von körperlicher Reizung und sportlicher Betätigung bis zu exzessiver Arbeit in Beruf oder Geschäft reichen können.[5]

5 Auch sexuelle Betätigung auf der Skala von gewissem masturbatorischen Handlungen von Kindern, die an einer chronischen narzißtischen Leere leiden, bis zum Bedürfnis nach endlosen selbstbestätigenden sexuellen Erfolgen gewisser Don-Juan-Typen kann das Ziel haben, einem Gefühl der Selbstentleerung entgegenzuwirken oder der Gefahr der Selbstfragmentierung zu entgehen. Auch viele sexuelle Aktivitäten Jugendlicher, die

Der irreführende Eindruck, daß eine Psychose durch Überarbeitung ausgelöst worden sei (siehe z. B. *B. D. P. Schreber* 1903), beruht darauf, daß der Patient die schnelle und gefährlich zunehmende Fragmentierung seines Selbst, die dem manifesten Ausbruch der Psychose vorausgeht, empfindet und versucht, ihr durch übersteigerte Aktivität entgegenzuwirken.[6]

Ich möchte hier hinzufügen, daß nach meiner Erfahrung viele der schweren und chronischen Arbeitsstörungen unserer Patienten dadurch entstehen, daß das Selbst ungenügend mit narzißtischer Libido besetzt und chronisch von Fragmentierung bedroht ist, was sekundär zu einer Verringerung der Ich-Leistung führt. Solche Menschen sind entweder chronisch gänzlich unfähig zu arbeiten, oder (weil ihr Selbst nicht beteiligt ist) sie können nur automatisch arbeiten (als isolierte Tätigkeit eines autonomen Ichs, ohne eine tiefere Teilnahme des Selbst), d. h., sie arbeiten passiv, ohne Freude und ohne Initiative, indem sie einfach auf äußere Zeichen und Forderungen reagieren. Gelegentlich werden sich die Patienten dieser ziemlich häufigen Art der Arbeitsstörung bei narzißtischen Persönlichkeitsstörungen überhaupt erst im Verlauf einer erfolgreichen Analyse bewußt. Der Patient berichtet dann eines Tages, daß seine Arbeit jetzt anders ist, daß sie ihm Freude macht, daß er jetzt wählen kann, ob er arbeiten will oder nicht, daß er auf eigene Initiative arbeiten kann und nicht mehr wie ein gefügiger Automat und – last but not least –, daß er jetzt eine gewisse Originalität entwickeln kann, anstatt im täglichen Einerlei und in Routine stecken zu bleiben: Ein lebendiges Tiefenselbst ist zum *Organisationszentrum der Ich-Aktivitäten* geworden (Hartmann 1939, 1947 bzw. 1960, 1971).

besonders in der späteren Zeit dieser Übergangsphase einer Wiederbelebung ängstigender Kindheitserlebnisse der Selbstentleerung und Selbstfragmentierung ausgesetzt sind, dienen hauptsächlich narzißtischen Zwecken, d. h. sogar verhältnismäßig stabile Jugendliche vollführen sie hauptsächlich, um ihr Selbstwertgefühl zu bestätigen.

6 Weitere Bemerkungen über die wechselseitigen Einflüsse zwischen Wirksamkeit der Ich-Funktionen und der Kohärenz des Selbst finden sich bei Kohut (1970 a).

Während die Beziehung zu einer einfühlend zugewandten und annehmenden Elternfigur eine der Voraussetzungen für die ursprüngliche feste Besetzung des Selbst ist und während in der Analyse Störungen in diesem Bereich noch einmal korrigiert werden können, so kann man die umgekehrte Reihenfolge (die Bewegung vom kohärenten Selbst zu seiner Fragmentierung) oft in der Analyse und im Zusammenwirken eines Kindes mit seinen pathogenen Eltern beobachten. Die Fragmentierung des Selbst kann z. B. bei Patienten beobachtet werden, die mit Hilfe der Gegenwart und Aufmerksamkeit des Analytikers versuchsweise ein Gefühl der Kohärenz und Kontinuität des Selbst wiederhergestellt haben. Jedesmal, wenn die Spiegelübertragung nicht aufrechterhalten werden kann (in welcher ihrer drei Formen sie auch in Erscheinung getreten sein mag), fühlt der Patient sich von der Auflösung der narzißtischen Einheit des Selbst bedroht; er erlebt wieder die regressiv vollzogene Überbesetzung isolierter Körperteile und psychischer Funktionen (und verarbeitet sie hypochondrisch), und er bedient sich anderer krankhafter Mittel (wie etwa perverser sexueller Handlungen), um dem regressiven Sog Einhalt zu gebieten. Gelegentlich berichten Patienten von elterlichem Verhalten, das ihrer Meinung nach das sadistische Ziel hatte, ein Gefühl der Befriedigung an ihrem integrierten Selbst zu verhindern und einen schmerzlichen Zustand der Fragmentierung hervorzurufen.

Patient B. z. B. erinnerte sich aus seiner Kindheit der folgenden destruktiven Reaktion seiner Mutter: Wenn er ihr glücklich über einen Erfolg oder ein Erlebnis berichtete, so schien sie nicht nur kalt und unaufmerksam zu sein, sondern anstatt auf ihn und seinen Bericht zu reagieren, machte sie plötzlich kritische Bemerkungen über Einzelheiten seiner Erscheinung oder seines jeweiligen Verhaltens (»Sprich nicht so mit den Händen!« usw.). Diese Reaktion muß er nicht nur als eine Zurückweisung der bestimmten Mitteilung empfunden haben, für die er eine zustimmende Reaktion brauchte, sondern auch als eine aktive Zerstörung der Kohärenz seines Selbsterlebens (indem die Aufmerksamkeit auf einen *Teil* seines Körpers verschoben wurde), und zwar gerade in jenem äußerst empfindlichen Augenblick, als er sein ganzes Selbst anheim gab, um Zustimmung zu finden.

Der einfühlende Analytiker richtet sich – wissend oder intuitiv – danach und ist sich im klaren, daß es wirklich Augenblicke in der Analyse geben kann, wenn selbst die zwingendste und richtigste Deutung über einen Mechanismus, eine Abwehr oder eine andere Einzelheit der Persönlichkeit des Patienten unpassend und unannehmbar ist, wenn er z. B. eine umfassende Reaktion auf ein wichtiges neues Ereignis in seinem Leben, etwa einen Erfolg, erwartet. Auch die kalten Stimmen, die manchmal von Paranoikern als bestimmte Aspekte ihres Verhaltens, Einzelheiten ihres Aussehens usw. kommentierend beschrieben werden, müssen vielleicht nicht nur als Kritik des projizierten Über-Ichs verstanden werden, sondern auch als projizierter Ausdruck des Fragmentierungsgefühls, das aus der ungenügend entwickelten oder abnehmenden Fähigkeit des Patienten entstammt, eine feste Selbstbesetzung aufrechtzuerhalten.

Wie auch immer die Entwicklungsschicksale der Triebbesetzungen des Selbst bei den großen Psychosen und was auch immer die genetische und dynamische Grundlage der Störung dieses Prozesses bei jenen schweren Erkrankungen sein mag – bei der Behandlung der Gruppe der narzißtischen Persönlichkeitsstörungen, die Gegenstand dieser Untersuchung ist, sind die Schwankungen der Selbstbesetzung abhängig vom jeweiligen Stand der narzißtischen Übertragung. Die drei Formen der Wiederbelebung des Größen-Selbst in der Übertragung, die, wie schon gesagt, den drei verschiedenen Entwicklungsstufen des Größen-Selbst entsprechen, können an ihren verschiedenen klinischen Bildern erkannt werden. Da die älteste Form in der Wiederherstellung einer alten Einheit mit dem Objekt durch Ausweitung des Größen-Selbst in der Übertragung besteht, hat das Übertragungsobjekt kaum Konturen, und die Beschäftigung mit dem Objekt fehlt in dem assoziativen Material entweder ganz, oder sie ist sehr dürftig und unauffällig. Weil die Alter-ego- (Zwillings-)Übertragung, in der nicht eine primäre Einheit, sondern eine Gleichheit (Ähnlichkeit) mit dem Objekt wieder hergestellt wird, einer reiferen Entwicklungsphase entstammt als jene der Verschmelzungsübertragung, treten objektbezogene Inhalte in dem assoziativen Material mehr in Erscheinung, und ein gewisses Maß von Getrenntheit vom Objekt wird vom Analysanden verbalisiert. Und weil schließlich die Getrenntheit vom Objekt in der Spiegelübertragung im engeren Sinne kognitiv am deutlichsten entwickelt ist, sind objektbezogene Inhalte hier am häufigsten. Das Objekt ist jedoch selbst hier noch mit narzißtischer Libido besetzt, und es wird nur insoweit darauf reagiert, als es zur Aufrechterhaltung der narzißtischen Homöostase des Analysanden beiträgt (oder diese beeinträchtigt).

Trotz dieser wichtigen Unterschiede werde ich mich nicht besonders bemühen, die spezifische Form des jeweils wiederbelebten Größen-Selbst zu identifizieren und werde öfter alle ihre Erscheinungsformen Spiegelübertragung nennen. Da die Phänomene der Spiegelübertragung im engeren Sinne eindeutig die bekanntesten und am leichtesten erkennbaren Anzeichen für ein therapeutisch wiederbelebtes Größen-Selbst sind, ist dieser (a *potiori* benutzte) Begriff am vielsagendsten hinsichtlich der gesamten Gruppe vergleichbarer Phänomene. Das Wesentliche ist jedoch letztlich nicht die spezifische Art und Weise, wie der Analytiker in die Wiederbelebung des Größen-Selbst in der Übertragung einbezogen ist, sondern vielmehr, daß die Übertragung die (Wieder-)Herstellung einer kohärenten und dauerhaften narzißtischen Objektbeziehung mit sich bringt, die wohl meistens der vollen Entwicklung der kindlichen Objektliebe vorausgeht und jedenfalls unabhängig von der jeweils erreichten Entwicklungsstufe der letzteren ist. Es ist relativ unwichtig, ob der Patient den Analytiker (in der Verschmelzung) als Erweiterung seiner eigenen (abgespaltenen und/oder verdrängten) archaischen Größenvorstellung und seines Exhibitionismus benutzt, ob er ihn (in der Alter-ego-Übertragung) als den getrennten Träger seiner eigenen (verdrängten) Vollkommenheit erlebt oder ob er von ihm (in der Spiegelübertragung) einen Widerhall und eine Bestätigung seiner Größe und eine bestätigende Reaktion auf seinen Exhibitionismus fordert. Der hauptsächliche therapeutische Nutzen der übertragungsähnlichen Beziehung nach der Wiederbelebung des Größen-Selbst besteht darin, daß im Patienten ein Prozeß des Durcharbeitens in Gang gebracht und aufrechterhalten wird, in dem der Analytiker als therapeutischer Puffer dient und den ich-fremden narzißtischen Phantasien und Impulsen zunehmend Konturen verleiht.

Eine weitere und letzte Reihe von Argumenten für die Benutzung des Begriffes Spiegelübertragung für die gesamte Gruppe von Übertragungsphänomenen, die Ausdruck der therapeutischen Wiederbelebung des Größen-Selbst sind: Es ist gut möglich, daß die Spiegelübertragung im engeren Sinne die einzige ist, die wenigstens annäherungsweise einer erkennbaren Entwicklungsstufe entspricht, während die stumme Verschmelzung mit dem Analytiker durch die Ausdehnung des Größen-Selbst des Analysanden und die Alter-ego- (Zwillings-) Übertragung Wiederherstellungen regressiver Positionen sind, die in der frühen Kindheit (präödipal) nach dem Nichterreichen der Spiegelstufe eingetreten waren. Obwohl es zweifellos normale Entwicklungsstufen der primären Einheit mit dem Objekt und einer primären Beziehung zu einem Alter-ego-Selbst gibt (entweder vor der Spiegelstufe oder sich mit deren Beginn überschneidend), so stellt die Übertragung in der Behandlung anscheinend nicht diese primären Formen wieder her, sondern ihr sekundäres Auftreten in der frühen Kindheit nach dem Scheitern der Mutter in ihren Spiegelfunktionen. (Ähnliche Verhältnisse findet man bei der Zwangsneurose, bei der die abgewehrte Analität nicht die Wiederbelebung der ursprünglichen Analphase ist, sondern die Wiederbelebung der regressiven Rückkehr zur Analität in der frühen Latenz nach dem Rückzug von vernichtenden ödipalen Kastrationsängsten.)

Es ist schwer, das kindliche Erleben des Objektes in seiner primären Einheit mit diesem und in seiner primären Alterego-(Zwillings-)Beziehung zu ihm zu rekonstruieren. Diese Phasen entstehen sehr früh, d. h., bevor verbale Mitteilungen unsere Einfühlungsfähigkeit unterstützen können. Die Spiegelphase jedoch setzt sich bis zur verbalen Stufe fort, und die Interaktionen zwischen Eltern und Kind sind deshalb unserem einfühlenden Verstehen zugänglicher, sogar in ihren präverbalen Anfängen (vergleiche z. B. Trollopes Beschreibung der »Baby Worship«, zitiert bei *Kohut* 1966a). Die sekundären, regressiv entstandenen Vorläufer der späteren Verschmelzungs- und Spiegelübertragung sind jedoch in der Kindheit zugänglicher, und Erinnerungen angstvoller kindlicher Einsamkeit mit fast wahnhaften Verschmelzungen mit anderen Erinnerungen an phantasierte Spielgefährten und Übergangsobjekte mit Alter-ego-Merkmalen werden nicht selten in den Analysen Erwachsener berichtet.

Es muß eingeräumt werden, daß selbst die reinsten Formen der Spiegelübertragung im engeren Sinne in den Analysen narzißtischer Persönlichkeitsstörungen nicht direkte Nachbildungen einer normalen Entwicklungsphase sind. Auch sie sind regressiv veränderte Wiederauflagen der Bedürfnisse eines Kindes nach Aufmerksamkeit, Zuwendung und wohlwollender Bestätigung seines Vorhandenseins, und sie enthalten immer eine Beimengung von Tyrannei und Besitzergreifung, die eine Verstärkung oral-sadistischer und anal-sadistischer Triebelemente als Folge intensiver Versagungen und Enttäuschungen verraten. Dennoch ist die Spiegelübertragung im engeren Sinne der therapeutischen Wiederherstellung einer normalen Entwicklungsphase näher als Verschmelzungs- und Zwillings-Übertragung, und in einer richtig geführten Analyse haben die zwei letztgenannten die Tendenz, schrittweise in die erstere überzugehen, und die Spiegelübertragung ihrerseits zeigt mehr und mehr die Tendenz, sich einer normalen Entwicklungsphase anzugleichen; d. h., die sadistischen Elemente treten zurück, und die Bedürfnisse nach Liebe und

Zuwendung werden ebenso offen ausgedrückt, und ihre Erfüllung ist ebenso befriedigend wie in den entsprechenden phasenadäquaten Interaktionen zwischen Eltern und Kind.

Die drei Formen der therapeutischen Wiederbelebung des Größen-Selbst entsprechen somit nicht nur verschiedenen Entwicklungsstufen dieser psychischen Struktur, sondern sie sind auch daran zu unterscheiden, wie sie in den Behandlungen Gestalt annehmen. Und dennoch, trotz ihrer Verschiedenheit hinsichtlich Entwicklung und Auftreten, ist die dynamische therapeutische Wirkung der drei Unterteilungen der Wiederbelebung des Größen-Selbst in der Übertragung die gleiche: 1. Bei allen drei Formen wird der Analytiker zur zentralen Figur, zu der eine therapeutisch wirksame narzißtische Objektkonstanz hergestellt werden kann, wie primitiv dieses Objekt auch sein mag, und 2. trägt die Übertragung mit Hilfe des mehr oder weniger stabilen, narzißtisch besetzten Objektes bei allen drei Formen zur Aufrechterhaltung der Selbstkohärenz des Analysanden bei.

Daß der Analytiker zur Unterstützung dieser kontinuierlich besetzten Struktur herangezogen werden kann, kommt daher, daß a) genetisch die Bildung eines (häufig nur labilen) kohärenten Größen-Selbst tatsächlich bis zu einem gewissen Grad in der frühen Kindheit erreicht worden war und daß b) die zuhörende, wahrnehmende und widerspiegelnde Gegenwart des Analytikers jetzt jene psychischen Kräfte verstärkt, die den Zusammenhang des Selbstbildes aufrechterhalten – so archaisch und (in erwachsenen Kategorien) unrealistisch dies auch sein mag.

Fallbeispiele

Die Wirksamkeit der Spiegelübertragung als Hüterin der Kohärenz des Selbst kann am besten durch Fallbeispiele dargestellt werden, in denen die Gefahr einer tieferen Regression das erreichte Übertragungsgleichgewicht stört. Wenn man die Spiegelübertragung so regressiven Zuständen auf primitiveren Stufen gegenüberstellt, ist es leichter, ihre eigenen spezifischen Wirkungen und Inhalte aufzuzeigen. Entsprechend den Einsicht gewährenden und somit therapeutisch sehr wertvollen kontrollierten, vorübergehenden Schwankungen in Richtung auf einen Zerfall der idealisierten Eltern-Imago, wenn die idealisierende Übertragung gestört ist[7], finden wir auch regressive Zustände als Folge einer Störung der Spiegelübertragung. Metapsychologisch sind sie als vorübergehende Fragmentierung des narzißtisch besetzten, kohärenten (körperlich-seelischen) Selbst und einer vorübergehenden Verschiebung der so frei gewordenen Besetzungen auf isolierte Körperteile, isolierte psychische Funktionen und isolierte Handlungen zu verstehen, die dann als gefährlich losgelöst von dem nur mühsam aufrechterhaltenen oder zerbrechenden Selbst erlebt werden.

Die Störung des Gleichgewichts der Spiegelübertragung mit der darauf folgenden Gefahr der fragmentierten Regression soll nun an Hand bestimmter Beispiele anschaulich gemacht werden. Herr B. war seit drei Monaten bei einer Kollegin in Analyse. Der Patient, ein College-Dozent Ende zwanzig, kam mit dem bewußten Motiv zur Analyse, Hilfe für seine sexuellen Störungen und seine gescheiterte Ehe zu finden. Obwohl die angebotenen Symptome scheinbar wohlabgegrenzt waren, so litt er eigentlich an einer unbestimmten und ausgedehnten Persönlichkeitsstörung, die er abwechselnd als Zustände schwerer Spannung oder als Gefühl schmerzhafter Leere wahrnahm, beides im Grenzbereich psychischen Erlebens und körperlicher Wahrnehmungen. Außerdem fühlte sich der Patient durch plötzlich auftretende intensive Wutanfälle bedroht.

Innerhalb weniger Wochen nach Analysenbeginn (und ohne besondere Aktivität der Analytikerin) begann der Patient die Analyse als sehr beruhigend zu empfinden. Er fühle sich »wie

7 Dieser Zusammenhang wird in Kapitel 3 besprochen; vgl. auch den Fall von Herrn G. in Kapitel 4.

in einem warmen Bad« (ein vielsagendes Gleichnis, auf der Erfahrung beruhend, daß die äußere und gleichzeitig einhüllende Wärmeregulation in einem warmen Bad die Wirkung einer Wiederherstellung des narzißtischen Gleichgewichts hat und durch ihre sanfte körperliche Reizung zu einem gesteigerten Gefühl der Kohärenz des Körper-Selbst beiträgt). Im Verlaufe jeder Analysenstunde und jede Woche mehr, als die Wirkungen der aufeinanderfolgenden Stunden sich anscheinend verstärkten, verschwanden seine Spannungen und das Gefühl schmerzhafter Leere, und der Patient berichtete, daß er in seiner Arbeit besser wurde und daß er sich wesentlich produktiver fühlte und auch war. Während der Wochenenden jedoch nahmen seine Spannungen beträchtlich zu, er fing an, sich über seine körperlichen und psychischen Funktionen Sorgen zu machen, hatte Träume von Gewalt und drohender Zerstörung und neigte dazu, auf minimale Störungen mit plötzlichen Wutausbrüchen zu reagieren. Aber er begann schon zu verstehen, daß seine Spannungen mit dem Getrenntsein von der Analytikern zusammenhingen (obwohl er manifest noch hauptsächlich an der Befürchtung festhielt, daß seine frühere Frau ihn vergessen oder nicht an ihn denken würde.)

In dieser Phase empfand er plötzlich in einer Analysenstunde ein intensives Gefühl der Ganzheit, der Gesundheit, des gesteigerten Selbstvertrauens und ein Verschwinden seiner Spannung und inneren Leere, nachdem die Analytikerin etwas gesagt hatte, in dem die Worte enthalten waren: »Wie Sie mir vor einer Woche erzählt haben«. Der Patient zeigte sich sehr erfreut darüber, daß die Analytikerin sich an etwas erinnern konnte, was er in einer früheren Stunde gesagt hatte, und die Analytikerin bekam aus der Reaktion des Patienten deutlich den Eindruck, daß sein Selbsterleben – hier insbesondere auf den zeitlichen Zusammenhang bezogen – dadurch intensiver wurde, daß sie ihm zuhörte, einfühlend reagierte und sich erinnerte (d. h. die Spiegelfunktionen des Analytikers versetzten den Patienten in die Lage, ein wiederbelebtes Größen-Selbst mit narzißtischer Libido zu besetzen).

Ich möchte hier hinzufügen, daß viele Patienten mit narzißtischen Persönlichkeitsstörungen über ein Gefühl der Fragmentierung klagen, das besonders in einer Trennung ihrer Selbstwahrnehmung von ihren verschiedenen körperlichen und psychischen Funktionen besteht. Die flüchtige Fragmentierung eines bis dahin noch nicht stabil besetzten Selbst findet man ziemlich häufig in den späteren Phasen erfolgreicher Analysen narzißtischer Persönlichkeitsstörungen, wenn der Patient als Folge des therapeutischen Fortschrittes durch äußere Interessen absorbiert wird. Die in der Analyse erreichte größere Kohärenz des Selbst führt zu einer Verbesserung verschiedener Ich-Funktionen und zu einer Richtung der Interessen auf berufliche und zwischenmenschliche Ziele. Durch die neue Erfahrung fasziniert, kann der Patient sich in bestimmten Interessen verlieren und bemerkt dann plötzlich bei sich gewisse hypochondrische Befürchtungen hinsichtlich seiner körperlichen und besonders seiner psychischen Funktionen. Diese Spannungen verschwinden jedoch im allgemeinen schnell, wenn der Patient – zuerst mit Hilfe der Deutungen des Analytikers und später spontan – versteht, daß dieser Zustand eine Folge eines vorübergehenden Verlustes der kohärenten narzißtischen Besetzung seines Selbst ist, die im Übermaß in seine Aktivitäten geflossen war.

Patient M. z. B., ein dreißigjähriger Mann (in Analyse bei einer Ausbildungskandidatin, die den Fall beim Verfasser kontrollierte) hatte trotz beachtlicher äußerer Erfolge in seinem Beruf seine Arbeit als unbefriedigend erlebt und hatte sich auf eine Vielzahl hastiger und ruheloser gesellschaftlicher Aktivitäten eingelassen, die dazu dienen sollten, ein bedrängendes Gefühl innerer Leere zu verbergen. In der Analyse wurde er sich seines intensiven Exhibitionismus bewußt, der seit seiner Kindheit unerfüllt geblieben war. Der Prozeß des Durcharbeitens ermöglichte ihm zunehmend, den Kern seines Größen-Selbst zu stabilisieren, und er konnte sich nun nicht nur exhibitionistische Phantasien gestatten (z. B. vor einem phantasierten riesigen Publikum die Geige zu spielen), sondern sich auch seiner Berufsarbeit (die für ihn in der Tat eine Bühne für die Erfüllung exhibitionistischer Wünsche in sozial annehmbarer Form darstellte) mit mehr und mehr Initiative und Energie zuzuwenden. Vorübergehend erlitt er jedoch Angstanfälle, und zwar sowohl, wenn er Geige spielte als auch, wenn er sich ganz in seine Berufsarbeit versenkte. Jedesmal ergab eine sorgfältige Untersuchung des Erlebnisses, daß die Angst nicht nur Folge einer bedrohlichen hypomanischen Erregung durch das Eindringen seines bis dahin noch verhältnismäßig ungezähmten Exhibitionismus, sondern noch mehr eine Folge des Gefühls des Selbstverlustes war (ein Besetzungsentzug vom Selbst mit der Gefahr von dessen erneuter Fragmentierung), wenn er sich seinen Tätigkeiten und Zielen überließ, d. h. wenn er sie mit narzißtischer Libido besetzte. Diese Angsterlebnisse traten jedoch nur während einer begrenzten Übergangszeit auf. Später wurde er fähig, die narzißtische Besetzung der geschätzten selbstsyntonen Handlungen und Ziele mit jener verstärkten Selbstkohärenz zu kombinieren, die gewöhnlich mit der erfolgreichen Anwendung der Ich-Fertigkeiten eines Menschen einhergeht.

Diese spezifischen Episoden im Analysenverlauf (wie die soeben bei Herrn M. beschriebene), wenn die Selbstbesetzung in Gefahr ist, durch die neu gewonnenen Interessen des Patienten aufgezehrt zu werden, müssen von jenen chronischen psychischen Zuständen unterschieden werden, in denen Menschen sich gezwungen fühlen, ununterbrochen tätig zu sein, da sie sich nur in ihren Tätigkeiten lebendig fühlen können. Ihre Handlungen werden von ihnen nicht als Ergebnis ihrer Pläne, Aufgaben, Ziele und Ideale erlebt (sie beruhen nicht auf einer stabilen Selbsterfahrung), sondern sie sind ein Ersatz für das Selbst. Ein vergleichbares Symptom, dessen Vorhandensein häufig erst in der Analyse erkannt wird, besteht darin, daß der Patient sich nicht als kontinuierlich in der Zeit erlebt. Anfänglich klagen solche Patienten häufig darüber, daß sie den Inhalt der Analysenstunden nicht von einem Tag zum anderen behalten können. Dieser Eindruck bleibt subjektiv oft erhalten, obwohl dem Patienten gezeigt werden kann, daß er falsch ist, weil er sich in Wirklichkeit früherer Stunden durchaus erinnert. Im Gegensatz dazu fühlen sich Patienten wie z. B. Herr B. subjektiv ganz und vollständig (einschließlich des Gefühls der zeitlichen Kontinuität), wenn der Analytiker zu erkennen gibt, daß er sich früherer Mitteilungen und Gefühlszustände des Patienten erinnert – ein deutliches Anzeichen, daß der Analytiker (in der Spiegelübertragung) begonnen hat, eine wichtige (prä-)strukturelle Funktion bei der Aufrechterhaltung der Kohärenz des Selbst des Patienten zu übernehmen.

Die Episode aus der Analyse von Herrn B. ist ein gutes Beispiel für die Funktion der Spiegelübertragung bei der Verstärkung der zeitlichen Kohärenz des wiederbelebten Selbst. Die folgende Skizze (ebenfalls aus der frühen Phase einer Analyse) ist eine weitere, besonders lehrreiche Illustration einer vorübergehenden regressiven Fragmentierung des therapeutisch wiederbelebten Größen-Selbst. Diese Episode zeigt jedoch nicht nur eine Bedrohung für das Erleben der zeitlichen Kohärenz des Selbst, sondern eine Bedrohung für seine gegenwärtige Kohärenz in Breite und Tiefe.

Herr E. war ein Student Ende zwanzig. Obwohl er ursprünglich die Behandlung wegen Scheiterns seiner Ehe aufgesucht hatte, ließ er bald eine Anzahl anderer Probleme erkennen, insbesondere eine Neigung zu einer Vielzahl perverser Phantasien und Handlungen. Die Einzelheiten seiner Störung und seiner ziemlich brüchigen Persönlichkeitsstruktur sollen hier nicht dargestellt werden. Es mag genügen zu sagen, daß er durch eine Anzahl perverser Mittel Erleichterung von schmerzhaften narzißtischen Spannungszuständen suchte, wobei die Austauschbarkeit der verschiedenen oberflächlich besetzten Objekte und die amöbenartige Unbestimmtheit seiner Sexualziele dafür sprachen, daß er keiner Befriedigungsquelle vertrauen konnte und daß er sich nicht einmal auf die Mittel verlassen konnte, mit denen er Befriedigung und Beruhigung zu erlangen hoffte. Als die (narzißtische) Übertragung sich zu entwickeln begann, wurde jedoch klar, daß voyeuristisch-exhibitionistische Ziele in seinen Perversionen einen besonderen Platz einnahmen und daß er versuchte, aus dieser Quelle Befriedigungen zu erlangen, wenn er sich in anderen Bereichen von Zurückweisung bedroht fühlte.

Ich möchte hier nicht auf die verschiedenen genetischen Faktoren eingehen, für die sich in der Analyse gewisse Anhaltspunkte ergaben (siehe jedoch Kapitel 1). Ich möchte mich hier auf einen kurzen Bericht über ein bestimmtes Wochenende des Patienten in einer frühen Phase seiner langen Analyse beschränken. Obwohl er schon dabei war zu erkennen, daß Trennungen vom Analytiker[8] sein psychisches Gleichgewicht störten, verstand er noch nicht das Wesen der spezifischen Hilfe, die die Analyse ihm gab. An früheren Wochenend-Trennungen hatte er versucht, der unbestimmten inneren Gefahr mit einer Vielzahl von Hilfsmitteln zu begegnen. Er hatte sich z. B. dem relativ unbetroffenen Bereich intellektueller Interessen zugewandt; oder er war von plötzlich auftretenden homosexuellen und heterosexuellen Drangzuständen beherrscht, die gewöhnlich zu gefährlichen voyeuristischen Handlungen in öffentlichen Toiletten führten, wobei er ein Gefühl der Verschmelzung mit dem Mann hatte, den er jeweils anschaute. Im Laufe dieses Wochenendes war er jedoch durch einen Akt künstlerischer Sublimierung nicht nur fähig, sich selbst diese gröberen Schutzmaßnahmen gegen die drohende Auflösung des Selbst zu ersparen, sondern er konnte sich auch erklären, auf welche Weise ihn der Analytiker beruhigte. An diesem Wochenende malte der Patient ein Bild des Analytikers. Der Schlüssel zum Verständnis seiner künstlerischen Produktion lag darin, daß der Analytiker auf dem Bild weder Augen noch eine Nase hatte – statt dessen nahm der Analysand den Platz dieser Sinnesorgane ein. Diese Evidenz (es gab reichlich zusätzliches vergangenes und gegenwärtiges Material, das diese Deutung bestätigte) erlaubte die Schlußfolgerung,

8 Die Analyse wurde von einem Ausbildungskandidaten des Chicago Institute for Psychoanalysis unter Kontrolle des Verf. durchgeführt.

daß die Wahrnehmung des Patienten durch den Analytiker eine entscheidende Hilfe für die Aufrechterhaltung seines narzißtisch besetzten Selbstbildes war: In der Spiegelübertragung wurde der Analytiker vom Patienten als der (narzißtische) Zement erlebt, der der Neigung zur Fragmentierung entgegenstand. Der Patient fühlte sich ganz, wenn er denken konnte, daß ihn ein Objekt wohlwollend anblickte, das eine ungenügend entwickelte intrapsychische Funktion ersetzen mußte: Der Analytiker stellte einen Ausgleich für die fehlende narzißtische Besetzung des Selbst dar.

Eine begrifflich zu klärende Frage, die schon in früherem Zusammenhang erwähnt worden war, kann an dieser Stelle sinnvoll wieder aufgegriffen und mit dem beschriebenen therapeutischen Material verglichen werden; man muß nämlich unterscheiden zwischen a) der Kohärenz des Selbstbildes des Patienten (der Ganzheit des wiederbelebten Größen-Selbst), die er nur mit Hilfe der Gegenwart des Analytikers aufrechterhalten kann, d. h. mit Hilfe der wirklichen oder phantasierten vereinheitlichenden Wahrnehmungen und Reaktionen des Analytikers, und b) der Einheit und Kohärenz des Ichs des Patienten und seiner Funktionen.

Obwohl diese zwei Begriffe auf verschiedenen Abstraktionsebenen liegen (wobei der Begriff des Selbst der introspektiven oder empathischen Beobachtung näher steht, der des Ichs dagegen weiter davon entfernt ist), kann man sagen, daß das Erleben eines einheitlichen Selbst auf der Grundlage einer stabilen narzißtischen Besetzung des Selbstbildes eine wichtige Voraussetzung für ein kohärentes Funktionieren des Ichs ist; das Fehlen einer solchen Besetzung führt im Gegensatz hierzu zu gestörten Ich-Funktionen; und schließlich kann man sagen, daß die narzißtischen Besetzungen einer Spiegelübertragung die Ich-Störung heilen, d. h. die Ich-Funktionen auf dem Weg über den Zwischenschritt der Erhaltung der Kohärenz des Selbst verbessern können. (Eine Darstellung der wechselseitigen Beziehung zwischen Ich und Selbst findet sich bei Kohut 1970a).

6
Formen der Spiegelübertragung:
Eine Einteilung nach genetisch-dynamischen
Gesichtspunkten

Die bisherige Einteilung der Übertragungen, die als Folge der
therapeutischen Wiederbelebung des Größen-Selbst entstehen,
beruhte auf Entwicklungsgesichtspunkten. In diesem Kapitel
werde ich die Arten der Spiegelübertragung behandeln, die
sich nicht so sehr auf die (anlagebedingten?) Reifungsstadien
des Größen-Selbst beziehen, sondern mehr auf die in der
Vergangenheit (Kindheit) und in der Gegenwart (Behandlung) wirksamen äußeren Faktoren. Ich möchte jetzt drei
spezifische Weisen voneinander abgrenzen – 1. die primäre,
2. die sekundäre, 3. die reaktive –, in denen die Spiegelübertragung (im umfassenden Wortsinne) in der Analyse auftritt,
und ich möchte zeigen, wie diese verschiedenen Arten ihres
Auftretens sich a) auf die Schicksale des Größen-Selbst in
der Kindheit und b) auf gegenwärtiges Erleben in der therapeutischen Übertragung beziehen. Die therapeutische Wiederbelebung des Größen-Selbst kann nämlich entweder direkt
entstehen (*primäre Spiegelübertragung*) oder als vorübergehender Rückzug von einer idealisierenden Übertragung (*reaktive
Wiederbelebung des Größen-Selbst*) oder als Übertragungswiederholung einer spezifischen Folge von Ereignissen in der
psychischen Entwicklung (*sekundäre Spiegelübertragung*).

Die primäre Spiegelübertragung

Eine ins einzelne gehende, getrennte Darstellung der primären
Spiegelübertragung ist nicht nötig, weil sich die Wiederbelebung des Größen-Selbst in der Übertragung üblicherweise

in dieser Form in der Behandlung vollzieht. So mag es denn genügen zu wiederholen, daß unter der Voraussetzung der adäquaten, nicht eingreifenden Haltung des Analytikers die primäre Spiegelübertragung sich spontan beim Analysanden einstellt. Die spezifische Form der Übertragung (sei es Verschmelzungs-, Alter-ego- oder Spiegelübertragung im engeren Sinne) wird durch den pathognomonischen Fixierungspunkt bestimmt. Und die Ängste des Patienten während der Herstellung der Übertragung (wie Angst vor unkontrollierbarer Regression, etwa ausgedrückt in Fallträumen, Ängste vor unkontrollierbarer Übererregung durch wiederbelebten primitiven Exhibitionismus, Angst, den Kontakt mit der Realität durch ein plötzliches Hervorbrechen von Größenphantasien zu verlieren usw.) beziehen sich spezifisch auf die Art der sich bildenden Übertragung. Das gleiche trifft natürlich für die spezifischen Widerstände zu, die, motiviert durch spezifische Befürchtungen des Patienten, der Übertragung entgegenstehen. Die sorgfältige Beobachtung der Übertragungsversuche und der durch sie ausgelösten spezifischen Ängste und Widerstände ist für den Analytiker von großem Wert, da ihm dies nicht nur Hinweise auf die Entstehung der Störung, sondern auch auf das spezifische dynamische Zusammenspiel zwischen zentralen Größenphantasien und Exhibitionismus einerseits und den diese umgebenden Persönlichkeitsstrukturen andererseits gibt, die häufig in späteren Stadien der Analyse nicht gleichermaßen klar erkennbar sind.

Wenn die Ängste den Analysanden zu sehr bedrängen oder wenn sie ihn länger daran hindern, die Bedürfnisse des archaischen Selbst-Objekts in dem wiederbelebten Größen-Selbst zur Geltung kommen zu lassen, dann ist es für den Analytiker nützlich, dem Patienten die Bedeutung dieses Stillstandes zu erklären. Solche Erklärungen können natürlich kein spezifisches genetisches Material enthalten, und die Mitteilung intuitiv erfaßter genetischer Rekonstruktionen sollte vom Analytiker vermieden werden, da diese häufig vom Patienten als Aufforderung erlebt werden, eine unspezifische, archaische Beziehung zu einem allwissenden Objekt aus Abwehrgründen einzugehen. Wenn der Analytiker sich jedoch darauf beschränkt, für den Patienten die Dynamik der gegenwärtigen Situation wohlwollend zu klären, dann kann der Patient erkennen, daß der Analytiker sein Leiden versteht; er fühlt sich sicherer, und seine Angst und die damit verbundenen Widerstände verringern sich.

Die reaktive Wiederbelebung des Größen-Selbst

Trotz der großen praktischen Bedeutung der reaktiven Wiederbelebung des Größen-Selbst ist es nicht nötig, es an dieser Stelle im einzelnen darzustellen. Seine Stellung – als eine Zwischenstation oder als ein Wendepunkt – für die charakteristischen regressiven Schwankungen bei den Analysen narzißtischer Persönlichkeitsstörungen war tabellarisch in Kapitel 4 dargestellt (Position 2A, Tabelle 2, S. 121), und sein Auftreten in der Behandlung wird an Fallbeispielen erläutert (vgl. die Fälle G. in Kapitel 4 und L. in Kapitel 10), die einige Folgen falscher Reaktionen des Analytikers auf eine idealisierende Übertragung erkennen lassen.

Der Rückzug von einer idealisierenden Übertragung zu einer (reaktiven) Wiederbelebung des Größen-Selbst betrifft ein taktisches Detail des analytischen Prozesses, das im Wesen nicht von den bekannten vorübergehenden Regressionen verschieden ist, die Enttäuschungen der Objektlibido bei den Analysen von Übertragungsneurosen folgen können. Diese typischen Besetzungsverschiebungen treten im Gesamtverlauf einer narzißtischen Übertragung auf – jedoch ist der Begriff Übertragung (oder spezifisch Spiegelübertragung) nicht geeignet für die Anzeichen der reaktiven Wiederbelebung des Größen-Selbst in der Behandlung. Unter solchen Umständen entsteht kaum jemals eine positive, therapeutisch nützliche Form des Größen-Selbst, sondern eine schnelle Überbesetzung eines archaischen, grandiosen Selbstbildes, das durch Feindseligkeit,

Kälte, Anmaßung, Sarkasmus und Schweigen starr verteidigt wird (Position 2A in Tabelle 2). In manchen Fällen endet die Regression, die der Enttäuschung am idealisierten Objekt folgt, nicht auf der Stufe des archaischen Narzißmus, sondern sie führt weiter zurück zu einer Überbesetzung des autoerotischen, fragmentierten körperlich-seelischen Selbst mit bedrängenden hypochondrischen Befürchtungen und archaischer Scham (Position 3 in Tabelle 2). Zwischen den Rückzugspositionen des archaischen Narzißmus (2A) und des Autoerotismus (3) finden wir gelegentlich ein flüchtiges Auftreten beinahe wahnhafter Verschmelzungsphantasien zusammen mit Unsicherheit des Patienten über seine Identität.

Solche primitiven Identifikationen, verbunden mit hypochondrischen Befürchtungen, erlebte z. B. öfter Herr E. (Kapitel 5), der das Gefühl bekam, er nehme Körperformen oder Gesichtszüge seiner toten Mutter an, wenn er vom Analytiker enttäuscht war. Diese Primitivierung des schauend-verschmelzenden Ausdrucks seiner unerfüllten oral-taktilen Sehnsüchte und seines Wunsches nach zielgehemmter Zärtlichkeit und Einfühlung (einer mütterlichen Figur) traten selbst in fortgeschrittenen Stadien seiner Analyse auf, d. h. dann, als er bereits für längere Zeit zu schöpferischer, sublimierender Tätigkeit fähig war, die die primitive visuelle Verschmelzung seiner voyeuristischen Perversion ersetzt hatte (siehe den Bericht über diese Phase von Herrn E.'s Analyse in Kapitel 12). So bedrohlich diese regressiven Zustände auch erscheinen mögen, so brauchen sie in den meisten Fällen weder den Analytiker noch den Patienten übermäßig zu beunruhigen. Zwar gibt es seltene Ausnahmen (siehe z. B. die skizzenhafte Falldarstellung von Herrn G. in Kapitel 4, bei dem die Schwere der Regression und die Intensität der analen Triebanteile im Verein mit der entsprechenden paranoiden Einstellung wirklich beunruhigend war); aber in der großen Mehrzahl der Fälle mit jenen psychischen Störungen, die Gegenstand dieser Untersuchung sind, sind diese Regressionen eindeutig ein Teil des therapeutischen Prozesses und werden bald vom Patienten als Material für die Einsicht erzeugende Arbeit akzeptiert, die schrittweise zur Erweiterung und Stärkung seines Ichs führt.

Diese regressiven Schwankungen sind weder zu verhindern, noch sind sie etwa therapeutisch unerwünscht. In Anbetracht der narzißtischen Verwundbarkeit des Analysanden sind sie nicht vermeidbar, weil keines Analytikers Einfühlung vollkommen sein kann – ebensowenig wie die Einfühlung einer Mutter für die Bedürfnisse ihres Kindes. Und, wie schon gesagt, die Einsicht aus ihrer therapeutischen Beobachtung ist sehr wertvoll für den Patienten. Die analytische Arbeit stützt sich jedoch nicht auf die regressive Position selbst, die einen Rückzug von einer bearbeitungsfähigen narzißtischen Beziehung darstellt, und die *isolierte* Deutung des Inhaltes der Erscheinungsformen des Größen-Selbst oder der hypochondrischen Befürchtungen und Schamerlebnisse des Patienten würden somit nutzlos und ein technischer Fehler sein. Wenn einmal der dynamische Zusammenhang einer bestimmten Übertragungsschwankung aufgeklärt ist, ist es nicht nötig, die einfühlende Rekonstruktion der Kindheitsgefühle zu vermeiden, die der gegenwärtigen regressiven Position in der Analyse entsprechen. Man kann also die Analogie aufzeigen zwischen den gegenwärtigen hypochondrischen Befürchtungen eines Patienten und den unbestimmten Sorgen eines einsamen Kindes um seine Gesundheit, das sich ungeschützt und bedroht fühlt, und man erleichtert damit das Verständnis des Patienten sowohl für die tiefere Bedeutung seines gegenwärtigen Zustandes als auch für dessen Entstehung. Die Hauptaufgabe des Analytikers ist jedoch in diesen Episoden immer noch das Erkennen des gesamten therapeutischen Prozesses, und seine Deutungen müssen sich hauptsächlich auf das traumatische Ereignis konzentrieren, das den Rückzug ausgelöst hat.

In den meisten Fällen entwickelt sich die Spiegelübertragung allmählich vom Anfang der Behandlung an (primäre Spiegelübertragung); in manchen Fällen geht ihr jedoch eine anfängliche kurze Phase der Idealisierung voraus. Die Bedeutung der sekundären Spiegelübertragung ist weniger offensichtlich als die der reaktiven Wiederbelebung des Größen-Selbst; und die genetischen Zusammenhänge seines Auftretens erfordern besondere Beachtung.

Während eines begrenzten anfänglichen Abschnittes in den Analysen gewisser, sonst offenbar auf sich selbst bezogener oder von sich selbst absorbierter narzißtischer Persönlichkeiten ist das vorübergehende Auftreten einer idealisierenden Übertragung unübersehbar. Selbst wenn diese idealisierende Haltung des Patienten nicht durch vorzeitige Deutungen oder andere aktive oder passive Störungen vonseiten des Analytikers beeinträchtigt wird, verschwindet sie oft schnell, um durch eindeutige Zeichen im Verhalten und den freien Assoziationen des Patienten ersetzt zu werden, die zeigen, daß eine Besetzungsverschiebung von der Wiederbelebung des idealisierten Objektes zu jener des Größen-Selbst stattgefunden hat und daß sich eine Spiegelübertragung (in einer der drei Formen ihrer entwicklungsbedingten Unterteilungen) eingestellt hat. Diese bleibt während der ganzen langen Zeit bestehen, in der die systematischen Prozesse des Durcharbeitens sich auf die Integration des wiederbelebten Größen-Selbst konzentrieren. Die anfängliche Idealisierung des Analytikers ist gewöhnlich als ein spezifischer Zwischenschritt auf dem rückwärtsführenden Weg der noch unvollständigen therapeutischen Regression zu verstehen. In solchen Fällen sehen wir in Träumen und Erinnerungen des Patienten die Bilder oder Gestalten, die er früh bewundert und idealisiert hat, obwohl ihr Auftreten deutlich mit seiner gegenwärtigen Haltung gegenüber dem Analytiker zusammenhängt; oder wir sehen, daß der Patient seine bewußte Bewunderung für den Analytiker direkt ausdrückt.

Ein Beispiel für die erste Art der Idealisierung (Bilder bewunderter Gestalten in frühen Träumen), die einer sekundären Spiegelübertragung vorausging, wird später im Zusammenhang der Behandlung der Neigung mancher Analytiker (manchmal als Folge der Mobilisierung ihrer Gegenübertragung) erwähnt, mit irrtümlichen oder vorzeitigen oder auf andere Weise falschen Deutungen zu reagieren, wenn sie von ihren Patienten idealisiert werden. Dieser Fall, Fräulein L. (Kapitel 10), ist sicher ein Beispiel für eine flüchtige idealisierende Übertragung, die (indirekt) in den Initialträumen einer Analyse zum Ausdruck kam. In diesem Falle stellte die Idealisierung einen kurzen Versuch dar, einen Ansturm bedrohlicher narzißtischer Spannungen durch die Idealisierung eines bewunderten Geistlichen in der frühen Adoleszenz in Grenzen zu halten. Ein Leerlauf in der Analyse als Folge eines Fehlers des Analytikers verzögerte nicht so sehr die Fortsetzung einer idealisierenden Übertragung, als vielmehr die Überleitung der exhibitionistischen Forderungen des Größen-Selbst in eine tragfähige Spiegelübertragung.

Ein Beispiel für die zweite Art der Idealisierung (direkter Ausdruck der bewußten Bewunderung des Analytikers), die einer sekundären Spiegelübertragung vorausging, ist in dem ausführlichen Bericht der Analyse von Herrn K. (Kapitel 9) enthalten (jedoch hauptsächlich in einem anderen Zusammenhang berichtet). Während einer kurzen, frühen Phase seiner Analyse hatte dieser Patient seine große Bewunderung des Analytikers offen mitgeteilt und hatte Erscheinung, Verhalten sowie körperliche und geistige Fähigkeiten des Analytikers idealisiert. Diese kurze Idealisierung wiederholte einen mißlungenen Idealisierungsversuch aus der Kindheit des Patienten (er war damals ungefähr dreieinhalb Jahre alt), der seinem Vater gegolten hatte. Als nach der Geburt eines Bruders die Einstellung der Mutter des Patienten plötzlich von unkritischer Bewunderung zu kritischer Ablehnung seiner selbst und seines Werbens nach Zuwendung wechselte, versuchte das Kind, mit dieser intensiven narzißtischen Kränkung fertig zu werden, indem es seinen Vater zu einer bewunderten, idealisierten Gestalt aufbaute, an die es sich anschließen wollte. Dieser Versuch schlug jedoch aus mehreren Gründen fehl, besonders, weil der Vater trotz beträchtlicher äußerer Erfolge anscheinend an einer spezifischen, schweren Störung seines Selbstwertgefühls litt, die es ihm unmöglich machte, die Rolle anzunehmen, die sein Sohn ihm zuschreiben wollte. Anstatt die Verehrung des Kindes anzunehmen und ihm so ein Gefühl narzißtischer Befriedigung und narzißtischen Gleichgewichtes durch Anlehnung an eine bewunderte Gestalt zu erhalten, wies der Vater die Bewunderung des Kindes ab und verspottete seinen Wunsch nach identifikatorischer Anlehnung.

Die Versuche des Kindes, eine idealisierte Vater-Imago zu schaffen, waren somit von kurzer Dauer, und um das narzißtische Gleichgewicht wieder zu erreichen, das eine frühere Lebensphase bestimmt hatte, zog er sich auf Erwartungen und Tätigkeiten zurück, die dieses Gleichgewicht wiederbringen sollten. Er versuchte nun, sein Selbstwertgefühl durch Wiederbelebung früherer Größenphantasien und exhibitionistischer Darbietungen zu stützen, die einst von seiner Mutter gefördert worden waren. Insbesondere versuchte er seine phantastischen und exhibitionistischen Neigungen in Form sportlicher Betätigung auszudrücken, was er bis in das Erwachsenenalter fortsetzte und zum Kernpunkt seiner späteren Erfolge und Fehlschläge machte. Die Einzelheiten der sehr aufschlußreichen Persönlichkeitsentwicklung dieses Patienten sollen hier nicht beschrieben werden. Diese Skizze einer genetisch entscheidenden Phase seiner frühen Kindheit ist nur deshalb wiedergegeben worden, um zu erklären, wie eine spezifische Reihenfolge in seiner narzißtischen Übertragung (eine anfängliche Idealisierungsphase gefolgt von einer sekundären Spiegelübertragung) eine Folge von Ereignissen seiner Kindheit wiederholte (der kurze Idealisierungsversuch, gefolgt von einer Rückkehr zur Überbesetzung des Größen-Selbst).

Diese flüchtigen Idealisierungen, ob offen oder verborgen, ob direkt auf den Analytiker gerichtet oder nur indirekt aus Anspielungen erkennbar, bedeuten metapsychologisch die Wiederbelebung eines versuchten Vorwärtsschrittes in einer der wichtigen Entwicklungslinien des Narzißmus, der aber in der Kindheit nicht erfolgreich vollendet werden konnte: nämlich der Versuch, eine zuverlässig idealisierte Eltern-Imago aufzubauen als Vorläufer für deren Verinnerlichung in Form des idealisierten Über-Ichs. Ungleich den vorübergehenden Schwankungen von der idealisierten Eltern-Imago zum Größen-Selbst später in der Behandlung (reaktive Wiederbelebung des Größen-Selbst) wiederholt die Besetzungsverschiebung von der Mobilisierung der idealisierten Eltern-Imago zu der des Größen-Selbst in diesen Fällen eine spezifische Folge von Ereignissen aus der Kindheit des Analysanden: a) die versuchte Idealisierung eines Kindheitsobjektes, b) eine (traumatische) Störung der Idealisierung und c) (eine Rückkehr zur) Wiederbesetzung des Größen-Selbst. Weder die kurze Idealisierungsphase noch die dann folgende spontane Wendung zum Größen-Selbst dürfen außer acht gelassen werden, denn nur aus der gesamten Reihenfolge ergibt sich die Übertragungswiederholung der entscheidenden psychischen Abläufe der Vergangenheit. Der Analytiker darf deshalb die anfängliche Idealisierung weder zurückweisen, noch darf er sie künstlich verlängern.

Die Idealisierung des Therapeuten, die der Herstellung einer sekundären Spiegelübertragung vorausgeht, hat somit eine dreifache Bedeutung:

1. Die Idealisierung des Therapeuten kann als ein spezifischer Test angesehen werden, dem der Patient den Analytiker früh in ihrer Begegnung unterzieht (siehe Kapitel 10).

2. Die Idealisierung des Therapeuten kann als prognostisch günstiges Zeichen angesehen werden, weil in diesen Fällen der Prozeß des Durcharbeitens den wieder beweglich gewordenen narzißtischen Besetzungen zwei Wege eröffnet: a) sie gibt die Möglichkeit zur therapeutischen Umwandlung der Größenphantasien und des Exhibitionismus des archaischen Größen-Selbst in realistischen Ehrgeiz und in Selbstwertge-

fühl, und b) in späteren Behandlungsphasen, wenn eine erneute Idealisierung des Analytikers (sekundäre idealisierende Übertragung) die Stelle der (sekundären) Spiegelübertragung eingenommen hat, schafft sie die Voraussetzung für eine therapeutische Umwandlung einer idealisierten Eltern-Imago in verinnerlichte Ideale.

3. Daß in diesen Fällen in der Phase der Herstellung einer therapeutischen Regression ein vorübergehender Stillstand in der retrograden Bewegung der narzißtischen Libido auf der Stufe der Idealisierung eintritt, kann schließlich auch als Hinweis auf eine wichtige therapeutische Aufgabe angesehen werden; es ist, als ob ein unerreichtes Entwicklungsziel der Kindheit kurz in der Behandlung beleuchtet würde, bevor es sich wieder dem Blick entzieht.

Gelegentlich, wenn auch weniger regelmäßig und augenfällig, kann sich eine idealisierende Übertragung auch in den späteren Phasen einer Analyse einstellen, die durch eine Spiegelübertragung von Behandlungsbeginn an gekennzeichnet war (primäre Spiegelübertragung). Wie in allen Fällen sekundärer idealisierender Übertragung als Folge einer sekundären Spiegelübertragung besteht der Prozeß des Durcharbeitens hier aus zwei Phasen: einer früheren, in der sich die Analyse auf die Spiegelübertragung konzentriert, und einer späteren (sekundäre idealisierende Übertragung), in der die analytische Arbeit sich mit der jetzt kohärent werdenden Idealisierung befaßt.

7
Der therapeutische Prozeß bei den Spiegelübertragungen

Was ist das Ziel und was der Inhalt der spezifischen Prozesse des Durcharbeitens, die bei der Analyse des Größen-Selbst in Gang gesetzt werden? Wie bei der früheren Darstellung des Prozesses des Durcharbeitens fängt man am besten damit an, den auf das Größen-Selbst bezogenen Prozeß des Durcharbeitens bei der Spiegelübertragung mit dem wohlbekannten, analogen therapeutischen Vorgehen bei den Übertragungsneurosen zu vergleichen.

Der entscheidende therapeutische Faktor bei der psychoanalytischen Behandlung der Übertragungsneurosen ist die Deutung der unbewußten objektgerichteten Triebregungen (und ihrer Abwehr), die in der Behandlungssituation freigesetzt worden sind und die vorbewußte Phantasien über den Analytiker als wichtigstes Vehikel für die Übertragung verwenden. Der Prozeß des Durcharbeitens, d. h. die wiederholte Begegnung des Ichs mit verdrängten Triebregungen und seine Konfrontation mit den archaischen Methoden, mit denen es sie in Schach hält, führt zur Erweiterung der Ich-Herrschaft, dem Ziel der psychoanalytischen Behandlung.

Analog den inzestuösen Objektbesetzungen, die bei den Analysen der Übertragungsneurosen wiederbelebt werden, ist das Größen-Selbst, das in der Spiegelübertragung aktiviert wird, nicht allmählich der realitätsorientierten Struktur des Ichs eingefügt worden, sondern es war als Folge pathogener Erfahrungen (z. B. einer zu langen Verstrickung mit einer narzißtischen Mutter und darauf folgender traumatischer Zurückweisung und Enttäuschung) von dem sich weiter entwickelnden psychischen Apparat abgespalten worden. Die exhibitionistischen Bedürfnisse und Größenphantasien bleiben auf diese

Weise isoliert, abgespalten, entwertet und/oder verdrängt und sind dem modifizierenden Einfluß des Real-Ichs nicht zugänglich.

Ich kann hier nicht ausführlich auf die Nachteile und Vorteile (bei der Anpassung) eingehen, die der reifenden Persönlichkeit durch die Abspaltung und/oder Verdrängung des Größen-Selbst entstehen, sondern ich möchte nur die zwei hauptsächlichen daraus folgenden psychischen Funktionsstörungen erwähnen: 1. die durch die Stauung primitiver Formen narzißtisch-exhibitionistischer Libido entstandenen Spannungen (erhöhte Neigung zu hypochondrischen Befürchtungen, Selbstunsicherheit, Scham und Schüchternheit) und 2. die herabgesetzte Fähigkeit zu einem gesunden Selbstwertgefühl und zu ich-syntoner Freude an der eigenen Aktivität (einschließlich der *Funktionslust* [Bühler]) und am eigenen Erfolg, was daher kommt, daß die narzißtische Libido an unrealistische unbewußte oder verleugnete Größenphantasien gebunden ist und daß der grobe Exhibitionismus des abgespaltenen und/oder verdrängten Größen-Selbst den ich-syntonen Aktivitäten, Zielen und Erfolgen, die Teil der (vor)bewußten Selbstwahrnehmung sind, unerreichbar sind.

Wenn z. B. die narzißtische Libido eines Menschen an eine verdrängte, nicht neutralisierte Flugphantasie gebunden ist, so kann ihm nicht nur das Wohlgefühl versagt sein, das aus gesunder Bewegung entsteht, sondern auch die Freude an zielgerichteter Aktivität und an »beschwingender Phantasie« (Sterba 1960, Seite 166), d. h. an sublimierter Aktivität des Denkens. Die Flugphantasie, mag hier hinzugefügt werden, ist anscheinend ein häufiges Merkmal nicht-modifizierter kindlicher Größenphantasien. Seine frühen Stufen sind beiden Geschlechtern gemeinsam und werden wahrscheinlich durch die ekstatischen Gefühle des kleinen Kindes verstärkt, das von dem allmächtigen, idealisierten Selbst-Objekt getragen wird; seine späteren Stufen ziehen sich jedoch beim Knaben auf das beglückende Erleben des Sich-Aufrichtens des Penis bei den ersten Erektionen (Greenacre 1964). Flugträume und

-phantasien sind natürlich ubiquitär und treten in vielen verschiedenen Formen auf.[1]

Die Prozesse des Durcharbeitens bestehen bei der Spiegelübertragung im wesentlichen in der Mobilisierung des abgespaltenen und/oder verdrängten Größen-Selbst und der Bildung vorbewußter und bewußter Abkömmlinge davon, die in das Real-Ich in Form exhibitionistischer Bedürfnisse und Größenphantasien eintreten können. Analytiker sind im allgemeinen mit der Mobilisierung der späteren Stufen des Größen-Selbst vertraut, in denen dessen Größenphantasien und Exhibitionismus mit stabilen Bindungen an Objekte verschmolzen sind. Spezifische Umweltkonstellationen in der Ödipal-Phase des Kindes fördern diese Art von Größenphantasie, die in diesen Fällen als Teil objekt-libidinöser Wünsche (und diesen untergeordnet) erlebt werden. Wenn das Kind z. B. wegen Todes oder Abwesenheit des gleichgeschlechtlichen Elternteils in der Ödipal-Phase keinen wirklich vorhandenen erwachsenen Rivalen hat oder wenn der erwachsene Rivale vom ödipalen Lie-

1 Die irrationale Höhenangst (Akrophobie) ist, wie ich durch psychoanalytische Beobachtung von zwei Fällen feststellen konnte, wenigstens manchmal nicht nach dem Muster eines psychoneurotischen Symptoms entstanden (d. h., als symbolische Kastrationsangst als Reaktion auf die Wiederbelebung eines Inzest-Wunsches [vgl. hierzu Bond 1952]), sondern sie ist Folge der Wiederbelebung der infantilen Größenphantasie, man könne fliegen. Genau gesagt: Das unmodifizierte Größen-Selbst drängt das Ich, in die Tiefe zu springen, um durch den Raum zu fliegen oder zu schweben. Das Real-Ich reagiert jedoch mit Angst auf jene eigenen Anteile, die der lebensbedrohenden Forderung gehorchen möchten.
Die psychopathologische Erklärung für diese Fälle von Akrophobie entspricht im wesentlichen der metapsychologischen Basis gewisser Fälle von Reisekrankheit (siehe Kohut 1970 a). Mit anderen Worten: Die Neigung gewisser Menschen, reisekrank (seekrank, flugkrank etc.) zu werden, ist ebenfalls nicht wie ein hysterisches Symptom entstanden, d. h., das Symptom ist nicht die Folge einer Wiederbelebung verbotener kindlicher sexueller Erregung durch die rhythmische Bewegung, sondern es entsteht als Folge einer erneuten Störung der sicheren Verschmelzung mit dem idealisierten Selbst-Objekt – wenn z. B. ein Mensch in einer Lage ist (etwa in einem Auto mit einem nicht einfühlenden Fahrer), die der nicht einfühlenden Art gleicht, mit der das idealisierte Objekt das Kind getragen hat, das psychische Stabilität und Sicherheit durch Verschmelzung mit ihm erlangen wollte.

besobjekt entwertet wird oder wenn das erwachsene Liebesobjekt Größenphantasien und Exhibitionismus des Kindes steigert oder wenn das Kind verschiedenen Kombinationen der genannten Konstellationen ausgesetzt ist, dann sind phallischer Narzißmus und Größenphantasien, die der frühen Ödipal-Phase adäquat sind, nicht den realistischen Begrenzungen des Kindes konfrontiert, die phasenentsprechend am Ende der Ödipal-Phase erlebt werden, und das Kind bleibt an seine phallischen Größenvorstellungen fixiert.

Die verschiedenen (oft, aber nicht immer ungünstigen) symptomatischen Folgen solcher Fixierungen sind wohlbekannt, wie etwa das kontraphobisch übertriebene Auftreten vieler sogenannter phallischer Charaktere (Rennfahrer, Abenteurer etc.), bei denen ein ängstliches Ich die früh erworbene Erkenntnis verleugnet, daß die ödipale Selbsterhöhung unrealistisch war und durch Verleugnung seiner intensiven Kastrationsangst seine Unverwundbarkeit angesichts wirklicher Gefahr behauptet und fortwährend Bewunderung und Beifall zu seiner Beruhigung braucht.

Die Unsicherheit des Ichs ist in solchen Fällen von Fixierung an frühe ödipale Größenvorstellungen jedoch kaum jemals einfach Folge der Unwirklichkeit der Forderungen und Erwartungen des phallischen Größen-Selbst. Vielmehr führen psychologisch unkomplizierte Fixierungen dieser Art tatsächlich manchmal dazu, daß das Ich – nicht aus Abwehr, d. h. nicht in erster Linie, um Sicherheit vor den Gefahren der Kastration zu finden – versucht, den Forderungen der phallischen Größenvorstellungen zu entsprechen, was dann wiederum mit entsprechendem Glück und Talent zu wirklichen, greifbaren Erfolgen führen kann.

In den meisten Fällen ist jedoch das Netz der ursächlichen Verknüpfungen komplizierter. So liegt z. B. hinter der Phantasie über die Beziehung des Größen-Selbst eines Knaben zu seinem entwerteten Vater (oder des Mädchens zu einer entwerteten Mutter) regelmäßig die tiefere Imago der gefährlichen, mächtigen, rivalisierenden Elternfigur, und der ödipale

Narzißmus wird, wie schon gesagt, hauptsächlich zu Abwehrzwecken aufrechterhalten, um die Verleugnung der Kastrationsangst zu verstärken.

Es ist nicht nur wichtig, sich klar zu machen, daß die ödipalen Größenphantasien des Kindes Abwehrzwecken dienen; es ist auch bemerkenswert, daß hinter der abwertenden Einstellung des ödipalen Liebesobjektes (der Mutter im Falle des Knaben) gegenüber dem ödipalen Rivalen (dem Vater) und der manifesten Bevorzugung des (auf diese Weise überstimulierten) Kindes (des Sohnes) regelmäßig bei dem ödipalen Liebesobjekt geheime Bewunderung für das eigene ödipale Liebesobjekt (den Vater der Mutter) und Angst vor ihnen verborgen sind. Die Mutter, die offen den erwachsenen Mann herabsetzt (d. h., den Vater des Knaben) und die scheinbar den Knaben bevorzugt, birgt somit in sich tiefe Bewunderung zusammen mit ängstlicher Ehrfurcht für die unbewußte Imago ihres eigenen Vaters. Wenn die Mutter also den Vater zu Abwehrzwecken entwertet, so nimmt der Sohn daran teil und vertieft die Spannung durch Größenphantasien; er spürt jedoch die Angst der Mutter vor der Gestalt des starken Mannes mit dem erwachsenen Penis und bemerkt (unbewußt), daß sie ihn, den Sohn, nur solange anbetet, als er sich nicht zu einem unabhängigen Mann entwickelt. Mit anderen Worten: Er ist zu einem Teil des Abwehrsystems seiner Mutter geworden.

Bei der Mehrzahl der Fälle dieser Untersuchung haben wir es jedoch nicht mit den Folgen von Fixierungen an ödipale Größenphantasien zu tun (die durch die Beimengung starker Objektbesetzungen und das Vorhandensein von Kastrationsängsten gekennzeichnet sind), sondern mit Fällen, bei denen die hauptsächlichen Fixierungspunkte in früheren Entwicklungsstufen des kindlichen Narzißmus liegen. Ich lasse die strukturellen Unklarheiten außer acht, die entstehen, wenn phallischen Fixierungen durch defensiv-regressive kindliche Verhaltensweisen ausgewichen wird oder wenn frühe Fixierungen mit den Mitteln späterer (z. B. ödipaler) Erlebnisse dargestellt werden (»ineinanderschieben«), und wende mich nun der

Untersuchung des Inhaltes und der Stellung des präphallischen Größen-Selbst und seiner analytischen Bearbeitung zu.

Das Ziel der Analyse ist natürlich die Einfügung der verdrängten oder anderweitig nicht-integrierten (isolierten, abgespaltenen, verleugneten) Aspekte des Größen-Selbst je nach Entwicklungsstand in die erwachsene Persönlichkeit (das Real-Ich), um dem reifen Sektor des Ichs dessen Energien verfügbar zu machen. Die wesentliche therapeutische Aufgabe während der Spiegelübertragung ist also der Umgang mit den Offenbarungen der kindlichen exhibitionistischen Größenphantasien des Patienten. Das Bewußtwerdenlassen und das wachsende Annehmen vorher abgespaltener Größenphantasien vom Real-Ich und in der Folge die Mitteilung dieser Phantasien an den Analytiker stoßen jedoch auf starke Widerstände.

Der Inhalt der Größenphantasien[2] und die einzelnen Schicksale ihrer schmerzlichen Konfrontation mit der Wirklichkeit in der Behandlung werden hier nicht ausführlich dargestellt, weil ich mich auf den übertragungsähnlichen Zustand, der in der Analyse entsteht und insbesondere auf dessen psychoökonomische und psychodynamische Bedeutung im therapeutischen Prozeß konzentrieren will.

Man muß außerdem einräumen, daß es für den Analytiker oft enttäuschend ist, die scheinbar triviale Phantasie zu betrachten, die der Patient nach soviel Zeit, Mühe und gegen so intensiven inneren Widerstand schließlich an das Tageslicht gebracht hat und die er, häufig von einem letzten Ausbruch intensiver Scham und starken Widerstandes begleitet, schließlich dem Analytiker mitteilt. *Parturient montes, nascetur ridiculus mus.* (Es kreißen die Berge und geboren wird ein lächerliches Mäuschen. Horaz, Episteln II, 3, *Ars Poetica*, 139).

2 Eine allgemeine Abhandlung der Entstehung und Funktion von »Größen- und Allmachtsphantasien« findet sich in wichtigen, in einer großen Zahl von J. Lampl-de Groots Arbeiten verstreuten Hinweisen (1965, besonders Seite 132, 218, 236, 269, 314, 320, 352 ff.). Hinsichtlich typischer Phantasien, besonders der Phantasie fliegen zu können, vgl. auch Kohuts Darstellung einer Flugphantasie (1966 a, Seite 253 ff. und Seite 256 f. bzw. deutsch S. 570 ff. und S. 573 f.), die Teil eines realitätsangepaßten Verhaltens geworden war.

Die Enttäuschung des Analytikers (im Gegensatz zu den intensiven Gefühlen des Analysanden, wenn er zum ersten Mal sein innerstes Geheimnis mit einem anderen Menschen und somit im Ergebnis auch mit sich selbst teilt) kann teilweise Folge der Widerstände des Analytikers gegen die Regression sein, die ein volles einfühlendes Eingehen auf das archaische Material erfordern würde. Wenn die Offenbarung den Analytiker nicht zu beeindrucken vermag, so kann dies auch daher kommen, daß in der vorangegangenen, sich lange hinziehenden Phase des Durcharbeitens das Material des Primärvorganges schrittweise dem Sekundärvorgang eingefügt worden ist, sozusagen mitteilbar geworden ist und jetzt nicht länger das ist, was es einmal war, obwohl der Patient selbst während seiner Offenbarung immer noch einen Widerhall seiner früheren unermeßlichen Kraft empfindet[3].

Manchmal erlauben selbst Inhalte einer Phantasie ein einfühlendes Verstehen der Beschämung, Hypochondrie und Angst des Patienten: Beschämung, weil die Offenbarung manchmal noch mit der Abfuhr roher, nicht-neutralisierter exhibitionistischer Libido verbunden ist; und Angst, weil die Größenphantasie den Analysanden isoliert und ihn mit dauerndem Objektverlust bedroht.

Patient C. z.B. hatte den folgenden Traum, als er erwartete, öffentlich geehrt und gefeiert zu werden: »Die Frage eines Nachfolgers für mich kam auf. Ich dachte: Wie wäre es mit Gott?« Der Traum war teilweise das Ergebnis des nicht ganz erfolglosen Versuches, die Größenphantasie durch Humor zu mildern; dennoch rief er Erregung und Angst hervor und führte gegen erneute Widerstände zu einer beängstigenden Erinnerung an Kindheitsphantasien, in denen er meinte, Gott zu sein.

In vielen Fällen wird jedoch die Größenvorstellung, die den

3 Eine Darstellung der Veränderungen, die unbewußte Phantasien im Prozeß des Bewußtwerdens erfahren, und der Möglichkeit, daß Phantasien des Primärvorganges in unveränderter Form »jenseits des Bereichs des (Sinnesorgans) Bewußtseins sind, genau wie ultraviolette Strahlen für das Auge«, findet sich bei Kohut (1964, Seite 200).

Kern der Phantasien des Analysanden bildet, nur angedeutet. Patient D. erinnerte sich zum Beispiel mit intensiver Beschämung und gegen heftigen Widerstand, daß er sich als Kind häufig vorstellte, er lasse die Straßenbahnen in der Stadt fahren. Die Phantasie schien harmlos genug; aber Beschämung und Widerstand wurden verständlicher, als der Patient erklärte, er habe die Straßenbahnen durch eine von seinem Kopf ausgehende »Gedankenkontrolle« gesteuert, und daß sein Kopf (anscheinend vom Rest des Körpers getrennt) hoch über den Wolken schwebend seinen magischen Einfluß ausübte.

In anderen Fällen enthält die Größenphantasie Elemente einer magisch-sadistischen Kontrolle der Welt: Der Patient ist Hitler, der Hunnenkönig Attila usw., und er hat große Menschenmassen unter seiner (magischen) Kontrolle, die er lenkt, als seien sie unbelebte Maschinenteile. Magische Zerstörung von Gebäuden und Städten und ihr magischer Wiederaufbau spielen auch eine Rolle sowie manchmal auch die vollkommene Beherrschung eines einzelnen Menschen, der jedoch das einzig wirkliche in einer sonst leeren Welt ist. Manche Patienten berichten über Vorstellungen, jeder sei ihr Diener, Sklave oder Eigentum (Patient H.) und daß jeder, dem das Kind begegnet ist, dies weiß, aber nicht darüber spricht; und ebenso (Patient G.) kann die Überzeugung bestehen – nicht nur die Phantasie! – (bei einem Patienten, der als Erwachsener schwerer gestört war als die anderen hier genannten), daß jeder in der Schule seinen Namen wußte, während er die der anderen nicht kannte – er war ein umgekehrtes Rumpelstilzchen –, und daß dieser Umstand seine einzigartige, erhöhte Stellung unter den Kindern bezeugte und nicht einfach die Folge seiner Kontaktlosigkeit war, während die anderen in Wirklichkeit natürlich seinen Namen genauso kannten wie ihre eigenen. Schließlich gibt es noch das immer wiederkehrende Thema des »Besonders-«, »Einzigartig-« und häufig des »Kostbarseins« (»wie ein sehr empfindliches Instrument«, »wie eine sehr kostbare Uhr«), das der Kern einer Vielzahl ängstigender, beschämender und isolierender narzißtischer Phantasien zu sein scheint, die nicht eindeutiger ausgedrückt werden können, als es diese Worte erlauben.

Gelegentlich kann der Analytiker einen spezifischen Widerstand gegen die volle Integration der kindlichen Größenphantasie beobachten, selbst wenn diese scheinbar in vollem Ausmaß erinnert und wieder bewußt geworden ist. Der Widerstand nimmt die Form der Unfähigkeit des Patienten an, seine Einsicht als einen ersten Schritt zu realistischem Handeln zu verwenden. Unter diesen Umständen müssen die Deutungen des Analytikers oft den Widerspruch zwischen phantasierter Größe und wirklichem Erfolg beleuchten. Er muß dem Patienten zeigen, daß er noch nicht in der Lage ist, die folgenden zwei Tatsachen zu ertragen: a) daß jede Handlung das Risiko des Fehlschlages in sich enthält, wie gut sie auch immer vorbereitet sein mag und b) daß selbst der größte Erfolg in der Wirklichkeit auf Grenzen stößt. Der Patient hat mit anderen Worten den irrationalen Inhalt seiner Größenphantasien unter seine Kontrolle gebracht, aber er hat noch nicht sein Bedürfnis nach allmächtiger Gewißheit der Ergebnisse seiner Bemühungen und nach grenzenlosem Erfolg und Beifall in die ich-syntonen Haltungen der Ausdauer, des Optimismus und des stabilen Selbstwertgefühls umwandeln können.

Frau N., eine Physiologin hatte in ihrer Analyse eine deutliche Besserung einer ausgedehnten und tief verwurzelten Arbeitshemmung erreicht. Aber sie hatte immer noch große Schwierigkeiten, wenn sie vor die Aufgabe gestellt war, die Ergebnisse ihrer Forschungen zu veröffentlichen. Ihre Größenphantasien waren mit ihren rationalen Bestrebungen und Handlungsweisen genügend in Übereinstimmung gebracht worden, um während des Hauptteils ihrer Arbeit ein zuverlässiges Motiv für sie zu sein. Ihre fortdauernde Fixierung an das archaische Bedürfnis nach Gewißheit des Erfolges, nach unbegrenzter Leistung und nach unbegrenztem Beifall machten es ihr jedoch immer noch unmöglich, die Begrenztheit ihrer Leistung zu offenbaren, sich der Ungewißheit der Reaktion ihrer wissenschaftlichen Kollegen auszusetzen und sich damit zu bescheiden, daß auch der Beifall, den sie bestenfalls erwarten konnte, nur begrenzt sein würde.

Das Messen gewisser Anteile der Größenphantasie an der Realität ist jedoch manchmal nicht nur vorübergehend durch die erwähnte *spezifische* Problematik blockiert, sondern ihr Zugang zum Bewußtsein in allen ihren Aspekten – oder ihre Integration in die Struktur des Ichs, wenn sie vorher in abgespaltenem Zustand bestanden hatte – und die Freisetzung damit verbundener exhibitionistischer Bedürfnisse treffen *im allgemeinen* auf starke Widerstände. In seiner ödipalen Form (phallische Größenphantasien und phallischer Exhibitionismus ist das Größen-Selbst häufig von starken Objektbindungen überschattet, und die im Vordergrund stehenden Rivalitätsspannungen und Kastrationsängste dieser Phase können die spezifischen Ängste und Widerstände verschleiern, die durch die Wiederbelebung der narzißtischen Aspekte des Ödipus-Komplexes ausgelöst werden. In jenen Fällen jedoch, bei denen die spontane therapeutische Regression zur Wiederbelebung des präphallischen Größen-Selbst führt – besonders jener Phase, in der das Kind die uneingeschränkte Annahme und Bewunderung seines gesamten körperlich-psychischen Selbst braucht, etwa während des späteren Teiles der oralen Phase der Libido-Entwicklung – sind die Ängste und Abwehrmechanismen, die spezifisch mit den narzißtischen Strukturen zusammenhängen, leichter erkennbar. Zwar sind die oralen und analen Triebelemente unübersehbar; aber nicht in erster Linie deren Triebziel (und noch weniger auf deren Triebobjekte gerichtete spezifische verbalisierende Phantasien) sind Ursache der Beängstigung, sondern ihre Primitivität und Intensität. Mit anderen Worten: Die Gefahr, die das Ich abwehrt, indem es das archaische Größen-Selbst abgespalten und/oder verdrängt hält, ist der entdifferenzierende Zufluß nicht-neutralisierter narzißtischer Libido (auf die das bedrohte Ich mit angsthafter Erregung reagiert) und das Eindringen archaischer Vorstellungen eines fragmentierten Körper-Selbst (die das Ich in Form hypochondrischer Ängste verarbeitet).

Nach Beschreibung des Prinzips muß ich einräumen, daß es in der jeweiligen Behandlungssituation manchmal nicht leicht ist, schnell und zuverlässig festzustellen, ob der Kern der mobilisierten pathogenen Strukturen, die die Übertragung bestimmen, im Bereich des präphallischen Narzißmus oder in der Ödipalphase liegen. Die Entscheidung des Analytikers beruht 1. auf seinem empathischen Verständnis für das Wesen der hauptsächlichen Ängste des Patienten und für die von ihm benutzten Abwehrmaßnahmen, um diesen Ängsten zu entgehen; und 2. auf seiner theoretischen Übersicht über die verschiedenen Beziehungen, die zwischen den (präphallischen und phallischen) narzißtischen Strukturen einerseits und den Strukturen andererseits bestehen, die auf die objektgerichteten Konflikte der Ödipalphase zurückgehen.

Wie schon gesagt, ist die eigentliche Angst bei den Analysen narzißtischer Persönlichkeitsstörungen nicht Kastrationsangst, sondern die Angst vor dem entdifferenzierenden Eindringen der narzißtischen Strukturen und ihrer Energien in das Ich. Da die symptomatischen Folgen eines solchen Eindringens bereits besprochen und dargelegt worden sind, möchte ich sie hier nur kurz aufzählen. Sie sind: Angst vor dem Verlust des Real-Selbst durch ekstatische Verschmelzung mit der idealisierten Eltern-Imago oder durch quasi-religiöse Regressionen auf eine Verschmelzung mit Gott oder mit dem All; Angst vor dem Verlust des Kontakts mit der Wirklichkeit und Angst vor dauernder Vereinsamung durch wahnhafte Größenvorstellungen; ängstigende Beschämung und Schüchternheit durch das Eindringen exhibitionistischer Libido; hypochondrische Ängste vor körperlicher oder geistiger Krankheit als Folge der Überbesetzung einzelner Teile des Körpers oder des Geistes. Diese Aufzählung der Vorstellungsinhalte der Ängste, wie sie in den Analysen narzißtischer Persönlichkeiten auftreten, könnte erweitert und die Beschreibung der psychischen Verarbeitung der Ängste durch die Patienten könnte noch detailliert werden. Hier möchte ich jedoch die Aufmerksamkeit wiederum mehr auf eine allgemeine Eigenschaft dieser

Ängste richten, nämlich, daß sie insgesamt eher unbestimmt sind und daß die primäre Angst des Ichs eine Reaktion auf das Ausmaß der Erregungen und auf die Bedrohung des Ichs durch die archaische Natur der einströmenden Energien ist.

Diese Ängste sind natürlich unschwer von den phobischen Vergeltungsängsten der Ödipalphase zu unterscheiden, in denen die Kastrationsangst mehr oder weniger eindeutig als Angst erlebt wird, von einem bestimmten Gegner von überlegener Stärke getötet oder verstümmelt zu werden. Die Unterscheidung wird jedoch schwieriger, a) wenn die ödipalen Ängste in präödipalen Symbolen ausgedrückt werden, oder b) wenn eine intensive Regression auf präödipale Stufen aus Abwehrgründen stattgefunden hat, um den Kastrationsängsten zu entgehen. Obwohl diese Unübersichtlichkeiten an sich nicht zum Gegenstand dieser Monographie gehören, müssen wir uns insofern mit ihnen befassen, als sie mit der erwähnten Differentialdiagnose verbunden sind. Im Vergleich zu den durch das drohende Eindringen narzißtischer Strukturen ausgelösten Ängsten findet man in beiden eben erwähnten Fällen immer früher oder später mindestens eine Andeutung einer Dreiecks-Situation; weiterhin sieht man eine deutlichere Verarbeitung der Gefahrenquelle in der Phantasie (ein persönlicher Gegner) und schließlich eine differenziertere Phantasiebildung über das Wesen der Gefahr (z. B. die Bestrafung). Die Unterscheidung zwischen a) hypochondrischen Befürchtungen (in Form von Ängsten vor körperlicher oder geistiger Erkrankung) als Folge der drohenden autoerotischen Fragmentierung und b) einer regressiv als Krankheitsfurcht erlebten Kastrationsangst (oder in Symbolen präphallischer Triebelemente z. B. als Angst, verschlungen, gefressen, gebissen, ertränkt, vergiftet, durch Lebendig-begraben-Werden erstickt zu werden usw.) mag als Beispiel dienen.

Im ersten Fall, d. h. bei Angst vor dem Eindringen archaischer narzißtischer Besetzungen, die die Kohärenz des Selbst bedrohen, hat der Analytiker den Eindruck, daß der Inhalt der Angst immer unbestimmter wird, je weiter der analytische

Prozeß fortschreitet. Der Patient kann letztlich von unbestimmten körperlichen Druckempfindungen und Spannungen oder von Befürchtungen des Kontaktverlustes, von inhaltloser ängstlicher Erregung usw. sprechen, oder er kann von Kindheitserlebnissen des Alleinseins, des Sich-nicht-ganz-lebendig-Fühlens und dergleichen erzählen. Für den zweiten Fall trifft jedoch das Gegenteil zu, d. h., für regressiv verarbeitete Kastrationsängste. Je mehr der analytische Prozeß hier fortschreitet, um so spezifischer wird die Verarbeitung der Angst in der Phantasie werden und um so umschriebener die Gefahrenquellen. Und wenn sich der Patient schließlich an Kindheitsereignisse des Wettstreites mit überlegenen Rivalen erinnert, denen dann Vergeltungsangst folgte, so kann es natürlich nicht zweifelhaft sein, daß die wiederbelebten Konflikte der Ödipalphase angehören. Als Folge der Regression von ödipalen Konflikten einerseits und der Verarbeitung und der Neigung zum Hineinschieben narzißtischer und autoerotischer Spannungen in spätere Erlebnisse andererseits (telescoping) können die manifesten Bilder somit auf den ersten Blick sehr ähnlich sein. Der Verlauf des therapeutischen Prozesses und die Atmosphäre des Erlebens weisen jedoch in verschiedene Richtungen und erlauben die Unterscheidung.

Für die Neurosestruktur eines Patienten können die folgenden Beziehungen zwischen den phallisch-ödipalen Strukturen, in denen der verletzte Narzißmus des Kindes nur eine sekundäre Rolle spielt, und den narzißtischen (phallischen und präphallischen) Strukturen, die die entscheidenden pathogenen Faktoren einer narzißtischen Übertragung sind, maßgeblich sein: 1. Entweder ist a) die narzißtische oder b) die auf die Objektübertragung bezogene Störung eindeutig vorherrschend. 2. Eine vorherrschende narzißtische Fixierung besteht neben einer wichtigen objektbezogenen Störung. 3. Eine manifest narzißtische Störung verbirgt einen im Kern ödipalen Konflikt. 4. Eine narzißtische Persönlichkeitsstörung wird von manifest ödipalen Strukturen verdeckt.

Nur sorgfältige Beobachtung und Nichteingreifen in die

spontane Entwicklung der Übertragung erlauben in vielen Fällen die Unterscheidung, mit welchem dieser Verhältnisse man es in der Analyse zu tun hat. Es muß jedoch auch erwähnt werden, daß selbst in einigen Fällen echter, primärer narzißtischer Fixierung ein ödipaler Symptomenkomplex (z.B. eine Phobie) gerade am Ende der Behandlung noch manifest werden kann, wenn auch nur ganz kurz, und dann analytisch wie bei einer typischen Übertragungsneurose behandelt werden muß.

Agieren bei den narzißtischen Übertragungen: Das Problem der Aktivität des Analytikers

Die Asozialität des Größen-Selbst erklärt dessen fundamentalen Widerstand gegen den Einfluß des psychoanalytischen Prozesses, und einer der wichtigsten Übertragungswiderstände bei der Freisetzung des verdrängten Größen-Selbst in der Analyse ist daher seine Lösung aus der Spiegelübertragung und die Unterbringung seiner Triebenergien im Syndrom antisozialen Agierens. Ein großer Teil des offenen und geheimen delinquenten Verhaltens narzißtischer Persönlichkeiten (einschließlich der antisozialen Handlungen, die während der analytischen Behandlung ausgeführt werden) ist deshalb weder Folge eines Über-Ich-Defektes (es sei denn eines indirekten, wenn nämlich die unzureichende Idealisierung des Über-Ichs daher kommt, daß die narzißtischen Besetzungen zum größeren Teil auf das Größen-Selbst konzentriert sind), noch ist es nach dem Muster unkomplizierter Triebhaftigkeit einfach Folge der Schwäche des Ichs gegenüber den Trieben. Das Agieren narzißtischer Persönlichkeiten ist ein Symptom, das im Gefolge eines partiellen Durchbruchs verdrängter Anteile des Größen-Selbst entsteht. Es kann daher, obwohl gewöhnlich unangepaßt und oft destruktiv, dennoch als eine Leistung des Ichs angesehen werden, in der Größenphantasien und exhibitionistische Bedürfnisse mit geeigneten vorbewußten Inhalten vereinigt und rationalisiert werden, analog den Prozessen der Symptombildung bei den Übertragungsneurosen.

Die Beziehung zwischen der Neigung zum Agieren und der Wiederbelebung des Größen-Selbst ist eine sehr spezifische, d. h., bei den Analysen narzißtischer Störungen kommt das stärkere Auftreten des scheinbar alloplastischen Agierens im Vergleich zu mehr autoplastischen psychoneurotischen Symptomen daher, daß der therapeutische Prozeß gleichzeitig zwei wichtige Veränderungen des prätherapeutischen psychischen Gleichgewichtes bewirkt: a) die Überbesetzung des Größen-Selbst und b) die Schwächung spezifischer Abwehrmechanismen (Verdrängung-Gegenbesetzung; Abspaltung-Verleugnung), die das Eindringen der exhibitionistisch-grandiosen Impulse des Größen-Selbst in das Real-Ich verhindert hatten. Der spezifische Grund für die Wahl des Agierens als charakteristisches Notfallssymptom ist jedoch in einer Spiegelübertragung, die vorübergehend aus der Kontrolle geraten ist, weder die Intensität der (grandios-exhibitionistischen) Impulse noch die Primitivität der erweckten Triebe (d. h., das häufige Auftreten nicht-neutralisierter oraler Forderungen und oral-sadistischer Rachsucht) noch die Schwäche des Ichs. Der entscheidende Faktor des Agierens ist eben jener Narzißmus der psychischen Organisation, die von dem plötzlichen Durchbruch des Größen-Selbst betroffen ist. Die spezifische Regression auf die pathogenen Fixierungspunkte führt zu einer verringerten Unterscheidung zwischen Selbst und Nicht-Selbst und somit zu einer Verwischung der Grenzen zwischen Impuls, Denken und Handeln. Mit anderen Worten: Was bei oberflächlicher Betrachtung alloplastisches Handeln zu sein scheint, ist in Wirklichkeit nicht Handeln, sondern die autoplastische Aktivität einer Stufe der psychischen Entwicklung, in der die Außenwelt noch mit narzißtischer Libido besetzt ist.

Wie auch immer die Neigung eines Patienten zu erklären ist, die therapeutisch freigesetzten psychischen Energien von der psychoanalytischen Situation selbst ohne Aufschub abzuziehen, sie stellt den Analytiker immer vor das Dilemma, ob er eingreifen soll oder nicht. Das technische Problem, ob der Analytiker aktiv werden muß und wenn ja, in welchem Bereich und in welchem Ausmaß, hängt natürlich nicht nur von der Art der psychischen Störung und der metapsychologischen Einordnung des Tuns des Patienten ab, sondern oft auch von der Entscheidung, ob die Gefahr, daß der Patient sich oder andere schädigen könnte (Drohung des Selbstmordes, Mordes, kriminellen und perversen Verhaltens, das Entdeckung und Bestrafung offen herausfordert usw.) so groß wird, daß man darauf eingehen muß. In diesen letzteren Fällen ist es für den Analytiker am besten, nicht zu versuchen, den Ausdruck seiner realistischen Besorgnis mit Notfalls-Deutungen zu verbinden, sondern einfach und aufrichtig zu sagen, er hoffe, der Patient werde seine bedenklichen Pläne nicht ausführen oder er werde mit seinem gefährlichen Tun aufhören. Die Notwendigkeit für ein solches massives Eingreifen des Analytikers entsteht jedoch hauptsächlich in Fällen von borderline-Psychosen und verwandten Fällen von tiefgreifendem Ich-Defekt, der zu ungezügelten Impulsdurchbrüchen führt. In Fällen hysterischen Agierens (das eine dramatisierende kindliche Sprache ist) hat die Aktivität des Analytikers jedoch einen anderen, strenger analytischen Zweck, der dem Patienten erklärt werden kann (und sollte). Das Ziel der Aktivität des Analytikers (sein Rat an den Patienten, das dramatisierende Rollenspiel zu beenden) ist hier – entsprechend dem technischen Ziel, das Freud Ferenczi bei den Analysen von Phobien empfahl (Ferenczi 1919) –, die unbewußten, verdrängten Inzestwünsche und die mit ihnen verbundenen Konflikte zu einer Gegenüberstellung mit den Sekundärvorgängen des Ichs zu bringen, d. h., die Bildung verbaler Phantasiederivate in Form freier Assoziationen in den analytischen Sitzungen zu fördern.

Alle diese Überlegungen, besonders jene einer direkten Mitteilung des Analytikers über seine Besorgnis angesichts einer Gefahr, trifft gelegentlich auch auf das Agieren bei narzißtischen

Persönlichkeitsstörungen zu. Im allgemeinen muß das Agieren hier jedoch ganz direkt als eine Kommunikationsform innerhalb eines totalen, archaischen Weltbezuges gesehen werden, in dem die Unterscheidung zwischen Handeln und Denken noch nicht möglich ist. Während es somit manchmal notwendig – und wirksam! – ist, das Ich des Patienten darauf hinzuweisen, daß er *im Interesse seiner Selbsterhaltung* sein Handeln ändern müsse, so darf keine andere moralische Frage ins Spiel gebracht werden als die praktische und realistische, daß der Patient sich angesichts der allgemein akzeptierten Wertordnung durch sein Handeln in Gefahr bringt.

Abgesehen von der Notwendigkeit, daß der Analytiker gelegentlich seine realistische Besorgnis zum Ausdruck bringt, müssen die Handlungen des Patienten aber auch gedeutet werden, denn sie sind – im Gegensatz zu den agierten dramatischen Darstellungen hysterischer oder phobischer Patienten – ein wertvolles Instrument, das Ich des Analysanden durch Einsicht zu erweitern. Wenn Patient E. von gefährlichem voyeuristischen Tun in öffentlichen Toiletten in Zeiten der Trennung vom Analytiker oder unter dem Eindruck, der Analytiker habe ihn nicht verstanden, zurückkehrte, waren daher nicht-moralisierende Deutungen, daß seine Wünsche nach Spiegelung, Zustimmung und Verständnis regressiv zu einer Darstellung der archaischen visuellen Verschmelzung zurückgegangen waren, nicht nur dadurch wirksam, daß sie ihm später, wenn er sich mißachtet oder mißverstanden fühlte, eine bessere Selbstbeherrschung ermöglichten, sondern sie führten auch zu einem immer tiefer werdenden Verständnis seiner eigenen Persönlichkeit und zum Hervortreten wichtiger Kindheitserinnerungen. Er erinnerte sich z. B., daß der voyeuristische Drang zum ersten Mal in der öffentlichen Toilette eines Jahrmarkts aufgetreten war, nachdem er seine Mutter gebeten hatte, seine Geschicklichkeit auf einer Schaukel zu betrachten und zu bewundern. Als seine Mutter, die zu der Zeit schon schwer krank war (maligne Hypertonie), kein Interesse für seinen Wunsch, seine Tapferkeit zu zeigen, aufbringen konnte, wandte er sich von ihr ab und ging zur Herrentoilette. Getrieben von einer Kraft, die er erst jetzt verstehen konnte und deren Stimmungsqualität ihm jetzt auch wiederkam, betrachtete er das Genitale eines Mannes und, mit ihm verschmelzend, fühlte er sich eins mit der Macht und Stärke, die es symbolisierte. (Theoretisch ausgedrückt: eine Regression von der der Spiegelübertragung entsprechenden Stufe zu der der Verschmelzung hatte stattgefunden).

Die Übertragungsformen bewegen sich im allgemeinen von der archaischeren (z. B. Verschmelzung) zu der am meisten fortgeschrittenen Position (Spiegelübertragung im engeren Sinne). Das Verhalten des Patienten E. während der Trennungen vom Analytiker an den Wochenenden war eine vorübergehende Umkehr dieser Richtung als Reaktion auf die Schicksale der Übertragungsbeziehung in der Behandlung.

Ein anderes Beispiel einer solchen vorübergehenden Regression von einer Spiegelübertragung zur Verschmelzung wurde mir von einem Kollegen mitgeteilt[4]. Die nun folgende Episode entspricht in gewisser Hinsicht dem Wochenendverhalten von Herrn E., jedoch gibt es einen entscheidenden Unterschied. Herrn E.'s Regression vollzog sich *früh* in der Analyse, bevor entscheidende Strukturveränderungen erreicht worden waren, und sie führte zu offenem, gefährlichem *Handeln*. Im Falle von Herrn I. trat die Episode *spät* in einer im allgemeinen erfolgreichen Analyse einer narzißtischen Persönlichkeitsstörung auf und, als Ergebnis der entscheidenden strukturellen Veränderung, die schon in der vorangegangenen analytischen Arbeit erreicht worden war, kam es nicht zu Handlungen; die Regression beschränkte sich vielmehr auf die Ausdrucksform des *Traums*.

Der Patient, Herr I., ein 27jähriger Industriekaufmann, hatte Tagebücher aus seiner Kindheit in eine Analysenstunde mitgebracht und daraus dem Analytiker vorgelesen. Der Analytiker reagierte mit Interesse auf den Inhalt der Tagebücher,

4 Diese Analyse wurde von einem Kollegen durchgeführt, der mich regelmäßig konsultierte.

aber – obwohl er sich keiner affektiven Reserve bewußt war – mag er auf das Vorlesen der Tagebücher nicht mit voller Begeisterung reagiert haben, vielleicht unter dem Eindruck, daß der Patient diese Schriftstücke zwischen sich und den Analytiker gestellt hatte; d. h., das Vorlesen stellte ein Hindernis für die direkte und freie Mitteilung der Gedanken und Erinnerungen dar. Wie dem auch sei, der Patient war von der Reaktion des Analytikers enttäuscht, wie man dem weiteren Verlauf entnehmen kann. In der folgenden Nacht hatte er einen zweiteiligen Traum: a) Er war zum Fischen gegangen und hatte einen großen Fisch gefangen. Er brachte diesen Fisch stolz seinem Vater. Aber der Vater war kritisch, anstatt das Geschenk zu bewundern; b) Er sah Christus am Kreuz, wie er plötzlich zusammensackte; die Muskeln entspannten sich, er starb.

Bei nochmaliger Betrachtung der Stunde vor dem Traum im Licht der gesamten Übertragungsentwicklung ergab sich die Schlußfolgerung, daß der Patient sich vorübergehend von einer Spiegelübertragung im engeren Sinne zu einer archaischen (masochistisch erlebten) Verschmelzung zurückgezogen hatte. Der Analytiker hatte anscheinend die tiefe affektive Bedeutung, die das Vorlesen der Tagebücher für den Patienten hatte, nicht in vollem Ausmaß verstanden, denn dieses war in der Tat kein Widerstand gegen die Kommunikation, sondern ein echtes (d. h. analytisch wertvolles) Geschenk. Der Patient hatte nunmehr ein Stadium erreicht, in dem vorher geheimgehaltenes Material aus der Kindheit mitgeteilt werden konnte. Der Patient bekam den Eindruck, daß der Analytiker (ebenso wie der narzißtische Vater des Patienten in seiner Kindheit) negativ auf den Fortschritt des Patienten reagiert hatte. (In analogen Fällen habe ich bei Analytikern eine Neigung zu einem narzißtischen Rückzug von einem Patienten beobachtet, wenn dieser einen wichtigen Schritt in Richtung auf seine psychische Gesundheit ohne unmittelbare, direkte Hilfe des Analytikers gemacht hatte.) Der Patient, der ein wohlwollendes Annehmen seines analytischen Fortschrittes erwartet hatte (Spiegelübertragung auf einer differenzierten und zielgehemmten Ebene), fühlte sich zurückgestoßen und zog sich auf eine Verschmelzungsphantasie zurück: Christus, der sich im Tod mit Gott-Vater wieder vereinigte (»›Vater, ich befehle meinen Geist in Deine Hände!‹ und als er das gesagt, verschied er«, Lukas 23, 46). Der Schaden war schnell behoben, als der Analytiker dem Patienten die Bedeutung dieser Reihenfolge erklärte.

Diese Episode hatte in einem späten Stadium der erfolgreichen Analyse einer narzißtischen Persönlichkeit stattgefunden. Es ist zweifellos in solchen Fällen nicht mehr vonnöten, um die Übertragung auf die vorher erreichte, stabile Ebene zurückkehren zu lassen, als eine richtige Deutung, die jedoch mit angemessener Gefühlswärme gegeben werden muß. Die Frage der Aktivität des Therapeuten ist jedoch von großer Bedeutung bei der Behandlung bestimmter spezifischer Typen narzißtischer Persönlichkeiten. Aichhorn (1936), der durch die Einführung seiner aktiven Technik eine therapeutisch wirksame Gefühlsbindung jugendlicher Verwahrloster an den Analytiker in der Behandlung herstellen konnte, unternahm als Pionier die ersten theoretischen und technischen Schritte in diesem Bereich. Anna Freud (1951) hat Aichhorns Technik wie folgt beschrieben: »Entsprechend der eigentümlich narzißtischen Struktur seiner Persönlichkeit ist der Hochstapler unfähig, Objektbeziehungen herzustellen; dennoch kann er durch ein Überfließen narzißtischer Libido eine Bindung an den Therapeuten herstellen. Aber seine narzißtische Übertragung wird nur dann zustandekommen, wenn der Therapeut in der Lage ist, dem Betrüger ein verklärtes Spiegelbild seines eigenen verbrecherischen Ichs- und Ich-Ideals darzubieten« (Seite 55).

Wenn Aichhorn vorschlug, daß der Analytiker sich dem Patienten aktiv als Ich-Ideal anbieten solle, so unterschied er weder zwischen dem Ich-Ideal und seinem Vorläufer, der idealisierten Eltern-Imago, noch wies er dem Größen-Selbst einen getrennten und besonderen Platz zu. Und dennoch ist Anna Freuds kurze Zusammenfassung der aktiven Technik Aichhorns bei diesen besonderen Fällen durchaus vereinbar mit den theoretischen Überlegungen im Hinblick auf die Übertragungsbedingungen bei einem breiten Spektrum narzißtischer Persönlichkeitsstörungen jenseits der Fälle jugendlicher Verwahrlosung. Wenn sie z. B. sagt, daß der Therapeut dem Hochstapler »ein verklärtes Spiegelbild seines eigenen verbrecherischen Ichs und Ich-Ideals« darbietet, so steht diese Formulierung der Unterscheidung zwischen einer Übertragung auf der Grundlage eines therapeutisch wiederbelebten Größen-Selbst (insbesondere einer Zwillings- oder Alter-ego-Beziehung zum Therapeuten) und einer Übertragung auf der Grundlage einer wiederbelebten idealisierten Eltern-Imago ziemlich nahe.

Die Anwendung des Werkes Aichhorns auf unsere Überlegungen bezüglich der Aktivität des Therapeuten hilft uns dabei, unser theoretisches Verständnis dieses technischen Problems zu schärfen.

Es unterliegt kaum einem Zweifel, daß Aichhorns aktive Technik, die die Herstellung einer narzißtischen Übertragung fördert, bei der Behandlung gewissen Arten grober Verwahrlosung im allgemeinen und der jugendlichen Verwahrlosung im besonderen unvermeidlich ist; es handelt sich um Notmaßnahmen, die dazu dienen, eine affektive Bindung an den Analytiker herzustellen – d.h., eine übertragungsähnliche Projektion des Größen-Selbst und/oder der idealisierten Eltern-Imago auf ihn –, die den Patienten davon abhält, die Behandlung gleich am Beginn wieder abzubrechen. Die Bewertung der aktiven Herstellung einer Übertragungsbindung sollte in solchen Fällen jedoch grundsätzlich mit der Frage beginnen, ob die aktiv geschaffene Übertragung sich auf ein (kriminelles) Größen-Selbst oder auf die idealisierte Eltern-Imago bezieht. Die Fähigkeit eines Verwahrlosten, sich an den Analytiker in offener Bewunderung zu binden, kann sehr wohl anzeigen, daß eine idealisierte Eltern-Imago und der tiefe Wunsch, eine idealisierende Übertragung herzustellen, (vorbewußt) vorhanden waren, aber verleugnet und verborgen werden mußten. Gewisse Jugendliche (oder Erwachsene,

die eine bestimmte Form der Adoleszenz ihr Leben lang fortsetzen) proklamieren häufig ihre scheinbar vollkommene Bindung an das Größen-Selbst (vorbewußt wegen der Beschämung über die Schwäche, die eine idealisierende Haltung für
sie anscheinend bedeutet, oder wegen ihrer Angst vor der
Lächerlichkeit durch eine unmännliche Sentimentalität). Hinter diesen vorbewußten Ängsten vor gesellschaftlicher Ächtung
liegt jedoch die unbewußte Angst vor einer traumatischen
Zurückweisung ihrer idealisierenden Einstellung durch das
idealisierte Objekt oder die Erwartung einer traumatischen
Enttäuschung am idealisierten Objekt – mit anderen Worten:
eine Angst vor Frustrationen im narzißtischen Bereich, die
zu unerträglichen narzißtischen Spannungen und zu schmerzhafter Beschämung und Hypochondrie führen würden.
Obwohl die psychoanalytische Behandlung kohärenter Syndrome jugendlicher Verwahrlosung des von Aichhorn behandelten Typs nicht im Bereich meiner therapeutischen Erfahrung liegt, kann man doch gewisse Schlüsse über Aichhorns
Methode bei der Herstellung einer narzißtischen Übertragung
in solchen Fällen auf der Grundlage Aichhorns eigener Falldarstellungen und auf der Grundlage von Erfahrungen mit
ähnlichen Störungen ziehen. Ich möchte daher annehmen,
daß der Erfolg von Aichhorns Vorgehen durch folgende
Faktoren zustande kommt: Wir nehmen an, daß der Verwahrloste im Grunde genommen an die idealisierte Eltern-
Imago fixiert ist und daher eine pathognomonische Übertra-
gungstendenz hat, die dieser Konstellation entspricht, d. h.,
die Neigung, eine idealisierende Übertragung herzustellen.
Um diese im Kern vorhandene Sehnsucht nach einem idealisierten Objekt liegen jedoch jene Schichten der Psyche des Verwahrlosten, die nicht nur die Sehnsucht nach dem idealisierten Objekt und nach einem idealisierten Über-Ich verleugnen,
sondern die ihn im Gegenteil laut seine Verachtung für alle
Werte und Ideale verkünden lassen. Oder anders ausgedrückt: Das Größen-Selbst ist aus Abwehr überbesetzt (vielleicht ursprünglich nach einer schmerzlichen Enttäuschung

am idealisierten Objekt oder nach dessen Verlust). Das Sich-Brüsten des Verwahrlosten mit seinen allmächtigen, grenzenlosen Fähigkeiten und sein Stolz auf die Geschicklichkeit, mit der er rücksichtslos seine Umwelt manipuliert, dienen zur Verstärkung seiner Abwehr gegen das Bewußtwerden einer Sehnsucht nach dem verlorenen, idealisierten Selbst-Objekt und gegen die Leere und den Mangel an Selbstwertgefühl, die ihn überkommen würden, wenn die fortwährende Aktivität des kriminellen Größen-Selbst in Wort und Tat ein Ende fände. Wenn der Therapeut sich einem solchen Verwahrlosten als eine Idealgestalt aus der Welt der moralischen Werte anbieten würde, so wäre er unannehmbar. Gerade Aichhorns besonderes Geschick und sein Verständnis für den Verwahrlosten brachten ihn dazu, sich selbst als Spiegelbild des Größen-Selbst des Verwahrlosten anzubieten. Er wurde dadurch fähig, verborgene idealisierende Besetzungen eines idealisierten Selbst-Objektes freizulegen, ohne den notwendigen Schutz des aus Abwehrgründen geschaffenen Größen-Selbst und seiner Aktivitäten zu stören. Wenn jedoch einmal eine Bindung hergestellt ist und idealisierende Besetzungen frei geworden sind, wird ein Prozeß des Durcharbeitens eingeleitet, der eine schrittweise Besetzungsverschiebung von der Allmacht und Unverwundbarkeit des Größen-Selbst zu der auf einer tieferen Schicht ersehnten Allmacht und Unverwundbarkeit eines idealisierten Objektes (und der notwendigen therapeutischen Abhängigkeit von diesem) ermöglicht.

Die spezifischen Probleme der aktiven Wiederbelebung des Größen-Selbst in der psychoanalytischen Behandlung narzißtischer Verwahrloster (besonders Jugendlicher) gehören nicht zu den Hauptgegenständen dieser Untersuchung. Wir befassen uns hier mit der Analyse der gewöhnlichen narzißtischen Persönlichkeitsstörungen, bei denen kriminelle Handlungen im üblichen Sinne das klinische Bild nicht bestimmen. Bei der analytischen Behandlung dieser Fälle ist jedoch eine Situation nicht wünschenswert, in der die regressive Willfährigkeit des Analysanden aktiv zu einer Idealisierung des Therapeuten benutzt wird. Die aktive Förderung der Idealisierung des Analytikers führt zu einer hartnäckigen Übertragungshörigkeit (vergleichbar den Mitteln, mit denen die organisierten Religionen die Menschen an sich binden), die eine oberflächliche, aber massive Identifikation erzeugt und die allmählich therapeutische Veränderung der narzißtischen Strukturen hemmt. Wir sollten Freuds Warnung durchaus ernst nehmen, daß »die Person des Analytikers es zuläßt, daß sie vom Kranken an die Stelle seines Ichideals gesetzt werde, womit die Versuchung verbunden ist, gegen den Kranken die Rolle des Propheten, Seelenretters, Heilands zu spielen. Da die Regeln der Analyse einer solchen Verwendung der ärztlichen Persönlichkeit entschieden widerstreben, ist ehrlich zuzugeben, daß hier eine neue Schranke für die Wirkung der Analyse gegeben ist« (1923, Seite 279, 1).

Wenn es auch der Analyse abträglich ist, eine Idealisierung des Analytikers mit künstlichen Mitteln zu bewirken, so ist eine spontane therapeutische Wiederbelebung der idealisierten Eltern-Imago wirklich erwünscht und sollte nicht gestört werden.

An dieser Stelle sind einige allgemeine Bemerkungen über die sogenannte Passivität des Psychoanalytikers in der Behandlung angebracht, weil die Ablehnung der Psychoanalytiker gegen eine Führerrolle für ihre Patienten oft so behandelt wird, als sei dies eine moralische Frage (siehe z. B. Hammett, 1965, bes. Seite 32), in der ein Wertsystem (die gleichmachende Bescheidenheit des Analytikers und dergleichen) gegen ein anderes gehalten wird (daß er seine unvermeidliche Verantwortlichkeit als Führer des Patienten anerkennen sollte, weil er ja die Lösungen mindestens einiger Lebensprobleme des Patienten kennen sollte). Die Entscheidung muß jedoch davon abhängen, wie wir das Wesen des psychoanalytischen Heilungsprozesses verstehen. Wenn der Analytiker aktiv die Rolle des »Propheten, Retters und Heilands« übernimmt, ermutigt er eine Konfliktlösung durch grobe Identifikation und verhindert, daß der Patient seine eigenen psychischen Strukturen integriert und schrittweise neue bildet. In metapsychologischen Begriffen läßt sich die aktive Übernahme einer Führerrolle durch den Therapeuten entweder als Herstellung einer Beziehung zu einem archaischen (prästrukturellen), narzißtisch besetzten Objekt (die Aufrechterhaltung der Besserung des Patienten hängt danach von der wirklichen oder phantasierten Aufrechterhaltung dieser Objektbeziehung ab) oder als globale Identifikationen beschreiben, die den schon bestehenden psychischen Strukturen hinzugefügt werden. Im Gegensatz dazu gestattet die psychoanalytische Behandlung die spontane Entstehung von Übertragungen (einschließlich der Beziehungen zu archaischen, narzißtisch besetzten Objekten), und die projizierten oder auf andere Weise wiederbelebten Strukturen werden im Prozeß des Durcharbeitens umgewandelt und allmählich wieder verinnerlicht (umwandelnde Verinnerlichung). Somit kann letzten Endes der qualitative Unterschied zwischen Therapie durch Inspiration und Psychoanalyse als ein quantitativer verstanden werden: Die erstere wirkt durch die aktive Herstellung von Objektbeziehungen und globalen Identifikationen, die letztere durch das spontane Auftreten von Übertragungen und Mikro-Prozessen von (umwandelnder) Wiederverinnerlichung.

Obwohl diese Aussage grundsätzlich richtig ist, muß sie im Hinblick auf zwei Stadien bei den Analysen narzißtischer Persönlichkeiten eingeschränkt werden, in denen die Verinnerlichungsprozesse tatsächlich vorübergehend weder »Mikro-Prozesse« noch »umwandelnd« wie oben beschrieben sind, sondern vielmehr grob, massiv und nicht-assimiliert. Genau gesagt: Grobe Identifikationsprozesse können entweder verhältnismäßig früh in der Behandlung beobachtet werden (als Vorläufer oder Vorboten minimaler, strukturbildender, umwandelnder Verinnerlichungen), oder sie können spät auftreten, d. h., im allgemeinen während des ersten Teils der Schlußphase unter dem quasi-traumatischen Einfluß der Notwendigkeit, das narzißtische Übertragungsobjekt endgültig aufzugeben.

Globale Identifikationen mit dem Analytiker – mit seinem Verhalten, seiner Sprechweise, seinen Meinungen, seinem Geschmack – werden somit häufig in den frühen Phasen der Analysen narzißtischer Persönlichkeiten beobachtet. Sie sind ein günstiges Zeichen, insbesondere, wenn sie nicht sofort auftreten, sondern nach einer Phase sorgfältiger systematischer Arbeit an den ausgedehnten Widerständen, die der adäquaten narzißtischen Übertragung im Wege stehen, und sie sollten vom Analytiker als erster Schritt auf dem Wege zu den Bedingungen begrüßt werden, die die strukturbildenden Prozesse des Durcharbeitens ermöglichen. Es ist besonders lehrreich, diese Veränderung in der Art der Identifikation während der Analysen zu untersuchen, in denen der Beruf des Analysanden die Übernahme des Berufsverhaltens des Analytikers erleichtert – und zur Rationalisierung verwendet!

In manchen Lehranalysen von Ausbildungskandidaten zum Beispiel mit narzißtischen Persönlichkeitsstrukturen oder bei therapeutischen Analysen von Psychiatern findet sich manchmal die folgende typische Reihenfolge: Zuerst kommt eine Phase, in der keine Anzeichen von Übertragungsbereitschaft erkennbar sind. Unterbrechungen der Behandlung z. B. rufen scheinbar keine ersichtliche Reaktion beim Analysanden hervor. Diesem Stadium folgt eine Phase, in der der Analysand auf Störungen der narzißtischen Übertragung – z. B. eine Unterbrechung der Stundenfolge – mit groben, unangepaßten Identifikationen mit einzelnen Merkmalen des Analytikers reagiert. (Er fühlt sich z. B. während der Abwesenheit des Analytikers gedrängt, ein bestimmtes Kleidungsstück zu kaufen, das, wie er erst später zu seiner großen Überraschung bemerkt, einem vom Analytiker getragenen genau gleicht.) Mit der wiederholten Durcharbeitung dieser Ereignisse wandelt sich allmählich der Charakter der Identifikationsprozesse: sie sind nicht mehr global und wahllos, sondern sie werden selektiv – sie konzentrieren sich zunehmend auf Merkmale und Eigenschaften, die sehr wohl mit der Persönlichkeit des Analysanden vereinbar sind und eigene (bis jetzt ruhende)

Fähigkeiten verbessern. Gewisse selektiv passende, nützliche berufliche Eigenschaften und Fertigkeiten des Analytikers werden somit mehr und mehr vom Patienten während des Identifikationsprozesses assimiliert; sie stellen nicht länger identifikatorische Fremdkörper dar (wie etwa die häufig auftretenden Identifikationen mit dem Aggressor als Reaktion auf Verhalten des Analytikers, das der Patient traumatisch erlebt), die wieder abgestoßen werden, nachdem sie ihre Notfallsfunktion erfüllt haben. Der Patient kann letztlich in dem Maße, indem er schrittweise den (narzißtisch besetzten) Analytiker innerlich loslassen kann, mit ruhiger, aber tiefer und aufrichtiger Freude feststellen, daß er stabile Kerne autonomer Funktion und Initiative erworben hat – in seinem täglichen Leben und in der Wahrnehmung und im Verständnis seiner Patienten einschließlich seiner ihm eigentümlichen Art und Weise des Umgangs mit ihnen.

Eine neuerliche Neigung zu globalen Identifikationen findet sich auch in der Endphase der Analyse narzißtischer Persönlichkeitsstörungen (besonders im frühen Teil dieser Phase). Dieses Phänomen sollte vom Analytiker ohne unnötige Beunruhigung als Material für den analytischen Prozeß genutzt werden, genauso wie die vorher beschriebenen früheren globalen Identifikationen.

Herr I. z. B. stellte das Wieder-konkreter-Werden der (vorher adäquaten: nämlich minimalen) Prozesse der umwandelnden Verinnerlichung in der Endphase seiner Analyse einige Monate vor dem erwarteten Abschluß in Träumen dar. In dieser Zeit schwankte der Analysand zwischen hypochondrischen Befürchtungen um die Stabilität und den Fortschritt seiner psychischen Entwicklung einerseits und einer zuversichtlichen Stimmung andererseits, in der er die endgültige Trennung vom Analytiker mit der von ihm erwarteten Freude an seiner Autonomie vorwegnahm. Während der ängstlichen Phasen war zu erkennen, daß er sein Bedürfnis, seine psychische Struktur durch weitere Verinnerlichungen abzusichern, in regressiver Weise als (resexualisierte) orale und anale inkorporative Bedürfnisse wahrnahm. Er aß sehr viel und hatte Träume mit passiv-homosexuellen Inhalten, in denen der Analytiker ihn anal penetrierte. Im Verlauf der weiteren Ich-Integration dieser wiederhervorbrechenden Verinnerlichungs-bedürfnisse stellte er die Grobheit dieses Versuches, in letzter Minute noch mehr vom Analytiker zu bekommen (oder von seiner Person aufzunehmen), in den folgenden fast humoristischen Träumen dar (der Patient hatte tatsächlich ein gewisses Maß von Humor in der Analyse erworben – eines der sehr zuverlässigen Zeichen des Fortschritts in diesen Fällen): In einem Traum (früh in der Endphase) wird durch Röntgenstrahlen entdeckt, daß sich der Analytiker im Darm des Patienten befindet. In einem anderen Traum (später in der Terminalphase) verschlingt der Patient eine Klarinette (den Penis des Analytikers, oder vielmehr seine Stimme, d. h., das Instrument seines Einflusses und seiner Wirkung in der analytischen Situation). Nachdem das Musikinstrument verschlungen worden ist, spielt es dennoch weiter im Inneren des Patienten. (Vgl. diesen Traum mit den Masturbationsphantasien des Falles A. In diesem Zusammenhang s. insbesondere Kapitel 3, Fußnote 4).

Die Ziele des Durcharbeitens im Bereich des wiederbelebten Größen-Selbst

Das Wesen der psychischen Umwandlungen im Verlauf der analytischen Behandlung wird im allgemeinen am besten durch das genaue Verständnis bestimmter Übergangsphasen im Prozeß des so wichtigen Durcharbeitens erhellt. Wenn in den Analysen narzißtischer Persönlichkeiten die Arbeit sich mit der schrittweisen realistischen Integration der Phantasien und des Exhibitionismus des Größen-Selbst befaßt, finden wir häufig und charakteristischerweise ein spezifisches Stadium, in dem die psychisch verarmende Verdrängung der tieferliegenden Quellen des Selbstvertrauens und der Lust am Selbst weitgehend abgebaut scheint und somit ein Sieg des Realismus und der Ich-Herrschaft scheinbar schon gewonnen ist. Genauere Untersuchung zeigt jedoch ein partielles Fortbestehen einer oberflächlichen Gefügigkeit und nicht so sehr einen schon erreichten endgültigen Strukturwandel. Ich möchte dieses wichtige Übergangsstadium anhand von zwei Behandlungsepisoden darstellen.

Herr J., ein begabter Schriftsteller Anfang dreißig, war bei mir schon eine zeitlang in Analyse gewesen und hatte, wie es schien, ein gewisses Ausmaß von Ich-Herrschaft über seine nicht-modifizierten Größenphantasien und seinen Exhibitionismus, die eine schwere Störung seines Wohlbefindens und seiner künstlerischen Produktivität mit sich brachten, erreicht. In vielen seiner Träume in dieser frühen Analysenphase wurden seine Größenphantasien in Superman-Bildern ausgedrückt: Er konnte fliegen. Nachdem ich nachdrücklich etwas über das Fortbestehen gewisser Aspekte der Größenphantasien des Patienten in seiner Arbeit gesagt hatte, verschwand das Fliegen ziemlich plötzlich aus seinen Träumen, und der Patient begann auch in seinen Träumen zu gehen wie ein gewöhnlicher Sterblicher. Trotz dieses dramatischen Wechsels des manifesten Inhalts seiner Träume bestand jedoch der Größencharakter seiner Methoden und Ziele in seiner Arbeit weiter, und ich äußerte meine Zweifel über das so nachdrücklich behauptete Gehen des Patienten in seinen Träumen. Erst dann konnte der Analysand erkennen und zugeben, daß seine Füße, obwohl er in seinen Träumen ging und nicht mehr flog, immer noch einen winzigen Abstand vom Boden hatten. Für jeden Betrachter schien er normal zu gehen – nur *er* wußte, daß seine Füße in Wirklichkeit den Boden niemals berührten.

Ein anderes Phänomen, das ein analoges Übergangsstadium während des Prozesses des Durcharbeitens in Bezug auf das Größen-Selbst anzeigt, ist Träumen in Farbe (Technicolor).

Herr A., ein Akademiker Ende 20 mit homosexuellen Neigungen und starken narzißtischen Fixierungen, hatte in seiner Analyse einen stetigen Fortschritt gemacht und war als Folge der inneren Veränderung fähig geworden, auch seine äußere Lebenssituation beträchtlich zu verbessern. Er hatte sich in einer für ihn sinnvollen Weise mit einer Frau verbunden und hatte wichtige Schritte zu Unabhängigkeit und Erfolg im Beruf getan. Obwohl der Kern seiner Störung mit einer Fixierung an eine idealisierte Vater-Imago zusammenhing und obwohl der größere Teil des Durcharbeitens sich mit seiner endlosen Suche nach einer idealisierten männlichen Gestalt und mit seinem Wunsch, sich mit einem solchen mächtigen, idealisierten Beschützer zu verbinden, befaßte, trat die hier beschriebene Episode in einer späten Phase des Durcharbeitens auf, in der ein untergeordneter Bereich der Neurose im Vordergrund stand: die Fixierung an das Größen-Selbst und die entsprechende Spiegelübertragung. Das analytische Material der letzten Monate hatte um seinen Versuch gekreist, die wirklichen Schwierigkeiten und Enttäuschungen in seinem Beruf ins Auge zu fassen, ohne dem regressiven Sog der Größenphantasien zu erliegen, die auf Zeiten seiner Kindheit verwiesen, in denen er seinen Vater ersetzt hatte, denn dessen lange Abwesenheiten von zu Hause und wirkliche Hilflosigkeit angesichts überwältigender äußerer Schwierigkeiten hatten bei dem Patienten zur Wiederbelebung des Wunsches nach einem allmächtigen Selbst-Objekt und zur Intensivierung der Besetzung seines Größen-Selbst geführt. In letzter Zeit hatte der Patient jedoch die Realität akzeptieren können, und während er noch oft entmutigt und bei gewissen unvermeidlichen Enttäuschungen überempfindlich war, so hatte er doch der Neigung zu einem stärkeren narzißtischen Rückzug widerstanden. Seine äußere Lage hatte sich schrittweise zum Besseren gewendet, und er erkannte, daß sein Realismus der Mühe wert war.

Eines Tages, als er offenbar mit einer günstigen Entwicklung im beruflichen Bereich zufrieden war, berichtete er einen Traum mit Anspielungen auf kürzliche Erfolge und darauf, daß er jetzt ein verantwortlicher und erwachsener Mann war, der den Lebenskampf aufgenommen hatte und seine Realität mit ihren Enttäuschungen und Befriedigungen annahm. Der Patient fügte dieser Beschreibung seines Wirklichkeitssinnes und seines Erfolges zwei Nebengedanken hinzu: Sexuell war er letztlich nicht so gut gewesen wie er sein sollte; d. h., die Ejakulation war zu schnell gekommen, und er erwähnte – anscheinend nicht im Zusammenhang mit seiner Klage über die sexuelle Enttäuschung –, daß die Menschen im Traum etwas wie Spielzeugsoldaten oder Marionetten gewesen waren und daß der gesamte Traum farbig gewesen war.

Ich lasse hier die Zwischenglieder aus, die es mir gestatteten, die Bedeutung der gegenwärtigen psychischen Verfassung des Patienten zu verstehen und berichte nur meine Schlußfolgerung. Im wesentlichen erklärte ich dem Patienten, daß es noch eine neue Erfahrung für ihn war, sich selbst im wirklichen Leben als Erwachsener zu sehen, daß er dies noch teilweise so empfand, als sei es die Phantasie eines kleinen Kindes, das Erwachsen-sein spielt (eine Phantasie, die plötzlich zerbricht, wenn der Vater heimkommt), und daß er deshalb auf seine wirklichen Erfolge mit einer gewissen ängstlichen Erregung reagierte – getrieben, als seien seine Erfolge nicht fundiert und würden entschwinden. Und ich erklärte ihm, daß sein Ich mit der Aufgabe noch nicht ganz fertig wurde, sein neues Bild von sich selbst ruhig und ohne Hast und Ängstlichkeit zu akzeptieren. Der beschleunigte Ablauf des Sexualaktes – der immer ein so sehr empfindliches Meßinstrument für das psychische Gleichgewicht ist – war wahrscheinlich der Ausdruck dieser Verfassung, und die unrealistischen Merkmale des Traums, insbesondere die Tatsache, daß dieser in Farbe geträumt war, waren gleichermaßen Ausdruck der noch unvollkommenen Fähigkeit des Ichs, das neue Selbstbild voll zu integrieren: Teile der alten Größenvorstellungen und des Exhibitionismus waren noch in ihrer unverwandelten Form dem erwachsenen Selbstbild beigemengt, ohne daß sie den Umwandlungsprozeß vollständig durchlaufen hätten. Nach kurzem Überlegen erwiderte der Patient ruhig, daß ich ihn gut verstanden hätte, und er fügte hinzu, daß der Traum nicht nur farbig gewesen war, sondern die Farben übertrieben und unwirklich gewesen seien: in Technicolor.

Ich möchte hier die generelle Beobachtung anfügen, daß Träume in Farbe häufig Träume in Technicolor sind. Sie stellen anscheinend häufig das Eindringen unmodifizierten Materials in das Ich und dessen Unfähigkeit dar, dieses vollkommen zu integrieren. Man könnte sagen, daß die Technicolor-Farben die unterschwellig wahrgenommene ängstliche, hypomanische Erregung des Ichs nach dem Eindringen gewisser Quantitäten der Größenphantasien und des Exhibitionismus des Größen-Selbst darstellen.

Obwohl die Metapsychologie der Ejaculatio praecox streng genommen nicht zu diesem Thema gehört, sind einige Worte darüber vielleicht angebracht, weil dieses Symptom bei narzißtischen Persönlichkeitsstörungen nicht selten vorkommt. Man kann allgemein sagen, daß die Unfähigkeit, den Sexualtrieb während der geschlechtlichen Vereinigung in verschiedene Vorstellungen und Handlungen umzuwandeln und so die sexuelle Spannung ohne unmittelbare Abfuhr aufrechtzuerhalten, Folge eines Defektes der grundlegenden triebregulierenden Struktur der Psyche ist. Dieser Defekt ist die Folge eines chronischen Mangels an strukturbildenden Erfahrungen der optimalen Versagung in der präödipalen Phase. Es ist kein großer Unterschied, ob dieser Mangel an Grundstruktur das Ergebnis psychischer Störungen der Eltern (dies ist die häufigste Ursache) oder anderer Umstände ist (wie das Fehlen von Elternfiguren). Entscheidend ist der Mangel an Möglichkeiten für den allmählichen Besetzungsentzug der präödipalen Objekte des Kindes und somit das Fehlen strukturbildender Verinnerlichungen; die Fähigkeit des Kindes, seine Triebimpulse und Wünsche zu desexualisieren und zu neutralisieren, bleibt deshalb unvollkommen. Auf einer anderen Begriffsebene ausgedrückt: Bei solchen Menschen erstreckt sich der Sekundärvorgang nur auf eine dünne, oberflächliche Schicht der psychischen Struktur, er ermöglicht keine stabile psychische Verarbeitung triebnaher psychischer Prozesse, er ist brüchig und (wie in dem Beispiel von Herrn A.) unter dem Einfluß verschiedener Spannungen leicht vom Primärvorgang zu überfluten. Herrn A.'s Neigung, seine Bedürfnisse und Wünsche auf homosexuelle Weise wahrzunehmen und seine Neigung zu Ejaculatio praecox waren deshalb Folge des gleichen Defektes der neutralisierenden Grundstruktur der Psyche.

Der Prozeß des Durcharbeitens verstärkt und vervollständigt bei solchen Patienten die ungenügenden und unsicheren Verinnerlichungen der frühen Kindheit und führt dadurch nicht nur zu einer wachsenden Vorherrschaft des Sekundärvorganges, sondern gleichzeitig zu einer Verringerung der Neigung, nicht-sexuelles psychisches Material zu sexualisieren. Das Bedürfnis nach einer desexualisierenden (und de-aggressivierenden) psychischen Struktur wird manchmal von solchen Patienten im Traum als Suche nach Symbolen des Sekundärvorgangs wie etwa Bücher oder Bibliotheken dargestellt (von Herrn E. z. B.), besonders in Zeiten von Trennungen vom Analytiker, der vom Analysanden nach und nach als äußere, unterstützende psychische Struktur erlebt wird, die nicht nur als Reizschutz gegenüber Belastungen aus der Außenwelt dient, sondern ihn auch befähigt, seine Triebe durch Neutralisierung und psychische Verarbeitung zu beherrschen und umzuwandeln.

Erwachsene, die über eine zuverlässige triebneutralisierende und triebverarbeitende psychische Struktur verfügen, können vorübergehend ihren Sekundärvorgang lustvoll und angstfrei aufgeben, da sie gewiß sind, ihn wieder zu erlangen. Schlaf und Orgasmus sind deshalb die wichtigsten Indikatoren für die Fähigkeit eines Menschen, dem Sekundärvorgang Besetzungen zu entziehen. Menschen, deren psychische Grundstruktur dünn, brüchig und unstabil ist, fürchten häufig den Besetzungsentzug des Sekundärvorganges. Sie können daher an Einschlafstörungen leiden, und ihre Fähigkeit, sich der Lust des Orgasmus zu überlassen, kann auf vielfältige Weise gestört sein[5].

5 Ein lehrreiches Beispiel für die spezifische Angst, die das orgastische Erleben bei einem Menschen auslösen kann, dessen triebkontrollierende und

Diese Fallbeispiele zeigen mehr im einzelnen gewisse typische Reaktionen, die im Prozeß des Durcharbeitens der Spiegelübertragung auftreten können, bevor eine sichere Integration des archaischen Größen-Selbst in die Ich-Struktur vollzogen ist. Wie immer diese Zwischenstadien auch beschaffen sind, das Größen-Selbst wird schließlich schrittweise der Struktur des Ichs integriert werden, wenn der Prozeß des Durcharbeitens nicht gestört wird. Die archaischeren Formen der therapeutischen Wiederbelebung des Größen-Selbst werden im allgemeinen in dem Maße durch eine Spiegelübertragung (im engeren Sinne) ersetzt, indem das Getrenntsein des Analytikers vom Analysanden mehr und mehr akzeptiert wird (s. Kapitel 5). Selbst in dieser Phase akzeptiert der Analysand jedoch das Objekt nur als Quelle von Zustimmung, Lob und einfühlender Teilnahme: Der Analytiker ist ein bedürfniserfüllendes Objekt (s. Hartmann 1952 bzw. 1955, Anna Freud 1952) im narzißtischen Bereich.

Zum Ende der Analyse verschwindet die Spiegelübertragung schließlich in manchen Fällen ganz, und der Analytiker kann dann entweder a) eine narzißtisch idealisierte Gestalt (idealisierende Übertragung) oder b) ein Liebesobjekt werden, auf das der Patient seine neutralisierten narzißtischen Besetzungen in Gestalt jenes zielgehemmten Exhibitionismus, erhöhten

triebverarbeitende psychische Struktur nur unzureichend entwickelt ist, wird von Paul Tolpin (1969) mitgeteilt. Tolpins Patient stellte die Wahrnehmung steigender sexueller Spannung, die zu einer Pollution führte, in einem Traum dar, in dem er in einem schnellen Zug fuhr. Er stand von seinem Sitz auf und ging vorwärts von einem Wagen zum anderen. Als er bemerkte, daß er seine Bücher auf seinem Platz zurückgelassen hatte, wollte er in den Wagen zurückkehren, in dem er zuerst gefahren war. Aber es war zu spät: Er stellte mit Entsetzen fest, daß der Teil des Zuges, in dem er jetzt fuhr, von dem Teil getrennt worden war, in dem er seine Bücher zurückgelassen hatte. Dieser Traum stellt die Wahrnehmung steigender sexueller Spannung (von einem Wagen zum anderen gehen) und das schreckhafte Gewahrwerden dar, daß das Ich jetzt unwiderruflich von sexuellen Gefühlen überschwemmt ist; d. h., es hat den Zugang zum triebkontrollierenden und triebverarbeitenden Sekundärvorgang (den Büchern) verloren. Daß das Leitsymptom des Patienten Ejaculatio praecox war, ist natürlich mit seinem Mangel an triebneutralisierender und triebverarbeitender psychischer Struktur vollkommen vereinbar.

Selbstwertgefühls und Überschätzung des Liebesobjekts richtet, die die normalen Begleiterscheinungen der (kindlich-inzestuösen und reifen) Liebe sind.

Wenn eine Spiegelübertragung letztlich durch eine stabile idealisierende Übertragung ersetzt wird (entweder als die dritte Phase in Fällen sekundärer Spiegelübertragung oder am Ende einer primären Spiegelübertragung), dann können wir annehmen, daß ein Teil der narzißtischen Besetzungen vom Größen-Selbst ganz gelöst worden und nun in der Besetzung der idealisierten Eltern-Imago untergebracht worden ist. Ein Teil der narzißtischen Besetzungen wird somit schließlich für die Verstärkung der Idealisierung des Über-Ichs verwendbar.

Diese Ergebnisse des Durcharbeitens einer Spiegelübertragung müssen jedoch als sekundär angesehen werden. Ebenso wie das primäre Ziel des Durcharbeitens bei der idealisierenden Übertragung die Verstärkung der neutralisierenden Grundstruktur der Psyche und der Erwerb und die Stärkung von Idealen ist, so ist das primäre Ziel des Durcharbeitens bei der Spiegelübertragung die Umwandlung des Größen-Selbst, was zu einer besseren Fähigkeit des Ichs, aktiv zu sein (durch den zunehmenden Realismus des Ehrgeizes) und zu einer Stärkung des realistischen Selbstwertgefühls führt.

Die Funktionen des Analytikers bei der Analyse der Spiegelübertragung

Wie bei der Analyse der Übertragungsneurosen liegt die Hauptaktivität des Analytikers wesentlich im kognitiven Bereich: Er hört zu, er versucht zu verstehen, und er deutet. Seine gleichschwebende Aufmerksamkeit muß den Strom des analytischen Materials begleiten, während er sich der langsamen, mühevollen und für ihn gewöhnlich weniger anregenden Aufgabe widmet, mit dem Patienten die Erscheinungsformen des wiederbelebten Größen-Selbst während des Durcharbeitens der Spiegelübertragung zu analysieren, wobei der Analysand ihm die Erfüllung nur der einen Funktion zuweist:

Echo und Widerspiegelung seiner Größenvorstellungen und seines Exhibitionismus zu sein; oder in der der Analysand (in der Verschmelzungs- und der Zwillingsübertragung) den Analytiker auf die mehr oder weniger anonyme Daseinsform beschränkt, in der er in das System seines Größen-Selbst eingeschlossen oder aber dessen genaues Abbild ist.[6]

Die Forderungen des Analysanden nach Aufmerksamkeit, Bewunderung und einer Vielzahl anderer Spiegel- und Echoreaktionen auf das wiederbelebte Größen-Selbst, die die Spiegelübertragung im engeren Sinne ausmachen, stellen gewöhnlich für die Erkenntnis des Analytikers kein großes Problem dar, obwohl der Analytiker sehr viel subtiles Verständnis aufbringen muß, um mit den Verleugnungen der Bedürfnisse des Patienten aus Abwehr und mit dem allgemeinen Rückzug von ihnen Schritt zu halten, was dann eintritt, wenn eine unmittelbar einfühlende Reaktion nicht erfolgt. Wenn der Analytiker jedoch ein echtes Verständnis für das Phasenadäquate der Forderungen des Größen-Selbst aufbringt und wenn er begreift, daß es für lange Zeit ein Fehler ist, dem Patienten klar zu machen, daß seine Erwartungen unrealistisch sind, sondern er im Gegenteil dem Patienten zeigen muß, daß sie im Gesamtzusammenhang der frühen, in der Übertragung wiederbelebten Lebensphase adäquat sind und ihren Ausdruck finden müssen, dann kann der Patient schrittweise die Bedürfnisse und Phantasien des Größen-Selbst enthüllen, und der langsame Prozeß wird eingeleitet, der zur Integration des Größen-Selbst in die Struktur des Real-Ichs und zu einer adaptiv nützlichen Umwandlung seiner Energien führt – in beinahe unsichtbaren Schritten und häufig ohne besondere Erklärungen des Analytikers.

Wenn der Analytiker die narzißtischen Bedürfnisse des Analysanden als phasenadäquat akzeptiert, so wirkt er der dau-

6 Vgl. hierzu Kohut (1957, bes. S. 430 f.). Die Umwandlung des Analytikers zu »einem gefügigen Teil des Patienten« wird als im Dienste der Herstellung des »Rapports« beschrieben (Siehe meine Darstellung des Unterschiedes zwischen »Rapport« und »narzißtischer Übertragung« in den Kapiteln 1 und 8).

ernden Neigung des Real-Ichs entgegen, sich vor den unrealistischen narzißtischen Strukturen durch Mechanismen wie Verdrängung, Isolierung und Verleugnung abzuschirmen.[7] Mit dem letztgenannten Mechanismus steht eine spezifische chronische strukturelle Veränderung in Beziehung, die ich, indem ich Freuds (1927, 1937 b) Terminologie modifiziere, als *vertikale Spaltung der Psyche* bezeichnen möchte. Die gedanklichen und affektiven Anzeichen einer vertikalen Spaltung der Psyche stehen – im Gegensatz zu den *horizontalen Spaltungen*, wie sie auf tieferer Ebene durch Verdrängung und auf einer höheren Ebene durch Verneinung herbeigeführt werden (Freud 1925) – mit der gleichzeitigen Existenz sonst unvereinbarer *in die Tiefe reichender* psychischer Strebungen in Zusammenhang.[8]

Das Wesen der Interventionen des Analytikers wird von seinem Verständnis für die metapsychologische Grundlage der von ihm analysierten Störung entscheidend beeinflußt. Bei der metapsychologischen Beschreibung der Patienten mit narzißtischen Persönlichkeitsstörungen, bei denen die gestörte Integration des Größen-Selbst die Grundlage ihrer Störung darstellt, sollten zwei Gruppen unterschieden werden: Zu der ersten, selteneren Gruppe gehören jene Menschen, bei denen das archaische Größen-Selbst vorwiegend verdrängt und/oder

7 Zum Vergleich mit ähnlichen Bedingungen hinsichtlich des idealisierten Objektes siehe Kapitel 4, Fußnote 1. Basch (1968) untersuchte bei seiner Darstellung der Beziehung zwischen äußerer Realität und Verleugnung die wichtige Stellung, die die Verleugnung unter den Abwehrmechanismen einnimmt.

8 Der Fetisch des Fetischisten muß ebenfalls als psychischer Inhalt des (vertikal) abgespaltenen Sektors der Psyche *in der Tiefe* verstanden werden. Der Ich-Anteil dieses abgespaltenen Sektors der Psyche des Fetischisten steht unter dem Einfluß des Es-Anteils, mit dem es direkt verbunden ist. (S. in diesem Zusammenhang Schafer [1968, Seite 99], der von »Unterorganisationen, [die] Elemente des Es- und Über-Ich-Systems ebenso wie solche des Ich-Systems einschließen«, spricht.) Das manifeste Ergebnis ist daher – in Übereinstimmung mit diesen strukturellen Zusammenhängen – nicht eine offene Überzeugung, daß Frauen Penisse haben. Der Fetischist hat stattdessen bewußte Wünsche, die der in tieferen (unbewußten) Schichten des abgespaltenen Sektors der Psyche festgehaltenen Überzeugung von dem weiblichen Phallus entsprechen.

verleugnet wird. Da wir es hier mit einer horizontalen Spaltung der Psyche zu tun haben, die das Real-Ich der narzißtischen Zufuhr aus den tiefen Quellen der narzißtischen Energie beraubt, ist die Symptomatologie von einem Mangel an Narzißmus gekennzeichnet (verringertes Selbstvertrauen, blande Depressionen, Fehlen von Arbeitsfreude, Mangel an Initiative etc.).

Die zweite, zahlreichere Gruppe umfaßt jene Fälle, bei denen das mehr oder weniger unmodifizierte Größen-Selbst vom realitätsorientierten Bereich der Psyche durch eine vertikale Spaltung abgetrennt ist. Da das Größen-Selbst deshalb als im Bewußtsein gegenwärtig bezeichnet werden kann und jedenfalls viele Handlungen dieser Menschen beeinflußt, ist die symptombildende Wirkung teilweise anders als bei der ersten Gruppe. Die bewußten Einstellungen der Patienten sind jedoch widersprüchlich. Einerseits sind sie eitel, prahlerisch und unmäßig rücksichtslos bei der Durchsetzung ihrer Größenerwartungen. Da sie andererseits (außer ihren bewußten, aber abgespaltenen Größenphantasien) ein stumm verdrängtes, in unzugänglichen Tiefen der Psyche begrabenes Größen-Selbst in sich bergen (horizontale Spaltung), zeigen sie Symptome und Reaktionen, die denen der ersten Patientengruppe gleichen, die aber zu den offen gezeigten Größenvorstellungen des abgespaltenen Sektors in starkem Gegensatz stehen.[9] Das typische Bild dieser zweiten Patientengruppe soll alsbald mit Hilfe einer Fallskizze illustriert werden (Fall J.; siehe auch Fall F. in Kapitel 11).

Der technisch entscheidende Grundsatz, der die Haltung des Analytikers bestimmt, ist der folgende: Der Analytiker wendet sich weder an jenen Teil der Psyche, in dem die Größen-

---

9 Es versteht sich von selbst, daß es eine dritte Form der Verteilung narzißtischer Energien gibt, die sich dem optimalen Zustand annähert, in dem Größenphantasien und Exhibitionismus weder verdrängt noch abgespalten und in psychoökonomisch wirksamem Maße verdrängt sind, sondern in dem die tiefen Quellen von Größenvorstellungen und Exhibitionismus – nach adäquater Zielhemmung, Zähmung und Neutralisierung – zu den realitätsorientierten Oberflächenaspekten des Ichs Zugang finden und sich mit diesen verbinden.

phantasien verdrängt sind (d. h., der Analytiker spricht nicht mit dem Es), noch wendet er sich an den Teil der Psyche, der abgespalten ist (auch nicht an dessen Anteil im Ich). Er wendet sich immer an das Real-Ich (oder an dessen Überreste). Er sollte ebenso wenig versuchen, den bewußten Größensektor der Psyche zu erziehen, wie er versuchen würde, das Ich zu erziehen – er muß seine Anstrengungen darauf konzentrieren, dem Real-Ich die (vertikal und horizontal) abgespaltenen Teile der Psyche zu erklären (einschließlich der Abwehrkämpfe des Real-Ichs gegen sie), um den Weg zu ihrer letztlichen Beherrschung zu öffnen. Nur durch das Verständnis dieser Zusammenhänge wird das scheinbare Paradox gelöst, daß man den manifesten und manchmal lärmend zur Schau gestellten narzißtischen Forderungen des Analysanden nicht durch eine pädagogische Haltung von Verbot und ermahnender Vernunft, sondern im Gegenteil durch eine Haltung des Akzeptierens begegnet, die das Phasenadäquate dieser Forderungen im Kontext der Übertragungs-Wiederbelebung eines archaischen Zustandes betont. Der Patient wird dann mit vorher unerkannten Abwehrmechanismen konfrontiert, die ihn gegen die Einsicht geschützt hatten, daß der wichtigste Kernbereich seiner Psyche trotz der scheinbar selbstsicheren Durchsetzung narzißtischer Forderungen eines psychischen Sektors dem Zufluß narzißtischer, das Selbstwertgefühl aufrechterhaltender Libido versperrt ist.

Die klinischen Bedingungen sind häufig wirklich sehr komplex, weil Ich-Verzerrungen (die dann vorübergehend ein Stück pädagogischen Druckes erfordern [siehe Kernberg 1969]) in gewissen Phasen auch den zentralen, der Realität am meisten zugewandten Teil der Psyche betreffen können. Schließlich, wie gesagt, sind wir hier nicht nur der Abneigung des Real-Ichs konfrontiert, den bewußten, aber abgespaltenen Aspekten der Größenphantasie eindeutig ins Gesicht zu schauen und ihre psychische Relevanz zu akzeptieren, sondern auch mit dessen (unbewußter) Angst vor den Forderungen des verdrängten archaischen Größen-Selbst, die mit den bewußten Forderungen nach Größe oder Einzigartigkeit des Patienten wenig Ähnlichkeit haben. Hier ist in der Tat ein Bereich, in dem Einfühlung und spezifische therapeutische Erfahrung des Analytikers sich mit viel Geduld verbinden müssen, um es ihm zu ermöglichen, jene konkreten, dennoch oft sehr subtilen Ansatzpunkte zu erkennen, die es ihm erlauben, die intrapsychischen Hindernisse freizulegen und zu entfernen, die den Zugang zu den verdrängten oder auf andere Weise unzugänglichen Teilen des archaischen Größen-Selbst versperren.

Fall J. z. B., dessen Größenphantasien und Exhibitionismus in manchen Bereichen auffällig zur Schau gestellt wurden, bot scheinbar lange keinen Zugang zu den tiefer liegenden Teilen seines Größen-Selbst, und die Versuchung war stark, seinen unrealistischen Forderungen mit Ermahnungen und anderen pädagogischen Mitteln zu begegnen. Eines Tages (diese Episode fand *nach* der vorhin beschriebenen statt) erwähnte der Patient beiläufig, daß er nach dem morgendlichen Rasieren immer seinen Rasierpinsel sorgfältig ausspülte, seinen Rasierapparat reinigte und trocknete und sogar das Waschbecken ausrieb, bevor er sein Gesicht wusch und abtrocknete. Die Mitteilung schien unwichtig; sie war jedoch in einer leicht arroganten und angespannten Weise gemacht worden, die dem Analytiker auffiel. Die Arroganz, die spürbar wurde, als der Patient dem Analytiker von seinen Rasiergewohnheiten erzählte, stand in starkem Gegensatz zu der bewußten Arroganz, mit der er manchem seiner narzißtischen Ziele nachstrebte. Die momentane Stimmung war eine Arroganz *aus Abwehr* (eine Reaktion, wie gleich deutlich werden wird, die von dem plötzlichen Bewußtwerden kam, daß die zentrale narzißtische Übertragung nun in den psychoanalytischen Prozeß einbezogen wurde). Sie trat als schüchterne und ängstliche Herablassung in Erscheinung.

Ich werde hier nicht auf die therapeutischen Einzelheiten dieser Episode eingehen und möchte insbesondere die spezifischen Widerstände außer acht lassen, die der Untersuchung der scheinbar trivialen Äußerung des Patienten im Wege standen.

Rückblickend kann sie jedoch als erster Hinweis auf einen Weg gedeutet werden, der zur Entdeckung eines wichtigen Aspekts der Persönlichkeit des Patienten und zur Freilegung eines genetisch bedeutsamen Teils der Kindheitsgeschichte des Patienten führen kann. Bis dahin waren uns nur die erkennbare Eitelkeit des Patienten und jener Teil seiner Kindheitsgeschichte bewußt, der sich auf seine Arroganz bezog – nämlich, daß er den (scheinbar übermäßigen) Beifall seiner Mutter für Erfolge bekommen hatte, bei denen er von ihr zur Unterstützung ihres eigenen Selbstwertgefühles vorgezeigt wurde. Dieser lärmend dargestellte, grandios-exhibitionistische Sektor seiner Persönlichkeit hatte während seines ganzen Lebens im Mittelpunkt der seelischen Bühne gestanden. Dennoch erschien er ihm nicht ganz wirklich, verschaffte ihm keine bleibende Befriedigung und blieb von dem zugleich vorhandenen, zentraleren Sektor seiner Psyche abgespalten, in dem er an jenen blanden Depressionen zusammen mit Schamgefühlen und Hypochondrie litt, die ihn veranlaßt hatten, psychoanalytische Hilfe zu suchen.

Zunächst bot sich an, die Depressionen, Neigung zu Scham und Hypochondrie des Patienten durch eine direkte dynamische Beziehung zwischen diesen Symptomen und den zur Schau gestellten Größenphantasien des Patienten zu erklären. Man könnte, anders gesagt, gedacht haben, daß die ehrgeizigen Erwartungen seiner Mutter an ihn vom Über-Ich verinnerlicht worden waren und dort ein unerreichbar hohes, unrealistisches Ich-Ideal (Saul 1947, S. 92 ff.; Piers und Singer 1953) oder Ideal-Selbst (Sandler et. al. 1963, S. 156 f.) gebildet hatten in Vergleich zu dem sich der Patient in beschämender Weise gescheitert fühlte.[10]

10 Kleine (unterschwellige) Schamsignale spielen eine Rolle bei der Aufrechterhaltung eines homöostatischen narzißtischen Gleichgewichts zwischen Über-Ich und Ich und den zugrundeliegenden Prozessen zwischen Es (dem unbewußten Größen-Selbst) und Ich, die verantwortlich für das Auftreten unangenehmen Schamgefühls sind, können sekundär von ganzen Kulturen (Benedict 1934 bzw. 1960) und von einzelnen (elterlichen) Erziehern (Sandler et. al. 1963) im Dienste von Werten benutzt werden, die vom Über-Ich integriert werden. Die Vorstellung, daß Scham im allgemeinen eine

Die psychische Situation war jedoch in Wirklichkeit ganz anders. Das scheinbar unbedeutende symptomatische Verhaltensdetail des Patienten, d. h., seine besondere Rasiergewohnheit, war der erste Hinweis auf einen bis dahin noch nicht untersuchten Persönlichkeitsbereich des Patienten. Es führte die Analyse in eine neue Richtung, die den Zugang zu einem unbewußten (genauer gesagt, nicht zuverlässig verdrängten) archaischen Größen-Selbst gestattete. Die Verdrängung dieser psychischen Struktur jedoch und nicht die Forderungen eines idealisierten Über-Ichs war die Ursache der depressiven Stimmungen des Patienten und seiner Schambereitschaft und Hypochondrie.

Die masochistisch gefärbte Rasiergewohnheit war die Folge

Reaktion eines Ichs ist, dem es nicht gelungen ist, die (vielleicht unrealistischen) Forderungen und Erwartungen eines starken Ich-Ideals zu erfüllen (Saul 1947), muß zurückgewiesen werden, nicht nur aus theoretischen Gründen, sondern wesentlich auf der Grundlage therapeutischer Beobachtung. Viele für Beschämung anfällige Menschen besitzen gar keine starken Ideale, aber die meisten sind exhibitionistische Persönlichkeiten, die von ihrem Ehrgeiz getrieben sind; d. h., ihr charakteristisches psychisches Ungleichgewicht (das als Scham empfunden wird) ist Folge einer Überflutung des Ichs mit nicht-neutralisiertem Exhibitionismus und nicht Folge einer relativen Ich-Schwäche gegenüber einem zu starken System von Idealen. Die intensiven Reaktionen solcher Menschen auf ihre Enttäuschungen und Fehlschläge sind ebenfalls – mit seltenen Ausnahmen – nicht Folge der Einwirkung des Über-Ichs. Nachdem solche Menschen Niederlagen beim Verfolgen ihrer ehrgeizigen und exhibitionistischen Ziele erlitten haben, empfinden sie zuerst brennende Scham und dann, wenn sie sich mit erfolgreichen Rivalen vergleichen, häufig intensiven Neid. Diesem Zustand von Scham und Neid können letztlich selbstdestruktive Impulse folgen. Auch diese dürfen nicht als Angriffe des Über-Ichs gegen das Ich verstanden werden, sondern als Versuche des leidenden Ichs, das Selbst zu beseitigen, um die kränkende, enttäuschende Wirklichkeit des Fehlschlages auszulöschen. Mit anderen Worten: Die selbst-destruktiven Impulse dürfen hier nicht analog den suizidalen Impulsen des depressiven Patienten verstanden werden, sondern als Ausdruck narzißtischer Wut. Schließlich darf man nicht vergessen, daß Erfolge in den Analysen besonders schamanfälliger Menschen gewöhnlich nicht durch den Versuch erreicht werden, die Macht übermäßig starker Ideale zu verringern – ein häufiger technischer Fehler! –, sondern oft (außer durch eine Stärkung des Ichs gegenüber den Forderungen des Größen-Selbst und der dadurch erreichten zunehmenden Beherrschung von Exhibitionismus und Größenphantasien) auch dadurch, daß narzißtische Besetzungen vom Größen-Selbst auf das Über-Ich übertragen werden, d. h., auf der Grundlage einer Stärkung der Idealisierung dieser Struktur.

einer spezifischen Ablehnung seines Körper-Selbst; sie war das intrapsychische Abbild des Zusammenspiels zwischen seinem Bedürfnis nach einer Reaktion auf gewisse archaische – aber jetzt ängstlich verdrängte – grandios-exhibitionistischen Wünsche, daß sein Körper-Selbst akzeptiert werden möge, und der Unfähigkeit seiner Mutter, darauf einzugehen. Allmählich begann sich gegen starke Widerstände (die durch tiefe Beschämung, Angst vor Überstimulierung, Angst vor traumatischer Enttäuschung motiviert waren) die narzißtische Übertragung auf sein Bedürfnis zu konzentrieren, daß sein körperlich-psychisches Selbst durch die akzeptierende Bewunderung des Analytikers bestätigt werde. Und allmählich konnten wir die zentrale dynamische Bedeutung der Befürchtung des Patienten in der Übertragung verstehen, daß der Analytiker – wie seine egozentrische Mutter, die nur lieben konnte, was sie vollkommen besaß und kontrollierte (ihren Schmuck, ihre Möbel, ihr Porzellan, ihr Silber) – seinen materiellen Besitz dem Patienten vorziehen und den Patienten nur als Mittel zu seiner eigenen Erhöhung benutzen würde; und daß ich ihn nicht akzeptieren würde, wenn er eigene Initiative bei der Darbietung seines Körpers und seines Geistes entwickeln und darauf bestehen würde, daß er eigene, unabhängige narzißtische Befriedigungen erlangen wollte. Erst nachdem er eine erweiterte Einsicht in diese Aspekte seiner Persönlichkeit gewonnen hatte, begann sich der Patient der tiefsten Sehnsucht nach dem Akzeptieren eines archaischen, unmodifizierten grandios-exhibitionistischen Körper-Selbst bewußt zu werden, das solange durch das offene Zurschaustellen narzißtischer Forderungen mit Hilfe des abgespaltenen Sektors der Psyche verborgen gewesen war, und es wurde ein Prozeß des Durcharbeitens eingeleitet, der ihn letztlich befähigte, wie er scherzhaft sagte, »mein Gesicht lieber zu haben als den Rasierapparat«.[11]

11 Die solchen Bemerkungen innewohnende kommunikative Kraft entspricht ihrer Fähigkeit, als retrospektive Brennpunkte hart erworbener, gültiger Einsichten zu dienen. Trotz ihres wiederholten Gebrauches haben

Man kann also allgemein sagen, daß, wie in dieser Falldarstellung gezeigt, die zeitraubende Arbeit am Abbau einer Abwehrschranke, die der Integration eines »vertikal« abgespaltenen Sektors mit dem zentralen Sektor der Psyche im Wege steht, dem Analysanden zu einem neuen dynamischen Gleichgewicht verhilft.

Worin besteht nun die analytische Bearbeitung solcher »vertikalen« Schranken? Welches Vorgehen des Analytikers unterstützt die entsprechenden intrapsychischen Veränderungen? Das Prinzip der psychoanalytischen Zielsetzung ist hier eindeutig nicht das Klassische des »Bewußtmachens« mit Hilfe von Deutungen. Es ist mehr dem Abbau des Abwehrmechanismus der »Isolierung« ähnlicher, wie wir es aus der Analyse des Zwangskranken kennen. Wenn auch die Bedingungen hier denen der Zwangsneurose in gewisser Weise ähnlich sind, so sind sie doch keineswegs gleich. Bei den narzißtischen Persönlichkeitsstörungen (einschließlich insbesondere gewisser Perversionen) haben wir es nicht mit der Isolierung umschriebener Inhalte voneinander zu tun, auch nicht mit der Isolierung des Vorstellungsgehaltes von den Affekten, sondern mit dem Nebeneinanderbestehen unvereinbarer in die Tiefe reichender Persönlichkeitszüge; d. h., mit dem Nebeneinanderbestehen kohärenter Reaktionsweisen mit verschiedenen Zielvorstellungen, verschiedenem Luststreben, verschiedenen moralischen und ästhetischen Wertvorstellungen. In solchen Fällen ist das Ziel der analytischen Arbeit, den zentralen Bereich der Persönlichkeit zur Anerkennung der psychischen Realität des gleichzeitigen Bestehens 1. nicht modifizierter bewußter und vorbewußter narzißtischer und/oder perverser Ziele und 2. der realistischen Zielvorstellungen und der moralischen und ästhetischen Wertvorstellungen innerhalb des zentralen Sektors zu befähigen. Die zahlreichen Möglichkeiten der zunehmenden Integration des abgespaltenen Sektors entziehen sich der Beschreibung.

sie nicht die leere Abwehrqualität eines Klischees, sondern sie strahlen die Wärme und tiefe Bedeutung eines »Familienscherzes« aus. (E. Kris, zitiert von Stein [1958] in seiner wertvollen Abhandlung über das Klischee in der Analyse). Siehe auch Kris (1956 b).

Aber als ein konkretes und häufiges Beispiel erwähne ich die Überwindung der häufig schweren Widerstände – hauptsächlich von Scham motiviert –, die der »bloßen« Beschreibung des manifesten narzißtischen Verhaltens, der bewußten perversen Phantasien oder Handlungen des Patienten und dergleichen entgegenstehen. Das Wort »bloße« Beschreibung verrät allerdings ein tiefes Mißverständnis der dynamischen Verhältnisse bei solchen Menschen. Der erfahrene Analytiker versteht, wie schwer es für den Patienten ist, den abgespaltenen Sektor als wirklich mit seinem zentralen psychischen Sektor zusammenhängend anzuerkennen, und er kann das Ausmaß der intrapsychischen Veränderungen ermessen, die den Patienten befähigen, den früheren Schleier der Doppeldeutigkeit und Unbestimmtheit fallen zu lassen und seine perversen Phantasien oder bewußten Größenansprüche und sein hiervon bestimmtes Verhalten ohne Retuschen zu beschreiben. Scheinbar paradoxerweise geht die echte Anerkennung der Wirklichkeit des abgespaltenen Sektors häufig mit einem Gefühl erstaunten Befremdens einher. »Bin ich das wirklich?«, fragt der Patient; »wie ist das in mich hineingekommen?« Oder er denkt z. B., während er noch perverse Handlungen ausführt: »Was tue ich da eigentlich?« Dieses Gefühl des Erstaunens und Befremdens darf natürlich nicht mit den Erscheinungsformen des früheren abgespaltenen Zustandes verwechselt werden. Es kommt im Gegenteil daher, daß der zentrale Sektor mit seinen eigenen Zielen und seinen eigenen ästhetischen und moralischen Wertvorstellungen jetzt wirklich in Kontakt mit dem anderen Selbst ist und dieses in seiner Gesamtheit zu betrachten vermag.

Was auch immer das Wesen der Zusammenarbeit von Analytiker und Analysand in dieser Phase der Analyse sein mag, das analytisch entscheidende Ergebnis ist die zunehmende Einbeziehung des zentralen Sektors der Psyche in die Übertragung und somit die Aktivierung der *un*bewußten narzißtischen Forderungen des Patienten und deren Zugänglichwerden für ein systematisches Durcharbeiten. Nur diese letztere Arbeit

– und nicht ein pädagogisches Einwirken auf die abgespaltenen manifesten Größenvorstellungen des Patienten – können zur endgültigen Integration der narzißtischen Forderungen des Analysanden in das Netzwerk seiner realistischen Fähigkeiten führen. Hand in Hand mit dem zunehmenden Akzeptieren seines archaischen Narzißmus und mit der zunehmenden Ich-Herrschaft hierüber versteht der Patient auch die Wirkungslosigkeit seines früheren narzißtischen Agierens unter dem Einfluß des abgespaltenen Sektors. Genau wie ein hysterischer Patient ein Leben lang ein traumatisches infantiles Erlebnis in zahllosen hysterischen Anfällen immer wieder in Szene setzen kann, ohne auch nur ein Minimum an heilsamem Strukturwandel zu bewirken, so verhält es sich auch mit dem Ausdruck narzißtischer Forderungen eines Menschen über den (vertikal) abgespaltenen Sektor seiner Psyche. Das schrittweise Annehmen der tiefen narzißtischen Forderungen vom Real-Ich führt jedoch zu jenen heilsamen Umwandlungen im narzißtischen Bereich, die das Ziel des Durcharbeitens bei den Analysen von Patienten mit narzißtischen Persönlichkeitsstörungen sind.

Obwohl man die Darstellung der psychischen Zusammenhänge in einer Tabelle zu Recht als eine unvermeidliche Vereinfachung kritisieren kann, möge man die umseitige Skizze entschuldigen, da sie dem Leser als Hilfe zum Verständnis der komplizierten strukturell-dynamischen Verhältnisse bei der vorangegangenen kasuistischen Beschreibung dienen soll.

Die psychische Strukturbildung über die Freisetzung von Triebenergien, die an archaische narzißtische Konfigurationen gebunden gewesen waren, wurde im Zusammenhang mit der Aufgabe des prästrukturellen, archaischen Selbst-Objektes dargestellt: nämlich der idealisierten Eltern-Imago. Die hierbei gebildete Hypothese umfaßt auch die Prinzipien des Strukturaufbaus bei den strukturbildenden Umwandlungen des Größen-Selbst.

Ich möchte nun eine allgemeine Bemerkung über Strukturbildung im Hinblick auf die archaischen narzißtischen Konfi-

TABELLE 3

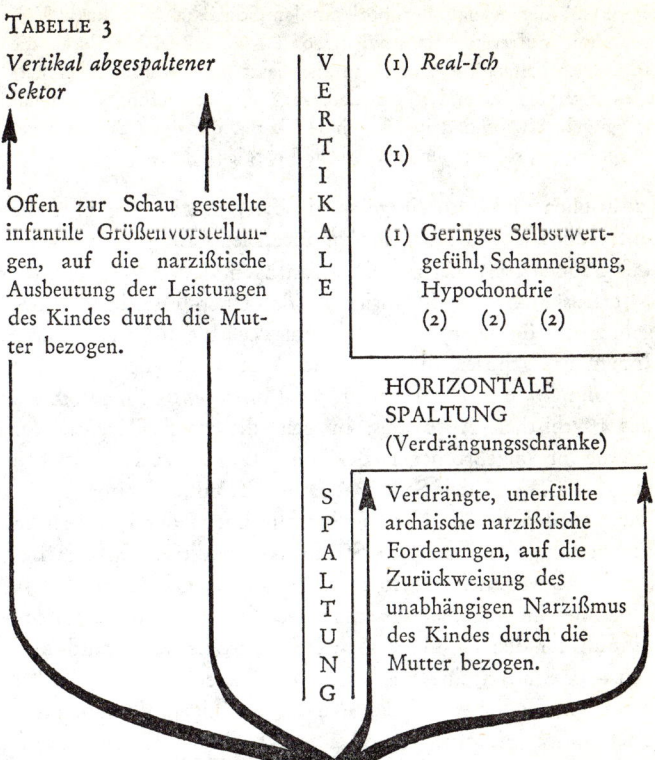

Vertikal abgespaltener Sektor

VERTIKALE

Offen zur Schau gestellte infantile Größenvorstellungen, auf die narzißtische Ausbeutung der Leistungen des Kindes durch die Mutter bezogen.

(1) *Real-Ich*

(1)

(1) Geringes Selbstwertgefühl, Schamneigung, Hypochondrie
(2)   (2)   (2)

HORIZONTALE SPALTUNG
(Verdrängungsschranke)

SPALTUNG

Verdrängte, unerfüllte archaische narzißtische Forderungen, auf die Zurückweisung des unabhängigen Narzißmus des Kindes durch die Mutter bezogen.

Die Pfeile in der Tabelle stellen den Strom narzißtischer Energien (Exhibitionismus und Größenphantasien) dar. Im ersten Teil der Analyse gilt das therapeutische Bemühen (an den mit (1) bezeichneten Punkten) hauptsächlich dem Abbau der vertikalen Schranke (die durch Verleugnung aufrechterhalten wird), damit das Real-Ich fähig wird, den vorher ungezügelten infantilen Narzißmus im abgespaltenen Sektor der Psyche zu kontrollieren. Die narzißtischen Energien, die damit gehindert werden, im vertikal abgespaltenen Sektor ihren Ausdruck zu finden (linke Seite der Tabelle), verstärken jetzt den narzißtischen Druck gegen die Verdrängungsschranke (rechte Seite der Tabelle). Im zweiten Teil der Analyse ist das Therapieziel hauptsächlich (an den mit (2) bezeichneten

Punkten) der Abbau der horizontalen Schranke (die durch Verdrängung aufrechterhalten wird, so daß das Real-Ich (bzw. die in ihm enthaltene Selbstrepräsentanz) jetzt mit narzißtischen Energien besetzt wird und somit niedriges Selbstwertgefühl, Schamneigung und Hypochondrie überwinden kann, die diese Struktur geprägt hatten, solange ihr narzißtische Energien fehlten.

gurationen und auch einige spezifische Bemerkungen über die unterschiedlichen Rollen, die die idealisierte Eltern-Imago und das Größenselbst hierbei spielen, anfügen.

Mit Ausnahme der Idealisierung des Über-Ichs, die das Ergebnis der ödipalen Verinnerlichung der idealisierten Eltern-Imago ist, gehören die neuen Strukturen im allgemeinen in den *Bereich der progressiven Neutralisierung,* eines Sektors des psychischen Apparates, in dem die tiefen Bereiche der Psyche in ungebrochener Beziehung zur Oberfläche stehen (siehe die Tabelle auf Seite 136 bei Kohut und Seitz 1963).

Die von den präödipalen Verinnerlichungen der idealisierten Eltern-Imago stammenden Strukturen in diesem Bereich haben im allgemeinen die Aufgabe der Triebzügelung. In diesem Zusammenhang haben sie einen spezifischen, modifizierenden Einfluß auf den Ausdruck archaischer narzißtischer Forderungen – in der Art eines vielschichtigen Siebes –, und sie bilden Elemente, die die psychische Struktur befähigen, sie zu neutralisieren. Wie schon in Kapitel 2 gesagt, glaube ich jedoch, daß diese narzißtischen Strukturelemente auch eine (sekundäre) Rolle bei der Neutralisierung der objektgerichteten sexuellen und aggressiven Triebe spielen. Entsprechend ihrer Rolle im Über-Ich sind auch hier die narzißtischen Besetzungen mit triebzügelnden sexuellen und aggressiven Besetzungen verschmolzen (siehe Hartmann 1950 b, S. 132, bzw. 1964, S. 346) und versehen sie mit jener Beimengung absoluter Autorität, die – wie auch beim Über-Ich – ihre Kraft und Wirksamkeit erklärt.

Die Strukturen, die präödipal als Reaktion auf die allmähliche Integration des archaischen Größen-Selbst erworben werden, schlagen sich ebenfalls im Bereich der progressiven Neutralisierung nieder, d. h., in dem Sektor der Psyche, in dem Tiefe und Oberfläche ein ununterbrochenes Kontinuum darstellen und in dem die realitätsorientierten Schichten der Psyche somit in der Lage sind, die tieferen Energiequellen für ihre Zwecke zu verwenden (in Gegensatz zu dem Zustand der *Ich-Autonomie* [Hartmann 1939 bzw. 1960] möchte ich diesen Zustand als *Ich-Herrschaft* bezeichnen. In Freuds Gleichnis [1923] könnte man sich den ersteren als den Reiter *ohne* Pferd vorstellen, den letzteren hingegen als den Reiter *auf* dem Pferd.) Anders als die Strukturen jedoch, die als Folge des allmählichen Besetzungsentzuges der idealisierten Eltern-Imago gebildet werden, haben die als Reaktion auf die Forderungen des Größen-Selbst gebildeten Strukturen anscheinend im allgemeinen weniger mit der Zügelung narzißtischer Forderungen zu tun, sondern mehr mit der Kanalisierung und Modifizierung ihres Ausdrucks. Die präödipal gebildeten Strukturen führen hier spezifisch zu einer Vielzahl phasenentsprechender Grundphantasien der narzißtischen Bedürfnisse, die alle ihre Spuren in der erwachsenen Persönlichkeit hinterlassen. Hier kann jedoch keine starre Regel aufgestellt werden, weil sehr viel von der jeweiligen Eltern-Kind-Interaktion abhängt. Soviel kann man vielleicht sagen: Die triebzügelnden Aspekte der präödipal erworbenen Grundstruktur der Psyche (einschließlich ihrer narzißtischen Anteile) werden stärker von den Versagungen der Umwelt beeinflußt, während die triebkanalisierenden Strukturen (wiederum einschließlich ihrer narzißtischen Anteile) mehr von der angeborenen Triebausstattung des Kindes, von den angeborenen Fähigkeiten seines Ichs und von der ersatzbietenden Führung durch die Eltern abhängen. Die Frage, wie stark eine spezifische kulturelle Umwelt und angeborene Faktoren in der psychischen Ausstattung des Kindes auf diese Faktoren einwirken, kann jedenfalls nicht im Rahmen einer Untersuchung (wie dieser) beantwortet werden, die hauptsächlich auf Material beruht, das in der psychoanalytischen Situation gewonnen wurde.

In der Ödipalphase gibt das Kind schließlich gleichzeitig mit dem Besetzungsentzug von dem überhöhten Selbst-Objekt und parallel dazu sein unrealistisches, grandioses Selbstbild auf unter dem Einfluß der phasenadäquaten Erkenntnis, daß seine unmodifizierten ödipalen Phantasien über seinen siegreichen phallischen Narzißmus illusorisch sind. Dieser endgültige massive (aber phasenadäquate) Besetzungsentzug von der unmodifizierten kindlichen Größenphantasie liefert jedoch nun die narzißtischen Energien für die kohärente Besetzung eines realistischen Selbst, für realistisches Selbstwertgefühl und für die Fähigkeit, die eigenen wirklichkeitsbezogenen Funktionen und Aktivitäten lustvoll zu erleben.

Obwohl diese Zusammenhänge im Rahmen der Entwicklung dargestellt waren, sind sie mutatis mutandis ebenso relevant für die analytische Situation, die ja wesentlich darin besteht, daß ein Prozeß in Gang gesetzt wird, in dem die ursprünglichen Bedingungen der Entwicklung wiederbelebt werden und Entwicklungsmöglichkeiten der Vergangenheit wieder zugänglich werden. Das einfühlende Verständnis für die Erscheinungsformen der *früheren* Entwicklungsstufen des Größen-Selbst ist jedoch nicht leicht zu erlangen. Es ist z. B. für den Analytiker gewöhnlich schwierig, an der Erkenntnis festzuhalten, daß die relative Inhaltslosigkeit der Analyse in längeren Phasen – d. h., die Armut an objektbezogenen Phantasien sowohl im allgemeinen hinsichtlich gegenwärtiger und vergangener Gestalten im Leben des Patienten als auch in einem engeren Übertragungssinne hinsichtlich der Gestalt des Analytikers selbst – der adäquate Ausdruck einer archaischen narzißtischen Beziehung ist. Wenn sich eine Verschmelzung mit dem Analytiker durch Erweiterung eines archaischen Größen-Selbst eingestellt hat, kann das Assoziationsmaterial keine erkennbaren Hinweise auf den Analytiker enthalten; und in einer Zwillings-Übertragung[12] treten Hinweise auf den Analytiker systematisch und kohärent nur in Bezug auf das eigene

12 Siehe z. B. die Beschreibung der Alter-ego-Übertragung des Patienten C. weiter unten in diesem Kapitel.

archaische Erleben des Größen-Selbst des Analysanden auf, während es allmählich aus der Verdrängung auftaucht ((2) in Tabelle 3), oder es wird als bedeutsam vom Real-Ich erst dann anerkannt, wenn die Barriere der Verleugnung ((1) in Tabelle 3), die die abgespaltenen Größenvorstellungen vom Real-Ich getrennt gehalten haben, in genügendem Ausmaß beseitigt worden ist.

Ein häufiges Mißverstehen der Spiegelübertragung im allgemeinen und der therapeutischen Wiederbelebung der archaischen Stufen des Größen-Selbst im besonderen liegt somit häufig darin, daß die Spiegelübertragung für das Ergebnis eines ausgedehnten Widerstandes gegen eine von Objekttrieben bestimmte Übertragung gehalten wird. Und viele Analysen narzißtischer Persönlichkeitsstörungen werden entweder an diesem Punkt kurzgeschlossen (indem sie zu einer vergleichsweise kurzen, vorzeitigen Analyse untergeordneter Sektoren der Persönlichkeit führen, in denen gewöhnliche Übertragungen entstehen, während die hauptsächliche Störung, die in ihrem Wesen narzißtisch ist, unberührt bleibt), oder sie werden gegen diffuse unspezifische und chronische Ich-Widerstände des Analysanden in eine falsche und unergiebige Richtung gedrängt.

Es gibt natürlich umschriebene Widerstände, und sie können manchmal intensiv und schwer zu überwinden sein. Sie entspringen im wesentlichen jedoch spezifischen Ängsten, die angesichts der Aufgabe entstehen, die Phantasien und Bedürfnisse des Größen-Selbst zu offenbaren, aber sie sind nicht primär Folge von Konflikten um den Ausdruck objektgerichteter libidinöser oder aggressiver Impulse. Jedenfalls ist das Fehlen objektbezogener Anspielungen auf den Analytiker kein Zeichen von Widerstand, sondern Folge der Tatsache, daß die pathognomonische Regression zur Wiederbelebung einer Phase geführt hat, in der die Objektbeziehung in ihrem Wesen narzißtisch ist. Es ist deshalb ebenso fehlerhaft, a) die tatsächlich auftretenden Hinweise auf den Analytiker (z. B. Forderungen, daß er als rückstrahlender, zustimmender und be-

wundernder Spiegel dienen möge) als Ausdruck derzeit aktiver Erwartungen an ein Objekt zu erklären (auf die man wie
auf gerechtfertigte Forderungen reagieren müsse oder die man
als Wiederbelebung objekttriebhafter Bedürfnisse aus der
Kindheit deuten müsse), wie es fehlerhaft ist, b) deren Fehlen
als den Unwillen des Patienten zu erklären, jetzt eine therapeutische Beziehung einzugehen oder sie als Widerstand gegen
eine (von Objekttrieben bestimmte) Übertragung zu deuten.
Bei den narzißtischen Persönlichkeitsstörungen ist, wie ich
früher zu formulieren versucht habe (1959 bzw. 1971), »der
Analytiker nicht der Bildschirm, auf den der Patient seine
innere Struktur projiziert ... sondern die direkte Fortsetzung einer frühen Realität ... [die nicht zu] festen psychischen
Strukturen verwandelt werden [konnte]« (Seite 843). Diese
»frühe Realität« wird jedoch noch als eins mit dem Selbst
erlebt.

*Die Bedeutung der Spiegelübertragung als treibende Kraft
des Durcharbeitens*

Die therapeutische Regression (zu dem pathognomonischen
Fixierungspunkt, d. h., die therapeutische Wiederbelebung des
unmodifizierten Größen-Selbst), die zur Spiegelübertragung
führt, geht manchmal mit Angst einher, gelegentlich in der
Form von Fallträumen, die in den ersten Wochen der Analyse
auftreten. Wenn einmal die pathognomonische Regressions-
ebene erreicht ist, sind jedoch die hauptsächlichen Widerstände gegen die allmähliche therapeutische Enthüllung des
Größen-Selbst motiviert 1. von der Angst des Patienten, daß
seine Größenphantasien ihn isolieren und zu dauerndem Objektverlust führen und 2. durch seinen Wunsch, dem Unbehagen zu entgehen, das durch das Eindringen narzißtisch-exhibitionistischer Libido in das Ich erzeugt wird, indem ungeeig-
nete Weisen der Abfuhr anfangs eine unangenehm gesteigerte

Stimmung erzeugen, die dann mit Phasen schmerzhafter Schüchternheit, Schamneigung und Hypochondrie abwechselt. Das Ich versucht diese bedrängenden Affekte durch eine lärmende kontraphobische Behauptung von Furchtlosigkeit und Sorglosigkeit zu verleugnen, sie durch neuerliche Verdrängung und/oder durch eine erneute Intensivierung der vertikalen Spaltung der Psyche zu vermeiden oder die eindringenden narzißtischen Strukturen durch die Bildung von Notfalls-Symptomen zu binden und abzuführen, besonders in Form antisozialer Handlungen.

Die Übertragung dient hier jedoch als spezifischer therapeutischer Puffer. In der Spiegelübertragung im engeren Sinne kann der Patient seine Größenphantasien und seinen Exhibitionismus in der Hoffnung freiwerden lassen, daß die feinfühlende Teilnahme und das affektive Mitgehen des Therapeuten die narzißtischen Spannungen nicht zu übermäßig bedrängenden oder gefährlichen Ausmaßen kommen lassen werden. Der Patient hofft, daß seine wiederbelebten Größenphantasien und exhibitionistischen Forderungen nicht auf den gleichen traumatischen Mangel an Zuwendung, Widerhall oder Widerspiegelung stoßen werden wie in der Kindheit, weil der Analytiker dem Patienten sein akzeptierendes, einfühlendes Verständnis für die Bedeutung mitteilt, die sie in der seelischen Entwicklung des Patienten hatten und weil er das gegenwärtige Bedürfnis des Patienten, sie auszudrücken, anerkennt. In der Zwillings- oder Verschmelzungsübertragung wird ein gleichartiger Schutz dadurch geboten, daß narzißtische Besetzungen auf lange Sicht beim Therapeuten untergebracht werden können, der nun der Träger der infantilen Größe und des Exhibitionismus des Patienten ist. In diesen Formen der Spiegelübertragung heften sich die mobilisierten narzißtischen Besetzungen an den Therapeuten, der – ohne idealisiert, bewundert oder geliebt zu werden – ein Teil des erweiterten Selbst des Patienten wird. Die Spiegelübertragung verschafft somit in allen ihren Formen dem Patienten eine Position relativer Sicherheit, die es ihm ermöglicht, an der schmerzlichen

Aufgabe, das Größen-Selbst einer Konfrontation mit der Realität auszusetzen, weiter festzuhalten.

Genetisch kann die Stellung des Analytikers bei manchen Formen der übertragungsähnlichen Zustände, die im Gefolge der Wiederbelebung des Größen-Selbst auftreten (insbesondere bei den Zwillings- oder Alter-ego-Übertragung genannten) der gewisser Formen von phantasierten Spielgefährten narzißtischer Kinder verwandt sein (Editha Sterba 1960). Welche Variante der Spiegelübertragung auch vorliegt, d. h., ob die Freisetzung der narzißtischen Besetzungen sich auf frühere oder spätere Entwicklungsstufen des Größen-Selbst bezieht, therapeutisch ist es von größter Wichtigkeit, daß eine ausreichende Objektkonstanz im narzißtischen Bereich erreicht werden kann. Die entscheidende Funktion der Spiegelübertragung liegt mit anderen Worten darin, daß sie einen Zustand schafft, in dem der therapeutische Prozeß in Bewegung bleiben kann.

Wir dürfen natürlich den Einfluß der bewußten Motivation des Patienten nicht außer acht lassen: den Wunsch nach Hilfe bei seinen Unzulänglichkeiten und seinem Leiden. Und obwohl er nicht fähig ist, den tieferen Sinn der Analyse in Worte zu fassen, mag der Analysand spüren, daß der therapeutische Prozeß ihn von einem unsicheren Dasein, beherrscht von schnellen affektiven Schwankungen – zwischen grenzenlosem Ehrgeiz und einem Gefühl des Versagens und zwischen überheblicher Eitelkeit und brennender Scham – zu jener größeren Ausgeglichenheit, zu innerem Frieden und Sicherheit führt, die aus der Umwandlung von archaischem Narzißmus in anerkannte Ideale, realistische Ziele und Erwartungen und gezügeltes Selbstwertgefühl entstehen. Die rationalen Ziele der Therapie könnten jedoch nicht allein das verwundbare Ich des narzißtisch fixierten Analysanden bewegen, Verdrängung, Verleugnung und Agieren aufzugeben und die Bedürfnisse und Wünsche des archaischen Größen-Selbst ins Auge zu fassen. Um den schmerzhaften Prozeß, der zur Konfrontierung der Größenphantasien mit einer realistischen Einschätzung des Selbst und zur Erkenntnis führt, daß das Leben nur begrenzte Möglichkeiten für die Befriedigung der narzißtisch-exhibitionistischen Wünsche bietet, anzustoßen und in Gang zu halten, muß eine Spiegelübertragung in einer ihrer Formen hergestellt werden. Wenn sie sich jedoch nicht entwickelt oder wenn ihr Zustandekommen durch die Zurückweisung des Therapeuten oder seine vorzeitige oder vorzeitig massiven Übertragungsdeutungen gestört wird, dann bleiben die Größenvorstellungen des Patienten auf das Größen-Selbst konzentriert, und der Therapeut wird als fremd und feindlich erlebt und daher von sinnvoller Teilnahme ausgeschlossen. Unter diesen Bedingungen bleibt die Abwehrhaltung des Ichs starr, und eine Ich-Erweiterung kommt nicht zustande.

Ich möchte die Darstellung der Bedeutung der Spiegelübertragung als treibende Kraft des Durcharbeitens mit einer Behandlungsepisode abschließen.[13] Die Wiederbelebung des Größen-Selbst in dem nun beschriebenen Fall trat in Form einer Alter-ego-Übertragung auf.

Patient C. war seit vier Jahren bei mir in Analyse. Er war ein Akademiker Mitte vierzig, der, obwohl verheiratet, mit mehreren Kindern und mäßigem Erfolg im Beruf, immer wieder während seines ganzen erwachsenen Lebens in verschiedenen Formen psychotherapeutisch behandelt worden war (einschließlich mehrerer versuchter Psychoanalysen). Einige dieser therapeutischen Versuche waren von kurzer Dauer gewesen, andere hatten bis zu einem Jahr gedauert, aber keiner, sagte er, war erfolgreich gewesen, und keiner hatte seine eigentliche psychische Störung erreicht. Im Gegensatz hierzu hatte sich die gegenwärtige Analyse tatsächlich, wie er beim Fortschreiten der Behandlung mit zunehmender Überzeugung feststellte, auf den zentralen Bereich seiner psychischen Störung eingestellt und führte daher zu langsam erreichten, aber sinnvollen und stabilen Ergebnissen. Obwohl die angebotenen

13 Eine ausführlichere Darstellung eines Falles von Spiegelübertragung (entsprechend dem Fall von Herrn A. [Kapitel 3], der als Beispiel für die Freisetzung der idealisierten Eltern-Imago bei einer idealisierenden Übertragung diente) wird in Kapitel 9 gegeben werden.

Klagen eine geringfügige Ejaculatio praecox und ein Mangel an Gefühlsbeteiligung beim Geschlechtsverkehr waren, konnte man erkennen (wie häufig bei Fällen dieser Art), daß die Symptomatik vage, ausgedehnt und schwer in Worte zu fassen war. Sie bestand in einem alles durchdringenden Gefühl des Nicht-ganz-Lebendigseins (obwohl er nicht deprimiert war), in schmerzhaften Spannungszuständen, die an der Grenze zwischen körperlicher und psychischer Empfindung lagen, und in einer Neigung zu besorgtem Grübeln über seine körperlichen und geistigen Fähigkeiten.

Obwohl er in den späteren Phasen der Analyse mehrfach aufrichtig für die seiner Meinung nach ungewöhnliche Hilfe dankte, idealisierte er den Therapeuten nicht; seine anerkennenden Worte blieben im Rahmen einer (affektiv positiv getönten) vernünftigen und realistischen Einschätzung. Die Analyse ging jedoch auf der Grundlage einer Zwillings-(Alter-ego) Übertragung in der folgenden charakteristischen Weise weiter. Bei jedem neu auftauchenden Thema in der Analyse betrafen die Assoziationen des Patienten regelmäßig über längere Zeit nicht ihn selbst, sondern den Analytiker; dennoch führte diese Phase des Durcharbeitens, die sich manifest auf den Analytiker bezog, immer zu wichtigen psychischen Veränderungen. Erst nachdem dieser Teil der Arbeit vollbracht war, konnte der Patient sich auf sich selbst, seine eigenen maßgeblichen Konflikte und auf den dynamischen und genetischen Zusammenhang seiner Persönlichkeit und seiner Entwicklung konzentrieren. Wenn ich jedoch im ersten Teil eines solchen charakteristischen Ablaufes sagte oder auch nur andeutete, daß der Patient »projizierte«, reagierte er mit affektivem Rückzug und mit dem deutlichen Gefühl, daß er mißverstanden worden war. Selbst in den späteren Phasen seiner Analyse, als er bereits voraussehen konnte, daß er schließlich über sich selbst sprechen würde, behielt er diese charakteristische Reihenfolge bei: Er sah zuerst für längere Zeit bei mir den (gewöhnlich angsterzeugenden) Affekt, den Wunsch, den Ehrgeiz oder die Phantasie, die ihn beschäftigten, und erst nachdem er den gegenwärtig wiederbelebten Konflikt so durchgearbeitet hatte, konnte er ihn zu sich selbst in Beziehung bringen.

Ich möchte nun den Prozeß des Durcharbeitens in diesem besonderen Fall einer Zwillings-Übertragung darstellen, indem ich auf bestimmte Episoden in verschiedenen Phasen des mittleren Zeitabschnittes der Analyse eingehe. Der Patient begann mich z. B. als einen Menschen ohne Ehrgeiz zu sehen, als affektiv flach, krankhaft gleichmütig, zurückgezogen und inaktiv, und – obwohl dieses Bild mit einigen meiner wirklichen Eigenschaften und Interessen, die dem Patienten bekannt waren, nicht übereinstimmte – wurde seine Überzeugung über die Richtigkeit dieser Phantasien nicht durch sein gleichzeitig das Gegenteil bezeugende Wissen gestört. Dann schloß sich ein langes Durcharbeiten an, in dem meine Persönlichkeit untersucht und als von Konflikten zerrissen erlebt wurde. Vor was hatte der Analytiker Angst? Hatte er wirklich keinen Ehrgeiz? War er wirklich niemals neidisch? Oder mußte er vor seinem Ehrgeiz und seinen Neidgefühlen fliehen aus Angst, daß sie ihn zerstören könnten? Nach langen Perioden derartiger Zweifel und Sorgen konnte der Patient die Wahrnehmung meiner Person schrittweise ändern, und er konnte sich nun an Verhaltensweisen von mir erinnern – Tatsachen, die er eigentlich immer gewußt hatte –, die mich in einem ganz anderen Licht erscheinen ließen. (Die Art und Weise, wie der Patient den Analytiker in der analytischen Stunde selbst unmittelbar erlebte, wandelte sich auch in Übereinstimmung mit dem nun vom Patienten neu gesehenen Bild.) Nur im Gefolge dieser Erlebnisse am Analytiker konnte sich der Patient schließlich sich selbst zuwenden.

Diesem Wendepunkt gingen gewöhnlich Berichte des Patienten über äußere Ereignisse voraus, die zeigten, daß er bereits eindeutige Fortschritte in dem bestimmten Bereich gemacht hatte, mit dem er sich, bezogen auf den Analytiker, beschäftigt hatte. Er konnte z. B. mitteilen, daß er einen Berufskollegen beneidete und gleichzeitig den Wunsch verspürte, ihn zu übertreffen und seinen Anteil der Anerkennung für einen Erfolg zu bekommen, den er bis dahin schweigend dem anderen abgetreten hatte. Dann erlebte der Patient in verhältnismäßig kurzer Zeit, jedoch mit intensiven Gefühlen, nicht nur den Konflikt in vollem Ausmaß in sich selbst, sondern er war auch oft in der Lage, ihn mit scharf erinnerten Kindheitsereignissen und Kindheitsgefühlen zu verbinden. Obwohl diese Ereignisse nicht genetisch bestimmende Faktoren in dem Sinne waren, wie man sie als Erinnerungen oder Rekonstruktionen bei den Übertragungsneurosen findet, waren sie dennoch als frühe Vorläufer der erwachsenen Persönlichkeitsstörung wichtig. Er erinnerte sich etwa der Einsamkeit seiner Kindheit, der bizarren Phantasien von Größe und Macht, in denen er lange Zeiten geschwelgt hatte, und der Angst, daß er vielleicht nicht fähig sein würde, von ihnen zur Wirklichkeit zurückzukehren. Er erinnerte sich, wie ihm schon als Kind affektiv besetzte Rivalität wegen der zugrunde liegenden (beinahe wahnhaften) Phantasien, absolute, sadistische Macht auszuüben, Angst machte und wie er sich ein Mindestmaß an menschlicher Anteilnahme und an Wirklichkeitssinn bewahrte, indem er a) Phantasien über einen eingebildeten Spielgefährten entwickelte, besonders, als seine chronisch depressive Mutter schwanger war und nachdem sein einziges Geschwister, ein Bruder, geboren worden war, als der Patient sechs Jahre alt war (ähnlich den Phantasien des Patienten K. [Kapitel 9] wurde das noch ungeborene Geschwister ein Hauptgegenstand dieser Grübeleien); b) indem er sich von affektiv gehaltvollen Wünschen ab – und trockenen distanzierten intellektuellen Interessen zuwandte; und c) dadurch, daß er alle seine Wünsche und Ziele der Prüfung und Führung einer pedantisch eingesetzten Vernunft unterwarf und somit Gefühle und Einbildungskraft ausschloß und jede spontane Freude verlor.

Allgemeine Bemerkungen zu den Mechanismen des therapeutischen Fortschritts in der Psychoanalyse

Erlebnisinhalt und Wesen des zentralen Übertragungs-Objektes variieren bei den Prozessen des Durcharbeitens, die einerseits bei den klassischen Übertragungsneurosen und andererseits bei den narzißtischen Persönlichkeitsstörungen zum therapeutischen Fortschritt führen, sehr stark. In einer sehr breiten psychoökonomischen und psychodynamischen Betrachtungsweise sind die wesentlichen Mechanismen, die der psychischen Gesundung zugrunde liegen, bei diesen zwei Arten analysierbarer psychischer Störungen dieselben. Die Faktoren, die die therapeutische Wirkung der Analyse bei den Übertragungsneurosen und bei den narzißtischen Persönlichkeitsstörungen ausmachen, sind die folgenden: 1. Der analytische Prozeß setzt die Triebenergien frei, die an jene der übrigen Persönlichkeit (z. B. durch Verdrängung) nicht integrierten Wünsche gebunden sind und die deshalb an deren Reifung und Entwicklung nicht teilgenommen haben. 2. Der analytische Prozeß verhindert die Befriedigung des Kindheitswunsches auf einer infantilen Stufe (optimale Frustration; analytische Abstinenz); er wirkt dem regressiven Ausweichen des infantilen Wunsches oder Bedürfnisses (einschließlich der Versuche, sie wieder zu verdrängen oder sie auf andere Weise von dem in der Analyse erreichten Kontakt mit den zentralen (vor)bewußten Bereichen der Psyche wieder auszuschließen) durch Deutungen entgegen. 3. Wenn kindlicher Trieb, Wunsch oder Bedürfnis auf diese Weise einerseits fortwährend wiederbelebt werden, ohne befriedigt zu werden, und ihnen andererseits das Ausweichen in die Regression versperrt wird, bleibt ihnen nur ein Weg offen: ihre zunehmende Integration in die reifen und realitätsangepaßten Sektoren und Segmente der Psyche durch den Aufbau spezifischer, neuer psychischer Strukturen, die den Trieb beherrschen, seine kontrollierte Abfuhr ermöglichen oder ihn in eine Vielzahl reifer und realistischer Denk- und Handlungsweisen umwandeln. Mit anderen Worten: Der analytische Prozeß versucht, die infantilen Bedürfnisse aktiv zu erhalten, während er gleichzeitig alle Wege mit Ausnahme desjenigen abschneidet, der zur Reifung und zur realistischen Unterbringung des Triebes führt.

Es mag hilfreich sein, diese dynamische Formulierung der therapeutischen Wirkung des Durcharbeitens in konkrete Begriffe zu fassen. Obwohl dies leicht im Rahmen einer klassischen Übertragungsneurose aufgezeigt werden könnte, soll das innerhalb dieser Untersuchung benutzte Beispiel nicht die ödipalen Wünsche des Kindes, sondern den infantilen Wunsch nach Spiegelung und zustimmendem Lob betreffen, wie man sie charakteristischerweise bei den narzißtischen Persönlichkeitsstörungen findet. Zum genetischen Verständnis müssen wir uns klar machen, daß die traumatische Frustration eines phasenadäquaten Wunsches oder Bedürfnisses nach elterlicher Zuwendung unmittelbar zu dessen intensiver Verstärkung führt, wie das bei jedem anderen frustrierten phasenspezifischen Bedürfnis oder Wunsch der Fall ist. Der verstärkte Wunsch im Verein mit der fortbestehenden oder sogar zunehmenden äußeren Frustration (oder der Drohung von Strafe) erzeugt ein schweres psychisches Ungleichgewicht, das zum Ausschluß des Wunsches oder des Bedürfnisses von künftiger echter und beständiger Teilnahme an den übrigen psychischen Akten führt. In der Folge wird dann eine Mauer von Abwehrmechanismen aufgebaut, die die Psyche gegen die Wiederbelebung des kindlichen Wunsches schützen – in diesem Beispiel der Entstehung eines besonderen Typs von narzißtischer Persönlichkeitsstörung: gegen die Wiederbelebung des Wunsches nach elterlicher Billigung – aus Angst vor neuerlicher traumatischer Zurückweisung. Entsprechend der psychischen Lokalisierung der Abwehrmaßnahmen ist die daraus entstehende Persönlichkeitsspaltung entweder 1. »vertikal«, d. h., eine Spaltung, die ein ganzes Segment der Psyche von jenem Anteil trennt, der Träger des zentralen Selbst ist, was zu einem Schwanken zwischen a) Größenphantasien, die das frustrierte Bedürfnis nach Zuwendung verleugnen und b) Zuständen eines bewußten Gefühls der Leere und des geringen Selbstwertes führt; und/oder 2. »horizontal«, d. h. eine Verdrängungsschranke, erkennbar an der affektiven Kälte des Patienten und seinem Festhalten an einem Abstand von den Objekten, von denen er narzißtische Zufuhr wünschen könnte.

Die erste Aufgabe beim Prozeß des Durcharbeitens kann die Überwindung eines Widerstandes gegen die Herstellung der narzißtischen Übertragung sein (der Spiegelübertragung im gegenwärtigen Beispiel), d. h., den Widerstand gegen den kindlichen Wunsch oder das Bedürfnis, von den Eltern angenommen zu werden, dem Bewußtsein wieder zugänglich zu machen. In der nächsten Phase der Analyse besteht die therapeutische Aufgabe darin, die Spiegelübertragung lebendig zu erhalten, obwohl das kindliche Bedürfnis im Grunde wiederum frustriert wird. In dieser Phase begegnet man den zeitraubenden, sich stets wiederholenden Erlebnissen des Durcharbeitens. Unter dem Druck der neuerlichen Frustrationen versucht der Patient, die Unlust zu vermeiden, indem er a) das vor der Übertragung bestehende Gleichgewicht mittels einer vertikalen Spaltung und/oder einer Verdrängungsschranke wiederherstellt oder indem er b), regressiv ausweicht, d. h., indem er sich auf Stufen der psychischen Entwicklung zurückzieht, die denen der pathogenen Fixierung vorausgegangen waren (eine schematische Zusammenfassung dieser regressiven Schwankungen findet sich in Tabelle 2 in Kapitel 4). Übertragungsdeutungen und genetische Rekonstruktionen ermöglichen es dem zur Mitarbeit gewillten Sektor der Psyche des Analysanden jedoch, diese zwei unerwünschten Fluchtwege zu versperren und das kindliche Bedürfnis trotz des mit ihm einhergehenden Unbehagens lebendig zu erhalten. (Der geschickte Analytiker hilft dem Patienten dadurch, daß er dieses Unbehagen in erträglichen Grenzen hält; d. h. er führt die Analyse nach dem Prinzip der optimalen Versagung.)

Wenn nun alle regressiven Wege versperrt sind, während der kindliche Wunsch nach Spiegelung lebendig bleibt, ohne in seiner kindlichen Form befriedigt zu werden, ist die Psyche gezwungen, neue Strukturen zu schaffen, die das infantile Bedürfnis in zielgehemmter und realistischer Weise umformen und differenzieren. Auf der Ebene des Verhaltens und des Erlebens ausgedrückt: Das realistische Selbstwertgefühl, die wirklichkeitsgerechte Freude am Erfolg nehmen allmählich zu; von Erfolgsphantasien (die in Pläne zum möglichen wirklichkeitsgerechten Handeln einmünden) wird maßvoller Gebrauch gemacht; und differenzierte Fähigkeiten wie Humor, Einfühlung, Weisheit und Kreativität entwickeln sich im Bereich des realistischen Sektors der Persönlichkeit (siehe Kapitel 12).

Teil III
Diagnostische und technische Probleme
bei den narzißtischen Übertragungen

8
Allgemeine Bemerkungen über narzißtische Übertragungen

Theoretische Überlegungen

Ein verwirrendes Problem, das im Zusammenhang mit der kohärenten therapeutischen Freilegung der narzißtischen Strukturen entsteht, ist theoretischer und terminologischer Natur. Soll man die kohärenten Wiederbelebungen der idealisierten Eltern-Imago oder des Größen-Selbst als Übertragungen betrachten, sowohl im metapsychologischen als auch im behandlungstechnischen Sinne des Wortes, und soll man für sie den Begriff »Übertragung« verwenden?

Die Frage, ob die umfassende Einbeziehung des Analytikers in die therapeutische Wiederbelebung einer narzißtisch besetzten psychischen Struktur Übertragung genannt werden sollte, ist im Prinzip ebenso wichtig bei den verschiedenen therapeutischen Erscheinungsformen der Wiederbelebung des Größen-Selbst wie bei der Wiederbelebung der idealisierten Eltern-Imago in der idealisierenden Übertragung. Weil jedoch die idealisierende Übertragung manchmal äußerlich den Erscheinungsformen der klassischen Übertragungsneurosen in der Behandlung gleicht, ist es nützlich, jene inneren Bedingungen zu betonen, die diese therapeutische Situation von den eigentlichen Übertragungsneurosen unterscheiden, und hervorzuheben, daß die Formen, in denen sich die Übertragung scheinbar manifestiert, bei der idealisierenden Übertragung Folgen der Freilegung von narzißtischen Besetzungen und nicht von Objekt-Libido sind. Die Entwicklung der genetisch verhältnismäßig späten Stufen des Größen-Selbst (die Spiegelübertragung im engeren Sinne) führt auch zu einem klinischen Bild, das äußerlich der Übertragung bei der Analyse von Übertragungsneurosen gleicht, und auch hier ist es deshalb nötig zu betonen, daß der Analytiker, obwohl kognitiv als getrennt und autonom wahrgenommen, dennoch wichtig nur im Zusammenhang der narzißtischen Bedürfnisse des Analysanden ist, der sich nur insoweit ihm zuwendet oder anderweitig auf ihn reagiert, als er im Erleben des Patienten dessen Forderungen nach Echo, Zuwendung und Bestätigung seiner Größenphantasie und seines Exhibitionismus erfüllt oder frustriert. Die Verhältnisse sind jedoch umgekehrt bei der Freilegung der genetisch früheren Stufen des Größen-Selbst, d. h., bei der Zwillings-(Alter-ego-)Übertragung und bei der Verschmelzung durch Erweiterung des Größen-Selbst. Hier erscheinen die inneren Bedingungen und besonders das durch die Einbeziehung des Analytikers in die therapeutische Freilegung des Größen-Selbst geschaffene klinische Bild so hochgradig verschieden von der Struktur und den Erscheinungsformen der Übertragungsneurosen in der Therapie, daß es in einer ersten Darstellung nötig ist, die beiden Zustände miteinander zu vergleichen und ihre Ähnlichkeiten zu betonen. Nur durch das Hervorheben von Analogien kann man aufzeigen, daß trotz der archaischen Natur der zwischenmenschlichen Beziehungen, die durch die therapeutische Wiederbelebung der frühen Stufen des Größen-Selbst wiedergeschaffen werden, der Analytiker in der Tat in eine stabile, strukturell untermauerte therapeutische Beziehung zu dem Analysanden eintritt, die den analytischen Prozeß entscheidend aufrechterhält.

Die Frage, ob die idealisierende Übertragung und die Spiegelübertragung zu den Übertragungen gezählt werden sollten, müßte a) durch die metapsychologische Einordnung der analytischen Situation und b) durch einen spezifischen Gebrauch der Definition und des Begriffes »Übertragung« beantwortet werden.

Ich möchte es hier vermeiden, bei der Entscheidung, ob die narzißtischen Übertragungen im strengen metapsychologischen Sinne des Wortes so bezeichnet werden dürfen, Partei zu ergreifen. Ohne die Wichtigkeit einer strengen begrifflichen Klärung zu bestreiten, werde ich im allgemeinen weiterhin die verschiedenen Erscheinungsformen der therapeutischen Wiederbelebung der idealisierten Eltern-Imago und des Größen-Selbst als Übertragungen bezeichnen. Angesichts der unbestreitbaren Tatsache, daß das Bild des Analytikers in eine langfristige, verhältnismäßig zuverlässige Beziehung mit den freigelegten narzißtischen Strukturen eingeht, die ein spezifisches, systematisches Durcharbeiten erlaubt, gibt es für den Gebrauch des Begriffes Übertragung in dem (nun schon traditionellen) weiteren therapeutischen Sinne reichlich Rechtfertigungsgründe, unabhängig von den Feinheiten einer metapsychologischen Einordnung.[1]

Die zwei narzißtischen Übertragungen sollen jetzt vor dem Hintergrund theoretischer Auffassungen untersucht werden, die schon in diesem Bereich bestehen, und die in dieser Monographie verwandten Begriffe sollen mit den älteren verglichen werden, um sie schärfer abzugrenzen. Insbesondere möchte ich 1. die Beziehung der idealisierenden Übertragung und der Spiegelübertragung zu dem Zustand untersuchen, den Freud häufig als jene spontan entstehende »positive Übertragung« bezeichnet hat, die die analytische Behandlung in Gang hält und die affektive Grundlage für die Wirksamkeit der therapeutischen Interventionen des Analytikers darstellt (siehe z. B. 1912, Seite 371 f.); und 2. die Beziehung der idealisierenden Übertragung und der Spiegelübertragung zu den Prozessen der Projektion und Introjektion, denen manche Analytiker einen auffällig beherrschenden Einfluß auf die therapeu-

1 Als Anna Freud diese Untersuchung in einer persönlichen Mitteilung kommentierte, drückte sie diesen Gedankengang folgendermaßen aus: »In diesen Fällen benutzt der Patient den Analytiker nicht für die Wiederbelebung objektgerichteter Wünsche, sondern zur Einbeziehung in einen libidinösen (d. h. narzißtischen) Zustand, zu dem er regrediert ist oder in dem er einen Entwicklungsstillstand erfahren hat. Man kann das Übertragung nennen; oder man kann es eine Sonderform von Übertragung bezeichnen ... Das ist wirklich nicht wichtig, solange man sich im klaren ist, daß der Zustand nicht durch Besetzung des Analytikers mit Objektlibido entsteht.«

tische Übertragung aller Analysanden in Übereinstimmung mit den Hypothesen von Melanie Kleins »Englischer Schule« der Psychoanalyse zuschreiben – jenes ideenreichen und kühnen (aber leider theoretisch nicht wohlfundierten) Versuches, die verborgensten Tiefen menschlichen Erlebens auszuloten – nämlich daß in früher Kindheit zwei ubiquitäre primäre Positionen bestehen sollen, die »paranoide« und die »depressive« (siehe E. Bibring 1947, Glover 1945, Waelder 1936).

Hinsichtlich der grundlegenden »positiven Übertragung« (Waelder [1939] und besonders E. Kris [1951 bzw. 1968], der darauf hinweist, daß Freud »ein Gebiet der Zusammenarbeit zwischen Analytiker und Patient betont«[2]) möchte ich die Formulierung wiederholen, die ich früher (1959 bzw. 1971) vorgeschlagen habe, nämlich, daß wir »unterscheiden (sollten) zwischen 1. Nichtübertragungs-Objektwahlen, die nach Kindheitsmodellen geformt sind (... oft irrtümlich positive ›Übertragung‹ genannt) und 2. echten Übertragungen«. Die ersteren bestehen aus »an Objekte gerichteten Wünschen, die, obwohl aus der Tiefe aufsteigend, keine Verdrängungsschranke durchqueren müssen« und aus »jenen Wünschen des Ichs, die, obwohl ursprünglich Übertragungen, später die Bindungen zum Verdrängten gelöst haben und somit autonome Objektwahlen des Ichs geworden sind«. Und ich habe diese Unterscheidung aphoristisch so zusammengefaßt: »Zwar sind alle Übertragungen Wiederholungen, aber nicht alle Wiederholungen sind Übertragungen« (Seite 844).

Es ist zweifellos richtig, daß ein »Bereich der Zusammenarbeit zwischen Analytiker und Patient« (Kris 1951 bzw. 1968)

2 Die analytische Situation besteht bekanntlich darin, daß wir uns mit dem Ich der Objektperson verbünden, um unbeherrschte Anteile ihres Es zu unterwerfen, also sie in die Synthese des Ichs einzubeziehen ... Das Ich, mit dem wir einen solchen Pakt schließen können, muß ein normales Ich sein. Aber ein solches Normal-Ich ist ... eine Idealfiktion. ... Jeder Normale ist eben nur durchschnittlich normal, sein Ich nähert sich dem des Psychotikers in dem oder jenem Stück ...; und der Betrag der Entfernung von dem einen oder der Annäherung an das andere Ende der Reihe wird uns vorläufig ein Maß für die »Ichveränderung« sein. (Freud, 1937 a, S. 79–80).

erhalten bleiben muß, wenn die analytische Arbeit zu dauerhaften Ergebnissen führen soll. Ohne daß wir uns »mit dem Ich der Objektperson verbünden« (Freud 1937 a., S. 79), wäre die Analyse ein passives und flüchtiges Erleben, der Hypnose vergleichbar. Es ist weiterhin zweifellos richtig, daß die therapeutische Aufspaltung in ein beobachtendes und ein erlebendes Ich (R. Sterba 1934) am besten aufrechterhalten wird, wenn das beobachtende Ich mit dem Analytiker bei der analytischen Arbeit auf der Grundlage eines realistischen Bündnisses aufrechterhalten wird, welches seinerseits auf »Nichtübertragungs-Objektwahlen (beruht), die nach Kindheitsmodellen gebildet wurden« und auf »autonomen Objektwahlen des Ichs« (Kohut 1959 bzw. 1971), wobei die letzteren natürlich im Sinne der »sekundären Autonomie« gemeint sind (Hartmann 1950 bzw. 1964, 1952 bzw. 1955). Diese Voraussetzungen sind bei der psychoanalytischen Behandlung narzißtischer Persönlichkeiten ebenso notwendig wie bei den Analysen der klassischen Übertragungsneurosen. Das beobachtende Persönlichkeitssegment des Analysanden, der in Zusammenarbeit mit dem Analytiker die Aufgabe des Analysierens aktiv auf sich genommen hat, ist im Prinzip bei den analysierbaren narzißtischen Störungen nicht anders als bei den analysierbaren Übertragungsneurosen. Bei beiden Gruppen ist ein ausreichendes Maß realistischer Zusammenarbeit, das sich von positiven Kindheitserfahrungen (im objektbezogenen *und* narzißtischen Bereich) herleitet, die Voraussetzung zur therapeutischen Ich-Spaltung durch den Analysanden und zu jener Zuneigung zum Analytiker, die ein genügendes Vertrauen in das Vorgehen und die Zielsetzungen der Analyse in spannungsreichen Phasen aufrechterhält.

Andererseits sind die idealisierende Übertragung und die Spiegelübertragung die *Objekte* der Analyse; d. h., der beobachtende und analysierende Ich-Anteil des Analysanden versucht in Zusammenarbeit mit dem Analytiker durch Konfrontation und ihr allmähliches Verstehen in ihren dynamischen, ökonomischen, strukturellen und genetischen Beziehungen, sie zunehmend zu beherrschen und die mit ihnen verbundenen Forderungen aufzugeben. Das Erreichen einer solchen Beherrschung ist das wesentliche und spezifische therapeutische Ziel der Analyse narzißtischer Störungen.

Die »positive Übertragung« (Freud) auf der Grundlage einer »Nichtübertragungs-Objektwahl« (Kohut) im »Bereich der Zusammenarbeit zwischen Analytiker und Patient« (Kris) ist nur ein Werkzeug bei der Durchführung dieser Aufgabe; das Durcharbeiten und das schließliche Aufgeben der Spiegelübertragung oder der Idealisierung des archaischen Selbst-Objektes führen zu den spezifischen Ergebnissen, die für den erfolgreichen Ausgang der psychoanalytischen Behandlung dieser Fälle ausschlaggebend sind.

Die klare Unterscheidung zwischen den narzißtischen Übertragungen und dem realistischen Bündnis zwischen Analysand und Analytiker ist nicht nur aus theoretischen Gründen wichtig, sondern noch mehr aus praktischen, therapeutischen Überlegungen. Theoretisch betrachtet ist, wie schon in den vorangegangenen Absätzen gesagt, das realistische Bündnis zwischen Analytiker und Analysand (positive Übertragung, Rapport, Arbeitsbündnis, therapeutisches Bündnis etc.) keine Übertragung im metapsychologischen Sinne, sondern eine Beziehung auf der Grundlage früher, guter zwischenmenschlicher Erfahrungen, die, obwohl schrittweise neutralisiert und somit zielgehemmt, weiterhin alle Objektbesetzungen des erwachsenen Patienten beeinflussen, einschließlich seiner Beziehung zum Analytiker. In den Begriffen des erweiterten Strukturmodells der Psyche (*Kohut* 1961, *Kohut* und *Seitz* 1963) gehören diese Objektbindungen nicht zum *Bereich der Übertragung*, sondern zum *Bereich der fortschreitenden Neutralisierung*.

Besonders in Anbetracht gewisser Eigentümlichkeiten der narzißtischen Persönlichkeitsstörungen kann die Fähigkeit des Analytikers, nicht einzugreifen, wenn eine narzißtische Übertragung sich einstellt, und sich aktiver Interventionen zu enthalten, die die Entwicklung eines realistischen therapeutischen Bündnisses fördern sollen, manchmal ein entscheidender behandlungstechnischer Faktor auf dem Weg zum therapeutischen Erfolg sein. Eine Überbesetzung des archaischen Größen-Selbst z. B. nimmt der realistischen Selbstwahrnehmung die libidinösen Energien (Rapaport 1950). Unbestimmte Gefühle des Unwirklichseins, der Unechtheit, des Nicht-ganz-Lebendigseins usw. sind vorbewußt vorhanden, aber der Analysand scheint sich dieser Störung garnicht bewußt zu sein, oder er nimmt sie nur unbestimmt und dunkel wahr, oder er hat gelernt, sie zu verdecken – nicht nur vor der Welt, sondern auch vor sich selbst. Auf die Unfähigkeit solcher Patienten, ein *realistisches* Bündnis mit dem Analytiker einzugehen, darf der Analytiker nicht mit aktiven Interventionen reagieren, die eine »Allianz« herstellen sollen. Sie sollen vielmehr neutrale Hinweise und Anspielungen auf eine Störung im Bereich der Selbstbesetzung und der damit verbundenen Störung der Fähigkeit des Patienten sein, sich lebendig zu fühlen und die Welt als wirklich zu erleben.

Gewisse Symptomhandlungen am Anfang der Analyse, die dem Analytiker Folgen von Über-Ich-Defekten scheinen mögen, können in Wirklichkeit Ausdruck einer narzißtischen Persönlichkeitsstörung sein. Da der Patient unfähig ist, die zugrundeliegende Störung des Selbstbildes klar zu erkennen und deshalb auch unfähig, sie dem Analytiker mitzuteilen, kann er die Analyse mit einer Lüge oder einer finanziellen Unaufrichtigkeit oder einem anderen betrügerisch erscheinenden Verhalten beginnen. Der Analytiker darf diese anfänglich agierte Mitteilung weder leicht nehmen, noch darf er mit Verurteilung oder aktivem Eingreifen reagieren. Er muß lediglich in den meisten Fällen auf den Vorfall hinweisen – aber er soll den Patienten nicht in verurteilendem Ton »konfrontieren« –, sondern, wenn nötig, dessen realistische Aspekte besprechen und betonen, daß er noch nicht sicher sein kann, ob der Vorfall eine verborgene Bedeutung hat; und wenn, welches diese Bedeutung sein könnte. Jedes aktive Eingreifen, das die Symptomhandlung völlig für bare Münze nimmt, kann das unmittelbare Zentrum der Störung des Patienten aus dem Blickpunkt der analytischen Arbeit entfernen, weil der Patient auf den Tadel des Analytikers erst mit Zorn und Auflehnung und später mit Unterwerfung reagiert – kurz gesagt: Es tritt eine Veränderung im Ich des Analysanden ohne Freilegung der zugrundeliegenden pathogenen narzißtischen Konfigurationen ein. Vorübergehende Fehler des Analytikers in Reaktion auf diese anfänglichen Symptomhandlungen, weil er unvorbereitet war und weil die Handlungen des Analysanden ihn überrascht hatten, richten keinen dauernden Schaden an, wenn der Analytiker später auf das anfängliche Ereignis eingehen und es rückblickend untersuchen kann. Wenn die allzu realistische oder moralisierende Reaktion des Analytikers jedoch durch ein System theoretischer Überzeugungen abgesichert ist, daß es angemessen sei, die analytische Haltung gegenüber »wirklicher Täuschung«, »wirklichem Mangel an Integrität« oder »wirklichem Mangel an Verpflichtung der Behandlung gegenüber«, dann kann der Zugang zur Analyse der tieferen narzißtischen Störung tatsächlich blockiert werden.

Wie schon gesagt, ist das vorbewußte Zentrum, von dem diese Charakterstörungen ausgehen, das Gefühl einer unvollständigen Realität des Selbst und – sekundär – der Außenwelt. Es ist nicht nur wichtig zu erkennen, daß die psychoanalytische Situation selbst in spezifischer Weise geeignet ist, eine verborgene Störung des Selbsterlebens (und somit des Gefühls für die Wirklichkeit des Selbst und der Umwelt) manifest werden zu lassen, sondern auch, daß das allmähliche Bewußtwerden dieses Umstandes dem Analysanden ermöglicht, sich dessen dynamischer Quelle und strukturellen Wurzeln bewußt zu werden (d. h., der Fixierung an ein archaisches Selbstbild und der Dysfunktion und ungenügenden Besetzung des [vor-] bewußten Selbst), und auf diese Weise wird ein Weg zur allgemeinen Besserung der Störung eröffnet.

Die besondere Eigenart der analytischen Situation, die das Hervortreten des gestörten Selbst ermöglicht und ermutigt, besteht in folgendem: In ihrer eigentlichen Bedeutung ist die analytische Situation nicht wirklich im gewöhnlichen Sinne des Wortes. Sie hat eine eigene Wirklichkeit, die bis zu einem gewissen Grade der Wirklichkeit des künstlerischen Erlebens gleicht, wie etwa auf dem Theater. Ein Mensch muß über ein Mindestmaß stabiler Selbstbesetzung verfügen, um sich der künstlerischen Wirklichkeit des Scheins überlassen zu können. Wenn wir uns der Wirklichkeit unseres Selbst sicher sind, können wir uns vorübergehend von uns selbst abwenden und können mit dem tragischen Helden auf der Bühne leiden, ohne daß wir fürchten müssen, die Wirklichkeit unserer anteilnehmenden Gefühle mit der Wirklichkeit unseres alltäglichen Lebens zu verwechseln. Menschen, deren Wirklichkeitssinn jedoch unsicher ist, vermögen sich manchmal nicht leicht dem Kunsterleben hinzugeben; sie müssen sich schützen, z. B. indem sie sich sagen, daß das, was sie sehen, »nur« Theater, »nur« ein Spiel, »nicht wirklich« ist usw. Die analytische Situation wirft entsprechende Probleme auf. Analysanden, deren Sinn für die eigene Wirklichkeit verhältnismäßig intakt ist, können sich mit den unvermeidlichen, vorübergehenden Widerständen die notwendige Regression im Dienste der Analyse gestatten. Sie werden somit fähig, die quasi-künstlerische, indirekte Wirklichkeit der Übertragungsgefühle zu erleben, die sich einst auf eine andere (damals gegenwärtige und direkte) Wirklichkeit in ihrer Vergangenheit bezog.[3] Diese Re-

3 Der sich verändernde Ich-Zustand des Sich-Hingebens an das soeben beginnende Spiel im Theater, d. h., der Besetzungsentzug von der gegenwärtigen Wirklichkeit und die Hinwendung zu einer Welt der Phantasie und künstlerisch verarbeiteten Erinnerungen ist in der *Zueignung* herrlich ausgedrückt, dem Gedicht, mit dem Goethe den *Faust* einleitet, das größte und persönlich bedeutendste aller seiner Werke. Wenn man einige kleinere Unstimmigkeiten außer acht läßt, kann man sagen, daß dies Gedicht den psychischen Zustand vollkommen wiedergibt, den die Besetzungsverschiebungen im Analysanden und durch empathisches Mitschwingen auch im Analytiker hervorrufen. Vor allem die letzten zwei Zeilen des Gedichtes (auf die Bedeutung dieser Zeilen wurde ich von Dr. Richard Sterba aufmerksam gemacht, der sie in ähnlichem Zusammenhang zitiert hat [1969]) beziehen sich nicht nur auf den durch das Erleben eines Kunstwerkes, besonders des Spiels auf der Bühne, hervorgerufenen psychischen Zustand, sondern auch auf ein Erleben, das dem Engagement im ana-

gression vollzieht sich spontan wie im Theater. Und wie im Theater wird der Rückzug der Besetzungen von der gegenwärtigen Realität durch eine Verminderung der Reize von der unmittelbaren Umwelt unterstützt. Der Analysand braucht weiterhin kaum belehrt zu werden, was Analyse eigentlich ist; er weiß, wie er sich zur analytischen Situation einstellen muß, ebenso wie Menschen wissen, wie sie sich zu dem Spiel einstellen müssen, das sie im Theater sehen.

Ich lasse hier weitere Maßnahmen mit dem Ziel der Gewöhnung an ein unvertrautes Erleben durch geeignete Erklärungen außer acht. Wenn etwa ein Mensch noch nie im Theater gewesen ist, wird eine allgemeine Erklärung dieser Kunstform es ihm erleichtern, auf das Spiel einzugehen. Der eigentliche psychische Prozeß im Publikum braucht jedoch nicht gelehrt zu werden – kann tatsächlich nicht gelehrt werden. Trotz zahlreicher weitgehender Unterschiede zwischen der künstlerischen und der analytischen Erfahrung sind analoge Überlegungen auch auf die analytische Situation anwendbar. Die notwendige Einstellung zur Analyse kann durch geeignete Maßnahmen gefördert werden; aber die eigentlichen psychischen Prozesse, die das Erleben der besonderen Realität von Übertragungsgefühlen ermöglichen, kann nicht gelehrt werden.

Wenn eine Störung jener zentralen Funktionen vorhanden ist, die den Patienten befähigen sollten, die analytische Realität zu erleben, dann sollten weder pädagogische Maßnahmen (Erklärungen) noch Überredung (moralischer Druck) angewandt werden, sondern der Defekt sollte sich frei entfalten können, so daß dessen Analyse in Angriff genommen werden kann. Mit anderen Worten: Wenn das (vorbewußte) Selbst des Patienten unzureichend besetzt war, dann können seine Schwierigkeiten hinsichtlich des mehr oder weniger spontanen

lytischen Prozeß entspricht, wenn die Vergangenheit des Patienten wiederbelebt wird und die Gegenwart verblaßt:
Was ich besitze, seh' ich wie im weiten,
Und was verschwand wird mir zu Wirklichkeiten.
(Goethe, W. v.: Faust, Sämtl. Werke Bd. 13, Stuttgart: Cotta 1903, S. 3).

Eintretens in die analytische Situation selbst zum Mittelpunkt der analytischen Arbeit werden. Aber wenn dieser wichtige und zentrale Aspekt der Störung des Patienten aus dem Blickfeld der Analyse verschwindet, weil die Unfähigkeit des Patienten, den Besetzungsentzug von der gegenwärtigen Realität zu ertragen und die Unbestimmtheit der analytischen Situation anzunehmen, vom Analytiker als moralisches Problem gesehen wird und er darauf mit Überredung und Ermahnung oder mit Bestätigung der Realität oder moralischer Forderungen reagiert.

Ich komme nun zur Abgrenzung der Begriffe der idealisierenden Übertragung und Spiegelübertragung mit den ihnen spezifisch zugeordneten Prozessen des Durcharbeitens einerseits von den Begriffen der projektiven und introjektiven Identifikation (Klein 1946) und deren therapeutischer Anwendung durch die »Englische Schule« der Psychoanalyse andererseits. Die Spiegelübertragung hat mit einem Bereich zu tun, der sich mit dem von der Klein'schen Schule »introjektive Identifikation« genannten mindestens teilweise überschneidet, und ebenso kann die idealisierende Übertragung bis zu einem gewissen Grade der sogenannten »projektiven Identifikation« entsprechen. Die entscheidende theoretische Position, die die in dieser Arbeit beschriebene Auffassung von der der Englischen Schule unterscheidet – sie führt auch zu einer sehr verschiedenen therapeutischen Einstellung –, braucht hier nicht zusammenfassend dargestellt zu werden. Es mag genügen zu sagen, daß nach den hier dargelegten Anschauungen die Spiegelübertragung und die idealisierende Übertragung die therapeutisch wiederbelebten Formen der zwei Grundpositionen der narzißtischen Libido sind, die sich im Anschluß an das Stadium des primären Narzißmus einstellen. Weil diese Positionen gesunde und notwendige Reifungsschritte darstellen, müssen sogar Fixierungen an sie oder Regressionen auf sie in der Behandlung zuerst als grundsätzlich weder krank noch böse verstanden werden. Der Patient lernt zuerst, diese Formen des Narzißmus in ihrer therapeutischen

Wiederbelebung zu erkennen – und er muß zunächst in der Lage sein, sie als für seine Reifung gesund und notwendig anzunehmen! –, bevor er daran gehen kann, sie schrittweise umzuwandeln, sie in die höhere Organisation der erwachsenen Persönlichkeit einzubauen und sie zur Verstärkung seiner reifen Ziele und Aufgaben zu verwenden. Das Ich des Analysanden wird also nicht gegen seinen archaischen Narzißmus aufgebracht, als ob dieser ein Feind und ein Fremder wäre, den therapeutisch freigesetzten Bereichen werden keine Vorstellungsgehalte oktroyiert, die zu den höheren Stufen der Objektdifferenzierung gehören (wie etwa bestimmte Phantasien über den Wunsch, ein frustrierendes Objekt zu verschlingen oder die Angst, von ihm verschlungen zu werden), und es werden keine Schuldspannungen geschaffen. Es gibt natürlich Spannungen, die spontan im Verlauf der Analyse entstehen. Sie sind Folge des Einströmens unmodifizierter narzißtischer Libido in das Ich, und sie werden als Hypochondrie, Schüchternheit und Scham erlebt. (Sie sind nicht Folge eines Konfliktes mit einem idealisierten Über-Ich, einer Struktur, die auf der Entwicklungsstufe, mit der wir es in diesen Fällen zu tun haben, noch nicht besteht.) Wenn die Haltung des Analytikers auf diesen theoretischen Überlegungen beruht, vollzieht sich die schwierige Aufgabe, den Regressionsfluß zu Stufen geringerer Objektdifferenzierung und deren Wiederauftauchen zu erkennen – und das damit einhergehende Schwanken zwischen dem Erleben präverbaler Spannungszustände und in Worte zu fassenden Phantasien – in einer arbeitsorientierten, auf ein Ziel gerichteten Atmosphäre, die die Erhaltung der Autonomie des beobachtenden und integrierenden Anteils des Ichs des Analysanden unterstützt.[4] Aber ich möchte den Vergleich zwischen den Klein'schen theo-

4 Die Analyse des aggressiven Anteils der psychischen Organisationsstufe vor der Objektdifferenzierung vollzieht sich auf gleichen Bahnen; d. h. das Phänomen der »narzißtischen Wut« kann ebenfalls unter den Gesichtspunkten der Reifung, der Entwicklung und seiner späteren dynamisch-ökonomischen Bedeutung betrachtet werden, wenn man an seinen reifungsmäßig adäquaten, ursprünglichen Zweck und Sinn denkt.

retischen und therapeutischen Ansichten zur Psychopathologie und den spezifischen theoretischen und therapeutischen Formulierungen über die narzißtischen Persönlichkeitsstörungen nicht weiter ausführen. Es würde den Rahmen dieser Untersuchung sprengen, einen solchen Vergleich zu vertiefen, weil dies eine differenzierende Darstellung der Psychologie der Paranoia und der manisch-depressiven Psychose einerseits und der narzißtischen Persönlichkeitsstörungen andererseits erfordern würde.[5] Ich möchte stattdessen die theoretische Klärung der Begriffe der Spiegelübertragung und der idealisierenden Übertragung vor dem Hintergrund 1. der progressiv-regressiven Bewegungen zwischen a) der Stufe der Körper-Selbst-Kerne des fragmentierten Körper-Selbst (Autoerotismus) und b) der Stufe des kohärenten Körper-Selbst (Narzißmus)[6] und 2. der damit verbundenen Unterscheidung zwischen a) isolierten psychischen Mechanismen und b) dem kohärenten und strukturierten gesamten psychischen Selbst abrunden.

Die Begriffe Spiegelübertragung und idealisierende Übertragung beziehen sich nicht auf die therapeutische Aktivierung isolierter psychischer Mechanismen (wie etwa Introjektion und Projektion), sondern auf mehr oder weniger stabile und solide gesamte Persönlichkeitskonfigurationen, unabhängig von dem vorherrschenden psychischen Mechanismus oder den Mechanismen, die von ihnen angewendet werden oder sogar für sie charakteristisch sind. Der Entwicklungsschritt von Autoerotismus zum Narzißmus (Freud 1914) ist eine Bewegung in Richtung auf eine größere Synthese der Persönlichkeit als Folge einer Verschiebung der libidinösen Besetzung von einzelnen

5 Die unmittelbar anschließende Abhandlung über die Differenzierung zwischen dem Funktionieren isolierter psychischer Mechanismen und der Aktivität kohärenter psychischer Konfigurationen ist jedoch nicht ganz ohne Bedeutung für die Klein'sche Theorie, die meiner Meinung nach dazu neigt, diese wichtige Unterscheidung zu verwischen. Vgl. in diesem Zusammenhang auch den Grundriß der Differentialdiagnose zwischen den Psychosen und den narzißtischen Persönlichkeitsstörungen in Kapitel 1.
6 Siehe hierzu den aufschlußreichen Beitrag von Nagera (1964).

Körperteilen oder isolierten körperlichen oder psychischen Funktionen hin zur Besetzung eines (wenn auch zuerst grandiosen, exhibitionistischen und unrealistischen) kohärenten Selbst. Mit anderen Worten: Die Kerne des Körper-Selbst und des psychischen Selbst verbinden sich und bilden eine übergeordnete Einheit. Das In-Anspruch-genommen-Sein durch den eigenen Körper, das regelmäßig bei physischer Erkrankung auftritt, ist ein Anzeichen für einen gesteigerten Narzißmus, selbst wenn ein einzelnes Organ im Zentrum der Aufmerksamkeit steht, weil dieses Organ immer noch im Zusammenhang des gesamten, leidenden Körper-Selbst erlebt wird. Bei der psychotischen oder präpsychotischen Hypochondrie jedoch, z. B. bei den frühen Stadien der Schizophrenie, werden einzelne Körperteile oder isolierte körperliche oder psychische Funktionen herausgelöst und überbesetzt. Das Bild des kohärenten Selbst zerbricht, und der übrige kohärente, beobachtende Teil der Psyche des Patienten kann nicht mehr tun, als die Folgen einer Regression, die er nicht kontrollieren kann, zu erklären versuchen (Glover 1939, Seite 183 ff.).

Der Unterschied zwischen der narzißtischen Regression als Begleiterscheinung körperlicher Krankheit und der pränarzißtischen Fragmentierung des Körper-Selbst in den frühen Stadien der Schizophrenie verwischt sich unter den folgenden besonderen Bedingungen: Wenn ein Mensch mit starken pränarzißtischen Fixierungen körperlich erkrankt, dann kann die verstärkte narzißtische Besetzung des eigenen Körpers, die mit der physischen Krankheit einhergeht, zu einer weiteren Regression auf eine Stufe der beginnenden Körper-Selbst-Fragmentierung führen, und der Betroffene reagiert mit hypochondrischen Ängsten, anstatt mit verständlicher Sorge um sich selbst. Körperliche Erkrankungen mit unklarer Symptomatik (wie etwa das anfängliche unspezifische Syndrom am Beginn einer Anzahl von Infektionskrankheiten einschließlich des gewöhnlichen Schnupfens) sind besonders geeignet, solche hypochondrischen Reaktionen hervorzurufen. Die Entwicklung umschriebener Symptome mit der starken narzißtischen Besetzung eines bestimmten Organs (z. B. des schmerzenden Halses, der laufenden Nase, dem Niesen usw.) wirkt dem Sog der pränarzißtischen Fixierungspunkte im allgemeinen entgegen. Das Auftreten solcher Symptome wird deshalb im allgemeinen bei Menschen mit hypochondrischen Neigungen begrüßt und mit Erleichterungsgefühl wahrgenommen. Besonders schmerzhafte Erkrankungen umschriebener Körperregionen rufen deshalb gewöhnlich keine hypochondrischen Reaktionen hervor, selbst wenn sie narzißtisch hochbesetzte Organe wie etwa die Genitalien oder die Augen treffen.

Eine Regression analog jener von 1. der Stufe des kohärenten Körper-Selbst (Narzißmus) zu 2. der Stufe des fragmentierten Selbst, d. h. der Stufe psychisch isolierter Körperteile und ihrer Funktionen (Autoerotismus) kann auch im psychischen Bereich beobachtet werden. Anders gesagt: Die Besetzung der gesamten psychischen Einstellung eines Menschen (Narzißmus), selbst wenn sie in einer pathologisch verzerrten oder übertriebenen Form auftritt, muß von der Überbesetzung isolierter psychischer Funktionen und Mechanismen (Autoerotismus) unterschieden werden, die als Folge des Zerbrechens des narzißtisch besetzten kohärenten psychischen Selbst eintritt. Eine aufgabenorientierte, adaptive und im Prinzip freiwillige Überbesetzung des psychischen Selbst vollzieht sich in der psychoanalytischen Behandlung; d. h., die psychoanalytische Situation fördert die Konzentration der Aufmerksamkeit des Analysanden auf seine eigene psychische Einstellung und auf seine verschiedenen psychischen Funktionen. Aber auch hier wird ein einzelnes Symptom oder ein einziger psychischer Mechanismus analog den Verhältnissen bei körperlicher Erkrankung, wie dramatisch und ich-fremd er auch sein mag, im Gesamtzusammenhang der Imago eines totalen (d. h. kohärenten) leidenden psychischen Selbst wahrgenommen und erlebt. Die Überbesetzung isolierter psychischer Funktionen und Mechanismen jedoch, die nach Fragmentierung des psychischen Selbst auftritt, ist eine häufige Ergänzung der körperlichen Hypochondrie der frühen Stadien psychotischer Regression und wird somit genauso wie hypochondrische Befürchtungen hinsichtlich des Körpers erlebt (z. B. als Befürchtung des Verlustes des Intellektes, Angst vor Geisteskrankheit und dergleichen rationalisiert).

Gelegentlich muß der Analytiker einzelnen psychischen Mechanismen sorgfältige Aufmerksamkeit widmen. Die Mechanismen der Introjektion und Projektion werden z. B. sowohl von Analysanden mit narzißtischer Persönlichkeitsstörung als auch solchen mit gewöhnlichen Übertragungsneurosen – für Zwecke der Abwehr und auch der Anpassung – verwandt. Wenn diese Mechanismen im Verlauf eines regressiven Zerbrechens des psychischen Selbst isoliert worden sind, sind sie psychoanalytisch unzugänglich; d. h., nur die benachbarten Persönlichkeitsanteile und Ereignisse, die der regressiven Fragmentierung vorausgegangen sind, bleiben einer sinnvollen Untersuchung zugänglich. Aber solange sie die Funktionen eines (wenn auch unbewußt aufrechterhaltenen) umfassenden kohärenten Selbst bleiben, sind sie ein legitimer Gegenstand der Deutungen des Analytikers. Präzise gesagt: Durch Deutungen erkennt der Analysand zunehmend die Beziehungen zwischen seinem aktiven und seinem reaktiven Selbst und den psychischen Mechanismen, die vorher scheinbar unmotiviert und unvorhersehbar abgelaufen sind. Durch die analytische Arbeit werden diese Mechanismen in zunehmende Verbindung mit der Initiative des Ichs gebracht, und der Anteil der Ich-Kontrolle über diese Mechanismen wird erweitert.

Diese Unterscheidungen (zwischen isolierten archaischen Mechanismen und solchen, die sinnvolle Bestandteile eines zusammenhängenden Bereiches psychischer Aktivität sind) werden leider noch komplizierter durch die Neigung zur Personifizierung psychischer Mechanismen, denen man manchmal in der psychoanalytischen Literatur begegnet. So versehen z. B. einige Autoren die Mechanismen der Introjektion und Projektion anscheinend mit persönlichen Eigenschaften; der Mechanismus der Introjektion wird z. B. zu einem zornigen, verschlingenden Kind und der der Projektion zu einem spuckenden oder erbrechenden. Wenn man so eine Einstellung in die therapeutische Situation trägt, so erzeugt sie nicht nur Schuld im Analysanden, sondern – und dies ist noch wichtiger – sie verwischt die grundlegende Unterscheidung zwischen a) kohärenten narzißtischen Strukturen, die analysierbar sind, weil sie zu einer Übertragung in der therapeutischen Situation fähig sind und b) autoerotischen Strukturen, die nicht analysierbar sind, weil die Besetzung nicht an die kohärenten narzißtischen Konfigurationen (das Größen-Selbst, die idealisierte Eltern-Imago) gebunden ist, sondern an isolierte körperliche oder psychische Funktionen. Während vorübergehender oder chronischer Regressionen kann die Unterbringung von Libido in der Spiegelübertragung tatsächlich durch isolierte Introjektionen ersetzt werden, und die kohärente Besetzung einer idealisierenden Übertragung kann aufgelöst und durch isolierte Projektionen ersetzt werden. In diesen letzteren Fällen kann sich eine Übertragung nicht einstellen, und der pathogene Bereich selbst ist deshalb (wenigstens vorübergehend) nicht analysierbar.

Es ist reizvoll, die von mir verwandten Begriffsbildungen, (die von der systematischen psychoanalytischen Beobachtung erwachsener Patienten mit narzißtischen Persönlichkeitsstörungen abgeleitet worden sind), mit denen von Mahler und ihren Mitarbeitern[7] zu vergleichen, die von der systematischen Beobachtung schwer gestörter Kinder herstammen. Meine Begriffsbildungen stehen in Einklang mit der psychoanalytischen Metapsychologie (insbesondere mit den dynamisch-ökonomischen und den topisch-strukturellen Gesichtspunkten), und die intensiv wiederbelebten Schichten archaischen Erlebens (die idealisierende Übertragung, die Spiegelübertragung, die Neigungen zur flüchtigen Fragmentierung des Selbst) erfordern die einfühlende Rekonstruktion der zugehörigen Kindheitserlebnisse. Mahlers Begriffsbildungen entstammen der psychoanalytisch geschulten Beobachtung des Verhaltens kleiner

7 Siehe z. B. Mahler (1952, 1968), Mahler und Gosliner (1955), Mahler und La Perriere (1965).

Kinder, und sie stehen deshalb – in durchaus adäquater Weise – in Einklang mit einem theoretischen Bezugsrahmen, der ihrem Beobachtungsfeld angemessen ist. Ihre Aussagen über die Phasen von Autismus-Symbiose und Trennung-Individuation gehören somit in den soziobiologischen Bezugsrahmen der direkten Kinderbeobachtung.

Die präziseste Zusammenfassung des Unterschiedes der theoretischen Positionen, von denen aus die maßgeblichen empirischen Beobachtungen gemacht und dann in allgemeine Formeln übertragen worden sind, ist vielleicht folgende: In Mahlers Begriffssystem ist das Kind eine psychobiologische Einheit, die mit der Umwelt in Interaktion steht. Und sie erfaßt begrifflich eine konsistente psychobiologische Entwicklung der Beziehung des Kindes zum Objekt von a) dem Fehlen einer Beziehung (Autismus) über b) eine Einheit mit dem Objekt (Symbiose) zur c) Autonomie von diesem und zur Gegenseitigkeit mit ihm (Individuation). Meine metapsychologische psychoanalytische Betrachtungsweise, die mit meiner Beobachtungsmethode, nämlich der Wiederbelebung von Kindheitserfahrungen in der Übertragung, in Einklang steht, hat mich nicht nur dazu geführt, die gleichzeitige Entwicklung von Narzißmus und Objektliebe (die sich beide von archaischen zu höheren Stufen bewegen) zu unterscheiden, sondern auch die beiden hauptsächlichen Verzweigungen des Narzißmus selbst (Größen-Selbst, idealisierte Eltern-Imago). Diese Unterschiede in der Begriffsbildung sind eine Folge von zwei grundsätzlich verschiedenen Beobachtungseinstellungen: Mahler beobachtet das Verhalten kleiner Kinder; ich rekonstruiere ihr Innenleben auf der Grundlage von Wiederbelebungen in der Übertragung.

Ein eingehender Vergleich zwischen den Aussagen der psychoanalytischen Metapsychologie und den Aussagen der direkten Kinderbeobachtung im hier besprochenen Bereich – außer den Beiträgen von Mahler et al. müssen die Untersuchungen von Benjamin (1950, 1961), Spitz (1949, 1950, 1957 bzw. 1959, 1961, 1965 bzw. 1967) und von vielen anderen hier in Betracht gezogen werden[8] – kann nicht mehr Gegenstand dieser Monographie sein. Besonders in den letzten zwei Jahrzehnten ist das Verständnis des frühen Zusammenspiels zwischen Mutter und Säugling oder Kleinkind durch eine große Zahl wichtiger Untersuchungen von Psychoanalytikern bereichert worden. Mahler jedoch, die nicht nur die systematischsten, sondern auch die nützlichsten und wirkungsvollsten Beiträge geliefert hat, wird im folgenden als repräsentativ für das gesamte Gebiet angesehen.

Mahlers Formulierung einer Progression vom Autismus über die Symbiose zur Individuation entspricht in großen Zügen Freuds klassischer Auffassung der Libido-Entwicklung vom Autoerotismus über den Narzißmus zur Objektliebe. Die narzißtischen Übertragungen sind therapeutische Wiederbelebungen von Entwicklungsphasen, die wahrscheinlich vorwiegend der Übergangsperiode zwischen einem späten Teil der symbiotischen Phase und einem frühen Teil der Phasen der Individuation im Sinne Mahlers entsprechen. Ich möchte aber wiederum betonen, daß meine eigenen Beobachtungen mich zu der Überzeugung gebracht haben, daß es fruchtbar ist und mit den empirischen Daten übereinstimmt, zwei getrennte und weitgehend voneinander unabhängige Entwicklungslinien zu postulieren: Die eine führt vom Autoerotismus über den Narzißmus zur Objektliebe, eine andere führt vom Autoerotismus über den Narzißmus zu höheren Formen und Umwandlungen des Narzißmus. Bei der ersten dieser zwei Entwicklungslinien ist es natürlich nicht überraschend, daß manche behaupten, daß rudimentäre Vorstadien der Objektliebe schon in den autoerotischen und narzißtischen Phasen beobachtet werden können, d. h., daß eine getrennte Entwicklungslinie der Objektlibido, die mit sehr archaischen und rudimentären Formen der Objektliebe beginnt, anzunehmen wäre (siehe in diesem Zusammenhang M. Balint 1937 bzw. 1966 und 1968, bes. S. 64 ff. bzw. 1970, S. 79 ff.). Meine

8 Therese Benedeks bahnbrechende Untersuchungen (1949, 1956, 1959 bzw. 1960) gehören, obwohl sie die Methode der direkten Kinderbeobachtung

eigene Neigung läßt mich jedoch der klassischen Formulierung treu bleiben – ich neige zu der Annahme, daß das Hineinlegen auch nur rudimentärer Formen der Objektliebe, (die natürlich nicht mit Objektbeziehungen verwechselt werden darf), in das sehr kleine Kind auf retrospektiven Verfälschungen und adultomorphen Fehlern der Einfühlung beruht.

Therapeutische Überlegungen

Bei manchen Patienten ist die Unterscheidung zwischen idealisierender Übertragung und Spiegelübertragung nicht leicht, weil entweder die Schwankungen zwischen den zwei Positionen sehr schnell ablaufen oder weil die narzißtische Übertragung selbst im Übergang befindlich oder gemischt ist mit Merkmalen der Idealisierung des Analytikers und gleichzeitig vorhandenen Forderungen nach Spiegelung, Bewunderung oder nach einer Alter-ego- oder Verschmelzungsbeziehung zu ihm. Fälle dieses Typs sind jedoch nicht so häufig wie jene, bei denen zumindest in längeren Abschnitten der Analyse eine klare Unterscheidung wirklich getroffen werden kann. Bei den Übergangsfällen – besonders jenen, bei denen schnelle Schwankungen zwischen der Wiederbelebung des Größen-Selbst und der idealisierten Eltern-Imago eine scharfe Zentrierung der Deutungen nicht erlaubt – ist es ratsam für den Analytiker, sich weder ausführlich mit dem flüchtig besetzten Größen-Selbst noch mit der idealisierten Eltern-Imago zu befassen, sondern seine Aufmerksamkeit auf die Verschie-

nicht verwenden, wie die von Mahler begrifflich zum Bereich einer psychoanalytischen Interaktionslehre. Dieses theoretische System wird definiert durch die Stellung des Beobachters, der, von den miteinander in Interaktion stehenden Partnern gleichweit entfernt, einen vorgestellten Beobachtungspunkt *außerhalb* des erlebenden Individuums einnimmt. Der Kernbereich der psychoanalytischen Metapsychologie wird jedoch durch die Position des Beobachters definiert (siehe Kohut 1959 bzw. 1971), der auf einem vorgestellten Beobachtungspunkt *innerhalb* der psychischen Organisation des Individuums einnimmt, mit dessen Introspektion er sich empathisch identifiziert (vikariierende Introspektion).

bungen zwischen diesen Positionen und auf die sie auslösenden Ereignisse zu konzentrieren. Mindestens bei manchen Fällen steht die Schnelligkeit der Schwankungen anscheinend im Dienst einer abwehrenden Verleugnung von Verwundbarkeit. Jedesmal, wenn der Patient einen verwundbaren Idealisierungsfühler zum Analytiker hinstreckt, oder jedesmal, wenn er schüchtern versucht, sein eigenes geliebtes Selbst vorzuzeigen, und die bewundernde Anteilnahme des Analytikers erhofft, kehrt er schnell in die entgegengesetzte Position zurück und war – wie der Igel im Märchen – schon lange da, so daß der Analytiker ihn nicht einholen kann.

Eine andere Frage von praktischer Bedeutung ist die Form der Deutungen, die auf die narzißtischen Übertragungen zielen, besonders bei der Spiegelübertragung. Zwei antithetische Fallstricke können Hindernisse im Verlauf der Analyse narzißtischer Persönlichkeiten werden. Der eine betrifft die Bereitschaft des Analytikers, einen moralischen oder moralisch gefärbten, »realistischen« Standpunkt gegenüber dem Narzißmus des Patienten einzunehmen; der andere betrifft seine Neigung, wichtige Deutungen in abstrakter Form zu geben.

Ganz allgemein kann man sagen, daß die aus Werturteil, Realitätsmoral (vgl. Hartmanns Begriff der Gesundheitsmoral [1960, S. 64]) und therapeutischem Aktivismus (pädagogische Maßnahmen, Ermahnungen etc.) bestehende Trias, bei der der Analytiker meint, er müsse seine (deutende) Grundhaltung verlassen und Vorbild, Lehrer und Führer des Patienten werden, am wahrscheinlichsten dann auftritt, wenn die zu untersuchenden psychischen Störungen metapsychologisch nicht verstanden werden. Weil unter diesen Umständen der Analytiker seine therapeutische Impotenz und seine Erfolglosigkeit ertragen muß, kann man es ihm kaum zum Vorwurf machen, wenn er das unwirksame analytische Instrumentarium aufgibt und sich der Suggestion zuwendet (indem er sich z. B. dem Patienten als Vorbild oder Identifikationsobjekt anbietet), um therapeutische Veränderungen zu erreichen. Wenn jedoch die wiederholte Erfolglosigkeit in Bereichen, die metapsychologisch noch nicht ganz verständlich sind, ertragen wird, ohne daß man die analytische Haltung aufgibt und sich einem therapeutischen Aktivismus zuwendet, dann wird das Zustandekommen neuer analytischer Einsichten nicht verhindert, und der Weg zum wissenschaftlichen Fortschritt bleibt offen.

Ein anderes ähnliches Phänomen kann man in Bereichen beobachten, in denen das metapsychologische Verständnis nicht völlig fehlt, sondern unvollständig ist. Hier neigen Analytiker dazu, ihre Deutungen und Rekonstruktionen durch suggestiven Druck zu verstärken, und das Gewicht der Persönlichkeit des Therapeuten bekommt hier viel größere Bedeutung als bei Fällen, die metapsychologisch gut verstanden werden. Es gibt gewisse Analytiker, von denen man sagt, sie seien bei den Analysen narzißtischer Persönlichkeitsstörungen ungewöhnlich begabt, und Anekdoten über ihre therapeutischen Aktivitäten sind in analytischen Kreisen weit verbreitet.[9]

Aber ebenso wie der Chirurg in der heroischen Phase der Chirurgie ein charismatisch begabter Mensch war, der große Taten persönlichen Mutes und heldenhafter Geschicklichkeit vollbrachte, während der heutige Chirurg im allgemeinen ein ruhiger, gutausgebildeter Spezialist ist, so gilt für den Analytiker das gleiche. In dem Maße, in dem unser Wissen über die narzißtischen Störungen zunimmt, werden die früher so persönlich belastenden Behandlungsmethoden schrittweise zur qualifizierten Arbeit einsichtiger und verstehender Analytiker, die nicht ein besonderes persönliches Charisma ins Spiel bringen, sondern sich auf die Verwendung der Instrumente beschränken, die allein rationalen Erfolg bringen: Deutungen und Rekonstruktionen.

Die Auswirkungen auf die Gegenübertragung der häufig an-

9 Die Untersuchung des Einflusses der Persönlichkeit des Therapeuten ist besonders wichtig bei der Bewertung der Behandlungsergebnisse in der Psychotherapie der Psychosen und der sogenannten »Borderline«-Zustände (A. Stern 1938). Es ist kaum zu bezweifeln, daß der quasi-religiöse Eifer eines Therapeuten oder sein tiefes Gefühl des Auserwähltseins (s. z. B. Gertrude Schwing 1940, S. 15) ein starker therapeutischer Hebel bei der Behandlung sehr gestörter Erwachsener und Kinder ist, wodurch manche erstaunlichen therapeutischen Erfolge erklärt werden können. Der ent-

zutreffenden Neigung des Analytikers, auf die narzißtischen Fixierungen des Analysanden mit gereizter Ungeduld zu reagieren – so subtil sie auch sein mag –, wird in Kapitel 11 behandelt. Hier wiederhole ich nur das schon früher Gesagte (Kohut 1966 a), nämlich, daß das unsachliche Eindringen des altruistischen Wertsystems der westlichen Kultur und nicht objektive Überlegungen der Reife der Entwicklung oder der adaptiven Nützlichkeit den Therapeuten häufig dazu bringen,

scheidende Einfluß kann entweder direkt vom charismatischen Therapeuten ausgehen, oder er kann von der therapeutischen Gruppe vermittelt werden, deren Führer er ist. (In diesem Zusammenhang wird man an die beherrschende Persönlichkeit C. G. Jungs erinnert, der zweifellos einen tiefen Einfluß auf seine Mitarbeiter und somit indirekt auf die schwer gestörten Patienten in der therapeutischen Gemeinschaft ausübte.) Letztlich haben wir es hier mit einer Heilung durch Liebe zu tun – wenn auch weitgehend einer narzißtischen Liebe! –, ähnlich der Methode, an der Freud Anstoß nahm, als er mit Ferenczis späten therapeutischen Experimenten konfrontiert wurde (vgl. Freuds Brief an Ferenczi vom 13. Dezember 1931, wie bei Jones [1962, S. 197] zitiert.) Jedoch nicht nur die messianische oder auserwählte Persönlichkeit des Therapeuten, sondern auch seine Lebensgeschichte scheint bei den therapeutischen Erfolgen eine maßgebliche Rolle zu spielen, und ein Mythos, wie Christus vom Tod in selbsterzeugter, lebensspendender Liebe auferstanden zu sein, ist offenbar manchmal ein besonderer Teil des wirksamen Charisma (vgl. in diesem Zusammenhang Victor Frankl [1946, 1958], dessen Überleben im Konzentrationslager – dem »Todeslager« (!) – ein zentraler Anteil seiner persönlichen therapeutischen Begabung und seiner therapeutischen Einstellung geworden ist). Niemand sollte natürlich therapeutische Erfolge bei sonst beinahe unbehandelbaren Störungen allein aus dem Grund ablehnen, daß diese Erfolge durch den direkten oder indirekten Einfluß der Persönlichkeit des Therapeuten erreicht wurden. Abzulehnen *sind* jedoch sekundäre Rationalisierungen, die versuchen, den angewandten Maßnahmen wissenschaftliche Respektabilität zu verleihen. Die Entscheidung, ob eine bestimmte Form therapeutischen Vorgehens in ihrem Wesen wissenschaftlich ist oder auf Inspiration beruht (d. h., die Frage, ob die herangezogenen irrationalen Kräfte unter der rationalen Kontrolle des Therapeuten standen), kann durch Beantwortung dieser Fragen getroffen werden: 1. Haben wir einen systematischen theoretischen Zugang zu den an der Therapie beteiligten Prozessen? 2. Kann die Behandlungsmethode anderen mitgeteilt werden, d. h., kann sie auch in Abwesenheit ihres Schöpfers erlernt (und letztlich praktiziert) werden? Und (ausschlaggebend) 3.: Bleibt die Behandlungsmethode auch nach dem Tod ihres Schöpfers erfolgreich? Insbesondere der letzte Faktor offenbart leider allzu häufig, daß die therapeutische Methode nicht wissenschaftlich war, sondern daß ihr Erfolg von der persönlichen Gegenwart eines einzelnen, besonders begabten Menschen abhing.

die narzißtische Position des Patienten durch Objektliebe ersetzen zu wollen. Anders gesagt: In vielen Fällen muß die Neubildung der narzißtischen Strukturen und deren psychische Integration als echteres und wertvolleres therapeutisches Ergebnis angesehen werden als der fragwürdige Gehorsam eines Patienten auf die Forderungen, daß er seinen Narzißmus in Objektliebe verwandeln solle. Es gibt natürlich in der Analyse mancher narzißtischer Persönlichkeiten Augenblicke, in denen eine nachdrückliche Stellungnahme nicht fehl am Platz ist als letzter Schritt zur Einsicht des Patienten, daß die Befriedigungen, die man von den unmodifizierten narzißtischen Phantasien bekommen kann, Täuschungen sind. Ein geschickter Analytiker der älteren Generation z. B., so geht die örtliche psychoanalytische Kunde, ging an einem strategisch entscheidenden Punkt so vor, daß er dem nichts ahnenden Analysanden eine Krone und ein Zepter überreichte, anstatt ihn noch einmal mit einer verbalen Deutung zu konfrontieren.

Im allgemeinen jedoch wird der psychoanalytische Prozeß dann am meisten gefördert, wenn wir dem Patienten auf aufrichtige und objektiv akzeptierende Weise die Rolle klar machen, die sein Narzißmus in dem archaischen Universum spielt, das er, wenn auch gegen Widerstand und Schwierigkeiten, dem Analytiker offenbart hat. Und es ist für uns besser, es den spontanen synthetischen Funktionen des Ichs des Patienten zuzutrauen, daß sie allmählich die Herrschaft über die narzißtischen Persönlichkeitsanteile in einer Atmosphäre analytisch-einfühlenden Verstehens erlangen, anstatt den Analysanden zur globalen Imitation der ärgerlichen Zurückweisung des mangelnden Realismus des Analysanden durch den Analytiker zu treiben. Der Analytiker ist besonders erfolgreich in dieser Hinsicht, wenn er fähig ist, archaische Ich-Zustände und die besondere Rolle der narzißtischen Positionen in ihnen sorgfältig zu rekonstruieren und wenn er die Verbindungen zwischen dem maßgeblichen Übertragungserleben und den zugehörigen Kindheitstraumata herstellen kann.

Freuds kurzer Hinweis in der letzten seiner Arbeiten über Technik (1937b) auf den Stil und die Form solcher Rekonstruktionen, obwohl nicht spezifisch mit der Absicht, ihre Rolle bei der Analyse narzißtischer Störungen darzustellen, ist ein besonders geeignetes Beispiel in diesem Zusammenhang für den Ton akzeptierender, erklärender Objektivität, mit dem solche Interventionen gemacht werden sollten.

»Bis zu Ihrem n'ten Jahr« (erzählt Freud seinem imaginären Patienten) »haben Sie sich als alleinigen und unbeschränkten Besitzer der Mutter betrachtet, dann kam ein zweites Kind und mit ihm eine schwere Enttäuschung. Die Mutter hat Sie für eine Weile verlassen, sich auch später Ihnen nicht mehr ausschließlich gewidmet. Ihre Empfindungen für die Mutter wurden ambivalent, der Vater gewann eine neue Bedeutung für Sie und so weiter« (S. 47/48).

Wieweit es jeweils adäquat oder inadäquat für den Analytiker ist, pädagogischen Druck auf den Patienten auszuüben – entweder in der Form kühl objektiver Äußerungen oder in der Form moralischer Ermahnungen –, sollte vor dem Hintergrund des metapsychologischen Verständnisses der unrealistischen Strukturen gesehen werden, die im therapeutischen Rampenlicht stehen. Abgesehen von den unrealistischen Idealisierungen des Patienten reagiert der Analytiker natürlich insbesondere auf seine unrealistischen Größenvorstellungen (wenn sie sich scheinbar direkt durch Haltungen arroganter Überlegenheit oder Herablassung und durch grenzenlose Forderungen nach Aufmerksamkeit scheinbar ohne Achtung entweder für die Rechte oder die Begrenzungen anderer, z. B. des Analytikers, äußern) häufig automatisch mit pädagogischen Mitteln (Konfrontation mit der Wirklichkeit), d. h. in Anlehnung an *Hartmann* (1960), durch eine Haltung der Moral der Wirklichkeit oder der Reife.

Die Fähigkeit, auf die manifesten Größenvorstellungen eines Analysanden adäquat zu reagieren, hat jedoch das Verständnis der spezifischen Struktur und somit der spezifischen psychischen Bedeutung seiner Forderungen zur Voraussetzung.

Genau gesagt: Manifeste narzißtische Ansprüche treten bei narzißtischen Persönlichkeitsstörungen in den folgenden drei Formen auf, die nach strukturellen und dynamischen Gesichtspunkten unterschieden werden können. Auf jede dieser Formen sollte der Analytiker mit therapeutischen Reaktionen eingehen, die auf die spezifischen strukturellen und dynamischen Faktoren des Verhaltens des Patienten abgestimmt sind.

1. Größenverhalten kann von dem vertikal abgespaltenen Sektor der Psyche getragen sein (siehe die Darstellung des Falles J. und Tabelle 3 in Kapitel 7). Ich habe erkennen müssen, daß es dem psychoanalytischen Fortschritt nicht förderlich ist, d. h., der Gesundung durch strukturelle Veränderung, die unverhüllten narzißtischen Ausdrucksformen des abgespaltenen Sektors in der Form pädagogischer Beeinflussung, Ermahnungen und dergleichen mit der Wirklichkeit zu konfrontieren. Die eigentliche analytische Bearbeitung sollte sich an der Grenze zwischen dem lärmenden abgespaltenen Sektor und dem ruhigen, zentral gelegenen Real-Ich, durch das die narzißtische Grundübertragung erhalten wird, abspielen. Der Widerstand an dieser Grenze wird jedoch nicht durch Bekämpfung der abgespaltenen Arroganz überwunden, sondern dadurch, daß man sie dem zentral gelegenen Sektor der Persönlichkeit (durch dynamisch-genetische Rekonstruktionen) erklärt, um den letzteren zu überzeugen, daß es den ersteren in seinen Bereich aufnehmen müsse. Der wachsende Erfolg bei diesem Bemühen führt zu zwei Ergebnissen: a) Die moralischen, ästhetischen und realistisch adaptiven Kräfte des zentralen Ichs beginnen selbst, die archaischen narzißtischen Forderungen umzuwandeln und sie sozial annehmbarer und psychoökonomisch nützlich zu machen. Und, was noch wichtiger ist, b) es vollzieht sich eine Verschiebung der archaischen narzißtischen Besetzungen vom vertikal abgespaltenen Sektor zum zentralen Sektor, wodurch die Tendenz zur Herstellung einer (narzißtischen) Übertragung verstärkt wird. Das Schwergewicht liegt auf einer Besetzungsverschiebung vom vertikal abgespaltenen Anteil der Psyche (der kein Übertra-

gungspotential hat), zu einem horizontal abgespaltenen Sektor der Psyche, (der sehr wohl in der Lage ist, eine [narzißtische] Übertragung herzustellen). Ich kann hier hinzufügen, daß dieselben Verhältnisse in jenen Fällen von Perversionen herrschen (sie bilden die große Mehrheit), denen eine narzißtische Störung zugrundeliegt. Das perverse Verhalten wird vom vertikal abgespaltenen Sektor der Psyche getragen und muß erst dem zentralen Sektor der Psyche integriert werden, bevor die zugrundeliegenden Triebkräfte in eine narzißtische Übertragung einmünden und somit für ein systematisches Durcharbeiten zugänglich werden können.

2. Die zweite Form, in der narzißtische Forderungen offen zutage treten, kann ebenfalls in strukturell-dynamischen Begriffen definiert werden. In diesen Fällen haben wir es mit einer ungenügend abgewehrten (horizontal abgespaltenen) Größenstruktur im zentralen Sektor der Persönlichkeit zu tun, deren anfallsartige Durchbrüche die vorherrschende chronische Symptomatik narzißtischer Entleerung für mehr oder weniger kurze Zeiten ersetzen. Da diese Durchbrüche im allgemeinen zu einem psycho-ökonomischen Ungleichgewicht führen (z. B. Überstimulierung), sollten sie als traumatische Zustände betrachtet werden.

3. Manifeste narzißtische Einstellungen können schließlich in der Form eines *Narzißmus zu Abwehrzwecken* auftreten, der häufig (chronisch oder als vorübergehende Notmaßnahme) die Abwehrmechanismen gegen die Forderungen viel tiefer liegender archaischer narzißtischer Konfigurationen verstärkt. In diesen Zusammenhang gehört Herrn J.'s vorübergehender Hochmut, der sichtbar wurde, als die Forderungen seines archaischen grandios-exhibitionistischen Selbst in der Übertragung freigelegt wurden, als er nämlich über seine Rasiergewohnheit sprach. Auch hier ist die adäquate Reaktion des Analytikers wiederum die dynamische Deutung und genetische Rekonstruktion. Wenn jedoch eine chronische, aus Abwehr entstandene Größenvorstellung sekundär von einem System von Rationalisierungen umgeben worden ist (analog dem Ver-

bergen einer Phobie durch ein rationalisierendes System idiosynkratischer Neigungen und Vorlieben, Vorurteilen etc.), dann mag in der Tat ein gewisser pädagogischer Druck notwendig sein, um die Ich-Veränderung in diesem Bereich rückgängig zu machen.

Nachdem ich die unangemessenen ethischen oder (im Sinne der Forderung erfolgreicher Anpassung) vorzeitig realistischen Reaktionen auf den Narzißmus des Analysanden behandelt habe, insbesondere in Form offen oder versteckt moralisierender oder verurteilender Äußerungen, wende ich mich nunmehr dem zweiten Fallstrick der analytischen Technik bei der Analyse dieser Störungen zu, nämlich, daß die Deutungen der narzißtischen Übertragung durch den Analytiker zu abstrakt werden können. Diese Gefahr kann stark verringert werden, wenn wir vermeiden, der weitverbreiteten Verwechslung zwischen Objektbeziehungen und Objektliebe zum Opfer zu fallen. Wie ich schon früher gesagt habe (1966a):

»Die Antithese zum Narzißmus ist nicht die Objektbeziehung, sondern die Objektliebe. Was einem Beobachter des sozialen Feldes als Fülle der Objektbeziehungen eines Menschen vorkommen mag, kann dessen rein narzißtisches Erleben der Objektwelt verhüllen; umgekehrt können bei einem Menschen, der in scheinbarer Isolierung und Einsamkeit lebt, die reichsten Objektbeziehungen bestehen« (S. 563).

Wir müssen uns deshalb vergegenwärtigen a), daß unsere Deutungen der idealisierenden Übertragung und der Spiegelübertragung Aussagen über eine intensive Objektbeziehung sind, obwohl das Objekt narzißtisch besetzt ist; und b), daß wir dem Analysanden erklären, wie gerade sein Narzißmus ihn zu einer gesteigerten Empfindlichkeit gegenüber gewissen Aspekten und Handlungen des Objektes, des Analytikers, disponiert, den er in einer narzißtischen Modalität wahrnimmt. Wenn der Analytiker nicht vergißt, daß in der Entfaltung des psychoanalytischen Prozesses die Wiederbelebung narzißtischer psychischer Strukturen die Form narzißtischer Objektbeziehungen annimmt, dann wird er dem Patienten nicht nur konkret zeigen können, wie er reagiert, sondern daß diese Reaktionen im Augenblick spezifisch dem Analytiker gelten, dessen Einstellungen und Handlungen er als die Wiederbelebung wichtiger, narzißtisch erlebter Situationen, Funktionen und Objekte der Vergangenheit wahrnimmt. Und weil außerdem Denken und Handeln auf den pathognomonischen Regressionsstufen, die in der Analyse narzißtischer Störungen wiederbelebt werden, unvollkommen getrennt sind, muß der Analytiker auch lernen, das scheinbar wiederholte »Agieren« mit einem gewissen Gleichmut zu akzeptieren und darauf als eine archaische Kommunikationsform zu reagieren.

Wenn die Deutungen des Analytikers gleichbleibend keine Verurteilung des Patienten enthalten, wenn er ihm konkret die Wichtigkeit und die Bedeutung seiner (häufig agierten) Mitteilungen, seiner scheinbar irrationalen Überempfindlichkeit und des Hin-und-Herfließens der Besetzung der narzißtischen Positionen klarmachen kann und wenn er insbesondere dem beobachtenden und selbstanalysierenden Segment des Ichs des Patienten zeigen kann, daß diese archaischen Haltungen verständlich, nützlich und wertvoll im Kontext des Gesamtbildes der Persönlichkeitsentwicklung sind, von der sie einen Teil darstellen, – dann braucht sich das reife Ich-Segment nicht von den Größenvorstellungen des archaischen Selbst oder von den furchteinflößenden Merkmalen des überschätzten, narzißtisch wahrgenommenen Objektes abzuwenden. Immer und immer wieder wird sich das Ich in kleinen, psychisch zu verarbeitenden Schritten der Enttäuschung stellen, erkennen zu müssen, daß die Forderungen des Größen-Selbst unrealistisch sind. Als Reaktion auf diese Erfahrungen wird das Ich entwederdauernd einen Teil der narzißtischen Besetzung von dem archaischen Selbstbild abziehen, oder es wird mit Hilfe neu erworbener Strukturen die mit dem archaischen Selbstbild verbundenen narzißtischen Energien neutralisieren oder sie auf zielgehemmte Interessen richten. Und immer und immer wieder wird das Ich in kleinen, psychisch erträglichen Schritten sich der Enttäuschung stellen, erkennen zu müssen, daß das idealisierte Selbst-Objekt unerreichbar oder unvollkommen ist. Als Reaktion auf diese Erfahrung zieht es einen Teil der idealisierenden Besetzung vom Selbst-Objekt ab und stärkt die inneren Strukturen, die dessen Aufgabe übernehmen. Kurz gesagt: Wenn das Ich zuerst lernt, das Vorhandensein der wiederbelebten narzißtischen Konfigurationen zu akzeptieren, kann es sie schrittweise in seinen Bereich integrieren, und der Analytiker wird Zeuge der Herstellung der Ich-Herrschaft und Ich-Autonomie im narzißtischen Persönlichkeitssektor sein können.

Traumatische Zustände

Weil die neutralisierende Grundstruktur der Psyche bei der großen Mehrzahl von Patienten mit narzißtischen Persönlichkeitsstörungen ungenügend entwickelt ist, neigen diese nicht nur dazu, ihre Bedürfnisse und Konflikte zu sexualisieren, sondern sie zeigen auch viele andere Mängel der Ich-Funktion. Sie sind leicht gekränkt und beleidigt, sie werden schnell überstimuliert, und ihre Ängste und Besorgnisse haben die Tendenz, sich auszudehnen und grenzenlos zu werden. Es ist daher nicht überraschend, daß die Patienten im Verlauf von Analysen (und natürlich ebenso im täglichen Leben) wiederkehrenden traumatischen Zuständen unterworfen sind, besonders in den frühen Behandlungsphasen. In solchen Zeiten konzentriert sich die analytische Aufmerksamkeit vorübergehend auf eine fast ausschließliche Betrachtung der Überlastung der Psyche, d. h., eine Betrachtung des gegenwärtigen psychoökonomischen Ungleichgewichtes.

Manche dieser traumatischen Zustände sind natürlich Folgen äußerer Ereignisse. Weil alles, was bei jedem Menschen Angst, Befürchtung, Sorge und dergleichen hervorruft, zu einem solchen auslösenden Faktor werden kann, ist es nicht sinnvoll, diesen besonders zu besprechen, mit Ausnahme des Hinweises auf die Maßlosigkeit der Reaktion, die Intensität der Aufregung und die vorübergehende Lähmung der psychischen Funktionen, die für diesen Zustand charakteristisch ist, aber nicht den Inhalt des auslösenden Ereignisses selbst. Ich möchte nur ein besonderes auslösendes Ereignis kurz erwähnen, weil es das Übermäßige der Störung und die psychische Atmosphäre des Erlebens gut wiedergibt: den *faux pas.* Häufig (besonders in den frühen Phasen der Analysen narzißtischer Persönlichkeiten) kommt der Patient von Scham und Angst überflutet zu seiner Sitzung wegen eines *faux pas,* den er glaubt begangen zu haben[10]. Er hatte einen Witz erzählt, der sich als unpassend herausstellte, er hatte in Gesellschaft zuviel über sich selbst gesprochen, er war unpassend gekleidet gewesen etc. Bei genauer Untersuchung wird das Schmerzliche vieler dieser Vorfälle verständlich, wenn man erkennt, daß eine Zurückweisung plötzlich und unerwartet gerade in dem Augenblick erfolgte, als der Patient hierfür besonders verwundbar war, das heißt, in dem Augenblick, als er zu glänzen hoffte und Zustimmung zu seinen Phantasien voraussetzte. (Die Scham, die man bei einem Versprechen oder anderen Fehlhandlungen empfindet, ist der nach einem *faux pas* ähnlich. Sie wird von der plötzlichen, narzißtisch schmerzlichen Erkenntnis hervorgerufen, daß man die Kontrolle über gerade jenen Bereich nicht hatte, in dem man sich selbst fraglos für den Herrn hält – nämlich die eigene Seele [siehe Freud 1917 b].) Der narzißtische Patient reagiert häufig auf die Erinnerung an einen *faux pas* mit übermäßiger Scham und Selbstablehnung. Seine Gedanken kehren immer und immer wieder zu dem schmerzlichen Augenblick zurück in dem Versuch, die Wirklichkeit des Vorfalles mit magischen Mitteln auszulöschen, d. h., ihn ungeschehen zu machen. Gleichzeitig kann der Patient zornig wünschen, sich selbst zu beseitigen, um auf diese Weise die quälende Erinnerung loszuwerden.

10 Eine komplementäre Neigung, überempfindlich und überkritisch für wirklich oder vermeintlich unpassendes Verhalten anderer (wie Aufmerksamkeit forderndes Verhalten oder auffällige Kleidung) zu sein, findet man gewöhnlich bei Menschen, denen die Integration eigener Größenvorstellungen und des eigenen Exhibitionismus nur unvollständig gelungen ist.

Dies können sehr wichtige Augenblicke in den Analysen narzißtischer Menschen sein. Sie erfordern das Verständnis des Analytikers dafür, daß der Patient eine schmerzliche Szene immer wieder erzählt, und für die Qual, die ein häufig scheinbar banaler Vorfall ihm bereitet. Für lange Zeit muß der Analytiker einfühlend an dem psychischen Ungleichgewicht des Patienten teilnehmen; er muß Verständnis für das brennende Schamgefühl des Patienten aufbringen und für seinen Zorn, weil die einmal begangene Handlung nicht ungeschehen gemacht werden kann. Dann kann man sich schrittweise der Dynamik des Vorfalles annähern, und dann kann man wiederum in akzeptierenden Worten den Wunsch des Patienten nach Zustimmung und den störenden Einfluß der Größenphantasien und des Exhibitionismus seiner Kindheit herausarbeiten. Auch Größenphantasien und Exhibitionismus der Kindheit dürfen jedoch nicht verurteilt werden. Der Analytiker muß dem Patienten einerseits zeigen, wie das Eindringen unmodifizierter Kindheitsforderungen in diesen Bereich ihm wirkliche Scham verursachen; andererseits jedoch muß man auch mitfühlend die legitime Position dieser Bedürfnisse in einem einfühlend rekonstruierten genetischen Zusammenhang akzeptieren. Auf der Grundlage solcher vorläufigen Einsichten kann man weitere Fortschritte in dem genetischen Verständnis der intensiven Wut und Selbstzurückweisung des Patienten machen. Wichtige Erinnerungen können auftauchen, die die vorläufigen Rekonstruktionen abrunden und korrigieren können. Sie beziehen sich oft auf Situationen, in denen die Erwachsenen nicht auf die legitime Erwartung des Kindes nach zustimmender Aufmerksamkeit eingegangen waren, sondern in denen das Kind gerade in dem Augenblick klein und lächerlich gemacht worden war, als es sich besonders stolz zur Schau stellen wollte.

Die volle Breite der analytischen Arbeit in einem derartigen Persönlichkeitssektor kann jedoch nicht in Beziehung zu einem einzigen äußeren Vorfall, wie etwa einen spezifischen *faux pas* (oder als Reaktion auf einen einzigen ähnlichen Vorfall im

Zusammenhang der therapeutischen Übertragung) zum Abschluß gebracht werden. Nur über die langsame, systematische Analyse wiederholter traumatischer Zustände dieses Typs werden die alten Größenphantasien und der alte Exhibitionismus gegen starke Widerstände erkennbar, sie bilden den Kern dieser Reaktionen und können jetzt vom Ich ohne unnötige Scham oder Angst vor Zurückweisung oder Verlachtwerden ertragen werden. Nur dadurch, daß sie Zugang zum Ich finden, wird das Ich jedoch befähigt, jene spezifischen notwendigen Strukturen aufzubauen, die die archaischen narzißtischen Triebe und Phantasien in annehmbaren Ehrgeiz, Selbstwertgefühl und Lust an der eigenen Tätigkeit umformen.

Es gibt gewisse andere traumatische Zustände, die typischerweise in den mittleren und sogar in den späteren Phasen der Analysen narzißtischer Persönlichkeiten auftreten, paradoxerweise oft als Reaktionen auf richtige und einfühlend gegebene Deutungen, die den analytischen Fortschritt erleichtern sollten (und dies auf lange Sicht auch tun). Zuerst ist man geneigt, diese Reaktionen dem Einfluß unbewußter Schuldgefühle zuzuschreiben; d. h., man neigt zu der Annahme, sie seien eine negative therapeutische Reaktion (Freud 1923). Aus einer Vielzahl von Gründen ist diese Erklärung jedoch gewöhnlich nicht richtig. Narzißtische Persönlichkeiten werden im allgemeinen nicht vorwiegend von Schuldgefühlen bedrängt (sie neigen nicht dazu, übermäßig auf den Druck ihres idealisierten Über-Ichs zu reagieren). Sie haben vielmehr vorwiegend die Neigung, von Schamgefühl überflutet zu werden, d. h., sie reagieren auf den Durchbruch der archaischen Aspekte des Größen-Selbst, besonders seines nicht neutralisierten Exhibitionismus.

Nun folgt ein Beispiel eines traumatischen Zustands des zweiten Typs (der Art, wie sie im allgemeinen *nach* den Anfangsphasen der Analyse auftritt) aus der analytischen Behandlung von Herrn B. Wie schon gesagt, werden diese Zustände eines (häufig schweren) psychoökonomischen Ungleichgewichtes und deren psychischer Verarbeitung a) durch richtige Deutungen ausgelöst und werden b) aufrechterhalten und verlängert durch die vorübergehende Unfähigkeit des Analytikers, diese Reaktion des Patienten zu verstehen.

Die für diese Episode maßgebliche Analysenstunde des Herrn B. fand nach einem Wochenende nach noch nicht ganz einjähriger Behandlung statt. Er sprach ziemlich ruhig über seine bessere Fähigkeit, Trennungen zu ertragen. Er war z. B. selbst während der Wochenendtrennung von der Analyse und trotz der Abwesenheit seiner verständnisvollen und ihn beruhigenden Freundin, die kürzlich weggezogen war, in der Lage gewesen, einzuschlafen, ohne sich vorher durch Masturbation zu entspannen. Dann begann der Patient über die besonderen »kleinjungenhaften Bedürfnisse« zu spekulieren, die offenbar seiner ruhelosen Einsamkeit zugrundelagen. Er sprach darüber, daß seine Mutter anscheinend ihren eigenen Körper abgelehnt hatte und vor körperlicher Nähe zurückgeschreckt war. An dieser Stelle sagte die Analytikerin dem Patienten, daß seine Unruhe und seine Spannungen daher kämen, daß er als Folge der Einstellung seiner Mutter nie gelernt habe, sich selbst als »liebenswert, liebend und berührbar« zu empfinden. Nach einem kurzen Schweigen antwortete der Patient auf die Worte der Analytikerin mit: »Krach! Bumm! Sie haben es getroffen!« Diesem Ausruf folgte eine kurze Beschreibung gewisser Einzelheiten seines Liebeslebens. Dann kam er wieder auf seine Mutter (und auf seine frühere Frau) zurück, die ihm das Gefühl gaben, »wie Gewürm oder Schmutz« zu sein. Schließlich wurde er schweigsam, sagte, daß all dies ihn furchtbar bewegte, Tränen traten in seine Augen, und er weinte still bis zum Ende der Stunde.

Am folgenden Tag erschien er in einem aufgelösten und tief verstörten Zustand, und er blieb die ganze folgende Woche über erregt und zutiefst beunruhigt. Er klagte, daß die Analysenstunden zu kurz seien, berichtete, daß er nachts nicht einschlafen könne und daß, wenn er schließlich erschöpft eingeschlafen sei, sein Schlaf nicht erholsam gewesen sei und daß er zahlreiche ängstigende und erregende Träume gehabt hätte. Seine Assoziationen führten ihn zu zornigen Gedanken über nicht einfühlende Frauen; und er hatte manifeste, grob sexuelle Phantasien über die Analytikerin, träumte davon, Brüste zu essen, oder von bedrohlichen oral-sadistischen Symbolen (summende Bienen), sagte, daß er sich nicht lebendig fühle, und verglich sich mit einem Radio, das nicht funktioniert, weil alle Drähte durcheinandergekommen sind. Und – was besonders beunruhigend war – er fing an, sich bizarre Bilder auszumalen – in einer Weise, die am Beginn der Behandlung schon einmal aufgetreten war –, wie etwa von »Brüsten in Glühbirnenfassungen« und dergleichen. Die Analytikerin, die sich selbst angesichts des traumatischen Zustandes des Patienten ratlos fühlte, versuchte ihm zu helfen, indem sie ihn an seine nicht einfühlungsfähige Mutter erinnerte – aber ohne Erfolg. Erst nachdem eine gewisse Zeit vergangen war, begann die Analytikerin rückblickend (aber späterhin durch ähnliche Episoden bestätigt) die Bedeutung dieses Vorfalles zu verstehen (und konnte dadurch dem Patienten helfen, seine Erregung schnell zu überwinden, wenn er in einen ähnlichen Zustand kam).

Der traumatische Zustand des Patienten kam hauptsächlich daher, daß er auf die richtige Deutung der Analytikerin mit Überstimulation und Erregung reagiert hatte. Seine verwundbare Psyche konnte mit der Befriedigung eines Bedürfnisses (oder der Erfüllung eines Wunsches), der seit der Kindheit bestanden hatte, nicht umgehen: der richtigen, einfühlenden Reaktion einer ihm nahestehenden zentral wichtigen Gestalt. Der Kindheitswunsch (vielmehr das Bedürfnis) nach einfühlender körperlicher Zuwendung seiner Mutter war plötzlich intensiv erregt worden, als seine Analytikerin ihn in Worte gefaßt hatte. Insbesondere ihre Verwendung der Worte »liebenswert und berührbar« durchbrachen seine chronische Abwehr. Sein psychischer Apparat wurde deshalb mit Erregung überschwemmt, und die plötzlich intensiv gesteigerten narzißtisch-libidinösen Spannungen führten zu einer hektischen Beschleunigung psychischer Aktivität und zu einer groben Sexualisierung der narzißtischen Übertragung. Im tiefsten Grunde war jedoch der psychische Grundeffekt des Patienten Ursache der Erregung: Seinem psychischen Apparat mangelte die Fähigkeit, die oralen (und oral-sadistischen) narzißtischen Spannungen zu neutralisieren, die durch die Deutung der Analytikerin ausgelöst worden waren, und ihm fehlten jene Ich-Strukturen, die ihn in die Lage versetzt hätten, diese Spannungen in mehr oder weniger zielgehemmte Phantasien und Wünsche nach Zärtlichkeit, in romantische Idealisierungen oder gar Kreativität und Arbeit umzuwandeln.

Der Inhalt dieser häufig intensiv verstörenden Reaktionen ist sehr verschieden und natürlich nicht nur von der gesamten Persönlichkeitsstruktur des Patienten bestimmt, sondern auch von dem spezifischen Ereignis, das das psychoökonomische Ungleichgewicht und die Hilflosigkeit des Ichs (die ihrerseits wieder eine Folge der relativen Insuffizienz seiner regulierenden Funktionen ist) ausgelöst hat. Manche Patienten tun unter solchen Umständen so, als seien sie »verrückt« – in dem Sinne, in dem ein Hysteriker sich verhält, als leide er an einer bizarr vorgestellten neurologischen Krankheit. Der Beobachter solcher vorübergehenden Zustände psychischen Ungleichgewichts hat den verwirrenden Eindruck, daß der Patient sich wie ein Verrückter verhält, aber in Wirklichkeit ist er weder geisteskrank noch ein Simulant. Das grob auffällige Verhalten des Patienten kann auch gefährliche Handlungen außerhalb der analytischen Situation einschließen. Im allgemeinen jedoch manifestiert sich diese akute Form psychischer Störung ausschließlich im verbalen Bereich innerhalb der psychoanalytischen Situation selbst; das heißt, der Patient hat gewöhnlich genügend Wirklichkeitssinn, um ein sozial gefährliches Agieren zu vermeiden. Aber das Verhalten in der analytischen Situation ist grob und scheinbar absichtlich bizarr mit regressiver Verwendung der Sprache, einer charakteristischen Regression des Humors auf eine dem Primärvorgang nahekommende Witzelei und einer stark anal-sadistischen oder oral-sadistischen Färbung der zusammenhanglosen Mitteilungen.

In einem literarischen Vergleich können gewisse Aspekte von Hamlets Verhalten in diesem Zusammenhang erwähnt werden. Auch dieses konfrontiert den einfühlenden Beobachter mit der scheinbar nicht zu beantwortenden Frage, ob er wirklich an einer Geisteskrankheit leidet oder ob er – mehr oder weniger bewußt – nur so tut. Das Rätsel löst sich, wie ich glaube, ebenso wie bei den entsprechenden traumatischen Episoden unserer Patienten, sobald man das relative, vorübergehende Ungleichgewicht von Hamlets Ich versteht, als es von der übergroßen Aufgabe innerer Anpassung und Veränderung überwältigt wird. Genau gesagt: Aus vielen Hinweisen (einschließlich der Liebe des Volkes für den Prinzen) können wir schließen, daß Hamlet ein hochgradig idealistischer junger Mann gewesen war, daß er die Welt und insbesondere seine unmittelbare menschliche Umgebung als imgrunde gut und edel gesehen hatte. Als das Ereignis, um das die Tragödie (die Ermordung seines Vaters durch seinen Onkel und die Beteiligung seiner Mutter an der Untat) hauptsächlich kreist, ihm aufgeht, wird nun eine völlige Umschichtung seiner Weltanschauung von ihm verlangt, nämlich imgrunde genommen eine Entwertung aller seiner höchsten Werte und die Schaffung einer neuen Weltanschauung, die die Realität des Bösen in der Welt anerkennt. Daß dieser globale Wandel im (narzißtischen) Bereich der Werte und Ideale sich vollziehen muß, während intensiv wiederbelebte ödipale Spannungen[11] gleichzeitig Anforderungen an das Ich stellen, trägt natürlich in großem Maße zur Überbelastung des psychischen Apparates bei. Die ödipalen Konflikte allein können jedoch nicht das Ausmaß und das Wesen des traumatischen Zustandes erklären, an dem Hamlet leidet; Hamlets Psyche ist »aus den Fugen«, weil sie damit konfrontiert ist, daß die Welt, an die er geglaubt hatte, »aus den Fugen« geraten ist. Zuerst reagiert er mit Verleugnung auf die neue

11 Siehe *Freuds* Deutung (1900, Seite 271 ff.); siehe auch *Jones* (1910).

Wirklichkeit, die seine früheren idealistischen Anschauungen zerschmettert. Der Verleugnung folgt ein partieller Durchbruch der zutiefst verstörenden, unwillkommenen Wirklichkeit in Hamlets Bewußtsein in einer beinahe wahnhaften Form (die Erscheinung des Geistes des Vaters). Während dieser Phase des partiellen Annehmens der neuen Wirklichkeitssicht wird noch eine partielle Verleugnung der Bedeutung dieser Entdeckung aufrechterhalten bei gleichzeitigem Erkennen der Wahrheit. Psychologisch gesehen wird die Wahrheit von einem Teil von Hamlets Persönlichkeit erkannt, aber von einem anderen Teil isoliert gehalten (eine vertikale Spaltung des Ichs). Dann folgt eine Phase, in der der traumatische Zustand in sehr typischer Weise in Erscheinung tritt; er wird charakterisiert a) durch Abfuhrphänomene, die von sarkastischer Witzelei bis zu rücksichtslosen aggressiven Ausbrüchen reichen (die Tötung des Polonius) und b) durch Rückzugsphänomene, die von philosophischem Grübeln bis zu einem tief melancholischen Zustand reichen.

Unsere Patienten sind objektiv nicht vor Aufgaben des Ausmaßes gestellt, wie sie Hamlets zerschmettertes Weltbild von ihm gefordert hatten. Und dennoch, das relative Ungleichgewicht, das in dem zerbrechlichen oder unvollkommen strukturierten Ich eines narzißtisch verwundbaren Menschen entsteht, kann vorübergehend ein klinisches Bild entstehen lassen, das dem von Shakespeares großen Prinzen sehr ähnlich ist.

Die Gegenwart des Analytikers jedoch und seine Reaktion auf den traumatischen Zustand des Patienten sind von großer Bedeutung – nicht nur, weil sie für den überfluteten psychischen Apparat des Analysanden schnelle Hilfe bringen können, sondern besonders auch, weil sie zum Verständnis des Patienten für die Ursachen seines psychischen Ungleichgewichts und für das Wesen seiner wiederkehrenden traumatischen Zustände beitragen.

Mit anderen Worten: Wenn der Analytiker gelernt hat, diese traumatischen Zustände zu erkennen, wenn er versteht, daß sie Folge einer Überflutung mit nicht-neutralisierter (häufig oral-sadistischer) narzißtischer Libido sind und wenn er sein Verstehen in adäquat formulierten Deutungen ausdrückt, dann klingt die Erregung des Patienten im allgemeinen ab. Der Analytiker muß z. B. dem Patienten sagen, daß das Verständnis und die Einsicht der letzten Stunde ihn erheblich betroffen hatten und daß es ihm jetzt schwer fiel, sein Gleichgewicht wieder zu gewinnen. Ohne den Inhalt der vorausgegangenen Deutung noch einmal zu erwähnen (d. h., in Herrn B.'s Fall z. B. das archaische Bedürfnis, gehalten und berührt zu werden) – oder den Inhalt entweder ohne Nachdruck oder nur beiläufig berührend – sollte der Analytiker dem Patienten sagen, daß es manchmal sehr schwer ist, sich der Intensität alter Wünsche und Bedürfnisse bewußt zu werden, daß die Möglichkeit ihrer Erfüllung mehr war, als der Patient auf einmal ertragen konnte und daß der gegenwärtige Zustand ein verständlicher Versuch war, seine Erregung los zu werden. Dynamisch wichtige Details wie etwa Herrn B.'s Eindruck, daß die Sitzungen jetzt zu kurz seien, können im Rahmen seines psychischen Ungleichgewichts als Ausdruck des Bewußtseins erklärt werden, daß zwischen seiner Spannung und seiner Fähigkeit, damit umzugehen, eine Diskrepanz besteht. Man kann auch die Reaktionen der kindlichen Psyche gegenüber Spannungen rekonstruieren; und man kann nicht nur klarmachen, daß das Kind unter solchen Umständen zum Spannungsausgleich einen Erwachsenen braucht, sondern auch, daß der Patient vorübergehend diesen alten Zustand wiedererlebt, weil die Persönlichkeit seiner Mutter ihm solche optimalen Kindheitserfahrungen nicht ermöglicht hatte.

Alle diese Aussagen dürfen nur als Beispiele verstanden werden, die dazu dienen sollen, die allgemeine Einstellung des Analytikers in solchen Augenblicken psychischen Ungleichgewichts seines Patienten zu beschreiben. Nach meiner Erfahrung ist es gewöhnlich nicht schwer, der Erregung Herr zu werden, und der Patient beruhigt sich nicht nur bald wieder, sondern er lernt auch ziemlich viel über sich selbst in diesem Prozeß. Last but not least – es wird eine Entwicklung eingeleitet, die zum Aufbau psychischer Strukturen führt. Die erlangten Einsichten befähigen den Patienten, sich seiner narzißtischen Spannungen bewußt zu bleiben und sie so in eine Vielzahl von Vorstellungsinhalten zu kanalisieren. Außerdem lernt er schrittweise, mit diesen zunehmend vertrauten Spannungszuständen ohne die Hilfe des Analytikers selbst fertig zu werden. (Vorübergehend stellen sich Patienten manchmal vor, daß der Analytiker anwesend sei, wenn sie von Erregung überflutet werden, z. B. am Wochenende. Oder sie wiederholen für sich selbst die Worte des Analytikers – aber diese globalen Identifikationen werden früher oder später aufgegeben und durch wirklich verinnerlichte Einstellungen und sogar durch bestimmte, unabhängig auftretende eigene Erwerbungen ersetzt, z. B. durch das Entstehen von Fähigkeiten [wie etwa Humor], die in einer rudimentären und latenten Form vorhanden gewesen waren, aber vorher keine Möglichkeit gehabt hatten, sich zu entwickeln.)

9
Klinische Darstellung der narzißtischen Übertragungen

In einer Abhandlung wie dieser ist es schwer, nicht nur die Vernünftigkeit der theoretischen Annahmen und ihre Übereinstimmung mit dem Gebäude der psychoanalytischen Metapsychologie (einschließlich genetischer Überlegungen) darzustellen, sondern auch ihre empirische Grundlage und ihre therapeutische Bedeutung zu zeigen. Ein einziger Darstellungsmodus kann diese Aufgabe nicht erfüllen, sondern wir müssen uns mehrfach zwischen theoretischen Aussagen und Behandlungsepisoden und auch zwischen ausgedehnteren theoretischen Überlegungen und Fallberichten bewegen. Nur durch eine mehrfache Annäherung an den Gegenstand ist es möglich, das erstrebte Ziel zu erreichen, nämlich das übereinstimmende theoretische und therapeutisch-empirische Verständnis der Phänomene, mit denen wir uns befassen.

Die Darstellung des folgenden Fallberichtes hat außer einer weiteren Anwendung des allgemeinen Grundsatzes, daß die Partnerschaft zwischen therapeutischer Beobachtung und theoretischer Formulierung ihre wirklich zentrale Stellung für den wissenschaftlichen Fortschritt der Psychoanalyse behalten muß, zwei spezifische Aufgaben, die jedoch nicht miteinander zusammenhängen.

1. Der folgende Behandlungsbericht soll als Beispiel für jene Art von Fällen dienen, bei denen insbesondere die therapeutische Wiederbelebung des Größen-Selbst mit der entscheidenden psychischen Störung des Patienten zusammenhängt. Im Gegensatz zu verschiedenen vorherigen Beispielen, bei denen therapeutisches Material herangezogen worden war, um dieses oder jenes besondere Merkmal der Spiegelübertragung und der psychischen Störung, die auf diese Weise in der analy-

tischen Situation Gestalt annimmt, darzustellen, zielen die folgende Skizze bestimmter klinischer Details und der zusammenfassende Grundriß der zugrundeliegenden psychischen Störung auf eine gewisse Vollständigkeit (sowohl im Längsschnitt als auch in der Tiefe), die einen Blick auf die Gesamtstruktur eines repräsentativen Beispiels dieser Untergruppe narzißtischer Persönlichkeitsstörungen geben sollen. Im Rahmen dieser Untersuchung sollte dieser Fall deshalb hinsichtlich der Spiegelübertragung ebenso verstanden werden wie der Fall A. (Kapitel 3) hinsichtlich der idealisierenden Übertragung.

2. Das therapeutische Material soll nicht nur das wichtigste Beispiel der therapeutischen Wiederbelebung des Größen-Selbst sein, sondern auch als Ausgangspunkt für die theoretische Untersuchung (beginnend in Kapitel 7) gewisser grundlegender dynamisch-struktureller Verhältnisse bei den narzißtischen Persönlichkeitsstörungen dienen. Die vorangegangene Untersuchung betraf die Beziehung zwischen 1. der vertikalen Spaltung der Psyche, die man häufig bei narzißtischen Persönlichkeitsstörungen sieht und 2. einer horizontalen Spaltung der Psyche, deren Vorhandensein ich bei allen Fällen dieser Störung annehme, entweder (weniger häufig) allein oder in Verbindung mit einer vertikalen Spaltung (was der übliche Fall ist). Wie schon früher betont (besonders im Fall von Herrn J.), ist die horizontale Spaltung häufig schwer festzustellen und leicht zu übersehen. Obwohl die Auswirkungen der horizontal abgespaltenen narzißtischen Konfigurationen erheblich sind, sind sie im allgemeinen viel weniger auffällig als die Größenvorstellungen, die von dem vertikal abgespaltenen Sektor offen zur Schau gestellt werden. In Hinblick auf die relative Unauffälligkeit der Anzeichen für die horizontal abgespaltenen narzißtischen Konfigurationen ist es wichtig zu betonen, daß eine sorgfältige und systematische psychoanalytische Untersuchung einerseits immer das Vorhandensein einer horizontalen Spaltung der Psyche erkennen läßt, während man andererseits tatsächlich Patienten mit narzißtischen Per-

sönlichkeitsstörungen findet, bei denen anscheinend keine wesentliche vertikale Spaltung der Psyche vorliegt. Bei diesen letzteren Fällen ist die archaische narzißtische Konfiguration (ein archaisches Größen-Selbst z. B.) überdeckt und ist nicht von den reifen Schichten der Persönlichkeit integriert worden. Das verhältnismäßig stumme Ergebnis dieser fehlerhaften Entwicklung ist das Vorhandensein einer Vielzahl von Persönlichkeitsdefekten im narzißtischen Bereich. Manche dieser Defekte (wie etwa der Mangel an Selbstwertgefühl) sind Folge der ungenügenden narzißtischen Zufuhr für die reifen, wirklichkeitsnahen Konfigurationen – z. B. die bewußte Selbstrepräsentanz – was daher kommt, daß ein großer Teil der narzißtischen Libido in der verdeckten archaischen Struktur gebunden geblieben ist. Andere Störungen (wie etwa hypochondrische Befürchtungen und Schamanfälligkeit, aber auch das periodische Aufrichten brüchiger Mauern zurückweisender Arroganz, manchmal von kurzen Phasen ängstlicher hypomanischer Erregung begleitet) sind Folge des unkontrollierten, anfallsartigen Eindringens der unzureichend gegenbesetzten archaischen Strukturen in die wirklichkeitsnahen Schichten der Psyche.

Bei der Mehrzahl der Fälle von Spiegelübertragung nehmen jedoch die vertikal abgespaltenen Größenphantasien den zentralen Platz auf der Bühne des Verhaltens ein, und die unbewußten, horizontal abgespaltenen Größenvorstellungen werden schließlich erst dann in den Prozeß des Durcharbeitens einbezogen, wenn schon ein deutlicher Fortschritt in Richtung auf die Integration des vertikal abgespaltenen Sektors in den Realitätssektor gemacht worden ist. (Siehe die Darstellung des Falles J. und Tabelle 3.) Die Motivation für die Herstellung und Aufrechterhaltung der vertikalen Spaltung ist im ganzen verständlich: Es ist die Angst vor dem drohenden spezifischen psychoökonomischen Ungleichgewicht im narzißtischen Bereich. Die Beschaffenheit der Grenze zwischen dem vertikal abgespaltenen Sektor der Psyche und dem Real-Ich sowie die Art und Weise ihrer Wirkung bedürfen jedoch noch vieler weiterer Untersuchungen. Wie ist die Gegnerschaft des Real-Ichs metapsychologisch zu verstehen, wenn es sich bewogen fühlt, der manifesten Arroganz und den offenen narzißtischen Forderungen des abgespaltenen Sektors entgegenzutreten? Woher kommt es, daß die rechte Hand der Psyche (das zentral gelegene Real-Ich mit seinem geringen Selbstwertgefühl, Mangel an Initiative und seiner Schamanfälligkeit und Hypochondrie) nicht weiß, was seine linke Hand (der grandiose abgespaltene Sektor) tut? Ist diese Grenze, wie ich anzunehmen geneigt bin, dem Mechanismus der Verleugnung verwandt, den Freud (1927) für die analogen Verhältnisse beim Fetischisten beschrieben hat?

Wie wichtig diese Fragen auch sein mögen, der folgende Fallbericht wird sich nicht mit der Grenze zwischen den vertikal abgespaltenen Sektoren der Psyche befassen, sondern mit der Schranke, die die horizontale Spaltung aufrechterhält. Wir wollen, mit anderen Worten, Befunde untersuchen, die in vieler Hinsicht den psychischen Bedingungen nahe kommen, die Freud (1915 b) als Grundlage der klassischen Übertragungsneurosen beschrieben hat. Eine Frage betrifft deshalb das Wesen der horizontalen Spaltung der Psyche bei narzißtischen Persönlichkeitsstörungen – ob nun, wie das bei Herrn J. der Fall war, die horizontale Spaltung erst in Erscheinung tritt, wenn ein genügender Fortschritt in der Analyse des vertikal abgespaltenen Bereiches gemacht worden ist, oder ob (was bei Herrn K., der im folgenden vorgestellt wird, der Fall zu sein scheint) das pathogene Größen-Selbst hauptsächlich in unbewußter Form vorhanden ist, d. h., vergraben in der Tiefe der Psyche.

Das spezifische Problem, das ich versuchen werde zu klären, bezieht sich auf zwei zusammenhängende Fragen: a) ob man sagen kann, daß die narzißtischen Strukturen in verdrängtem Zustand vorhanden sind (welche weiteren sekundären Abwehrmechanismen das Ich auch anwenden mag, um eine bereits bestehende Verdrängung zu verstärken); und, falls die erste Frage zustimmend beantwortet wird, b) ob die (vor-)

bewußten Inhalte und Verhaltensweisen, die zu der verdrängten narzißtischen Konfiguration in Beziehung stehen (bei Herrn K. hauptsächlich das Größen-Selbst), metapsychologisch eine Verschmelzung einer aktivierten unbewußten Struktur mit einem geeigneten (vor-)bewußten psychischen Inhalt ist, für den Freud (1900) den Begriff »Übertragung« geprägt hat. Die Bedeutung des Begriffes Übertragung hat sich allmählich seit Freuds strukturell-dynamischer Definition von 1900 verschoben und hat jetzt eine breite therapeutische Anwendung gefunden. Das Konzept, auf das der Begriff sich bezieht, hat somit etwas von seiner frühen metapsychologischen Schärfe verloren. Wie jedoch an anderer Stelle gesagt (Kohut 1959 bzw. 1971), hat Freuds frühe Begriffsbildung der Übertragung keineswegs seine grundlegende, richtungweisende Bedeutung verloren.

Wir behalten diese einführenden Überlegungen im Gedächtnis und wenden uns nun der Falldarstellung zu. Sie besteht anfangs hauptsächlich aus einigem Traummaterial aus der Analyse von Herrn K., einem Ingenieur Anfang vierzig, der nach einer kurzen Phase der Idealisierung eine relativ stabile und vergleichsweise stumme narzißtische Beziehung zum Analytiker hergestellt hat. Diese Übertragung lag zuerst auf der Grenze zwischen Verschmelzungs- und Zwillingsübertragung mit wenig Phantasien über Objekteigenschaften; später wurden zunehmend Echo, Zustimmung und Bestätigung vom Analytiker erwartet; d. h., es stellte sich allmählich eine Spiegelübertragung im engeren Sinne ein.

Der Teil des therapeutischen Materials, auf das ich mich konzentrieren möchte, bezieht sich auf gewisse Reaktionen des Patienten auf erwartete Trennungen von mir oder auf Veränderungen der Zeiten der Analysenstunden. Unter diesen Bedingungen zog er sich nicht nur häufig allgemein zurück, wurde scheinbar gemütsarm und in unbestimmter Weise depressiv, sondern auch seine Art zu träumen änderte sich auffällig. Seine Träume waren gewöhnlich voller Menschen; wenn eine Trennung von mir bevorstand, träumte er jedoch regelmäßig von komplizierten Maschinen, elektrischen Drähten und oft von sich im Leerlauf drehenden Rädern. Zuerst war ihm gar nicht bewußt, daß seine affektive Reaktion (eine ausgeprägte Verringerung seines Selbstwertgefühls) mit den Trennungen zusammenhing, und Deutungen auf der Ebene der Objektlibido und Objektaggression bewirkten keinen wesentlichen Fortschritt. Die sich drehenden Räder in seinen Träumen z. B. drückten nicht, wie ich zuerst gedacht hatte, seinen Wunsch aus, mich dadurch an der Abreise zu hindern, daß er in meine Beweglichkeit eingriff; sie stellten vielmehr eine Regression auf körperliche Spannungen und auf eine intensive Sorge um sich selbst dar, Erlebnisse, die früheren hypochondrischen Befürchtungen als Folge narzißtischer Spannungszustände nach bestimmten entscheidenden Kindheitsträumen entsprachen. Die Drähte, die Räder und andere Teile der Traummaschinen konnten später in der Analyse – manchmal sehr ins einzelne gehend – als Anspielungen auf jene Körperteile verstanden werden, über die er sich Sorgen gemacht und Phantasien gebildet hatte, wenn er sich als Kind übergangen und verlassen gefühlt hatte.

In allgemeinen Begriffen ausgedrückt kann man sagen, daß in Fällen wie diesem nach einer aktuellen narzißtischen Kränkung spezifische unbewußte narzißtische und autoerotische Konfigurationen manifest werden können – nämlich frühe Stufen des Selbst und seiner fragmentierten Vorläufer – deren Analyse zur Erinnerung an narzißtische und autoerotische Reaktionen in der Kindheit führt. Die Beobachtung solcher Aufeinanderfolgen liefert die empirische Grundlage für die Annahme, daß in der Psyche ein spezifischer narzißtischer oder pränarzißtischer Fixierungspunkt vorhanden war, der unbewußt geblieben war, bis er durch das Einströmen narzißtischer Libido übersetzt wurde, die als Folge einer neuen narzißtischen Kränkung von Teilen des *gegenwärtigen Selbst* abgezogen worden und auf verdrängte *archaische Selbstrepräsentanzen* gelenkt worden war.

Dieser Fallbericht erweist das Vorhandensein unbewußter

narzißtischer Strukturen, d. h., spezifischer verdrängter Vorstellungen und Phantasien über das Selbst, die mit narzißtischen Energien besetzt sind. Das Vorhandensein unbewußter Strukturen allein ist jedoch noch nicht Übertragung, sondern nur die Vorbedingung dafür; wir müssen weiterhin beweisen können, daß die alte Selbstrepräsentanz (in ihrem aktivierten Zustand) einen Einfluß auf Gedankeninhalte ausübt, die sich auf die gegenwärtige Realität beziehen und daß umgekehrt die alte Selbstrepräsentanz ihrerseits auf gegenwärtige Faktoren reagiert (d. h., daß sie als Reaktion auf gegenwärtige Ereignisse, die als psychische Auslösemechanismen dienen, wiederbelebt wird). In unserem Fallbeispiel können wir tatsächlich diese zwei Beziehungen zwischen der therapeutisch aktivierten Vergangenheit und der Gegenwart feststellen: 1. im Traum Verschmelzung früher Körper- und Selbstvorstellungen mit Tagesresten in Form vorbewußter Gedanken über Maschinen und elektrische Systeme (angeregt durch die jetzigen technischen Interessen des Patienten); und 2. in der Gleichwertigkeit von Ereignissen, die die Regression in der Behandlung in Gang gebracht haben (wie etwa eine abgesagte Stunde) und solchen, die entsprechende Besetzungsverschiebungen in der Kindheit ausgelöst hatten (Rückzug der Eltern).

Wir wollen zuerst unsere Aufmerksamkeit auf die Träume von Maschinen, sich drehenden Rädern und elektrischen Drähten richten. Die metapsychologische Bedeutung der Maschinenträume ist die einer Übertragung im strengen Sinne des Begriffes (Freud 1900, Seite 568; siehe auch Kohut 1959 bzw. 1971, Kohut und Seitz 1963). Es genügt jedoch nicht zu sagen, daß ein vorbewußter Tagesrest (jetzige Gedanken über Maschinen) Träger für einen verdrängten unbewußten Inhalt wird (das archaische Körperselbst), da man einwenden könnte, daß ich nur die formale Regression der Symbolik der Repräsentanzen dargelegt hätte. Man könnte mit anderen Worten behaupten, daß ich nicht mehr gezeigt habe, als daß der Patient einen unbewußten Inhalt nicht in verbalen Gedanken, sondern mit Hilfe der Bildersprache ausgedrückt hat, die im

Schlaf zugänglich wird, ähnlich den von Silberer (1909) beschriebenen hypnagogen Regressionen.

Die Maschinen im Traum des Patienten waren aber zweifellos mehr als allgemein zugängliche, universelle Körpersymbole, weil Maschinen für den Patienten während seines ganzen Lebens eine wesentliche bewußte Dimension seines erweiterten Selbsterlebens gewesen waren. Die mechanischen Spielzeuge und die Schlitten und Dreiräder seiner Kindheit waren entscheidende Möglichkeiten gewesen, bestimmte archaische narzißtische und insbesondere autoerotische Spannungen (hypochondrische Befürchtungen um seinen Körper) zu überwinden; und verschiedene mechanische Fertigkeiten und besonders eine hervorragende Fähigkeit, mit komplizierten Fortbewegungsmitteln umzugehen (er war z. B. ein tüchtiger Segelflieger) spielten eine entscheidende Rolle bei der Aufrechterhaltung seines Selbstwertgefühls im Erwachsenenalter und blieben ein wesentlicher Bestandteil seines Selbstbildes. Wenn wir diese Faktoren in Betracht ziehen, können wir sagen, daß die Maschinen in seinen Träumen nicht nur auftraten, weil sie zur bildlichen Darstellung geeignet waren, sondern daß, entsprechend den Traumübertragungen von objektgerichteten Wünschen bei den Übertragungsneurosen, das Auftreten der Maschinen als das Ergebnis von Verschmelzungen und Kompromißbildungen zwischen gegenwärtigen und archaischen Aspekten der Selbstrepräsentanz verstanden werden kann. Nach einem Schlag für das Selbstwertgefühl des Patienten (der Verlust des narzißtisch erlebten Analytikers) erfuhr die (vor-)bewußte Selbstrepräsentanz einen Besetzungsentzug, und unbewußte archaische Selbstbilder der Kindheit, auf der Grenze zwischen Größen-Selbst und dessen autoerotischer Fragmentierung, wurden überbesetzt und strebten nach Ausdruck, wodurch das Körper-Selbst mit narzißtischen Spannungen bedrängt wurde. Das Ergebnis war ein Traumkompromiß, in dem das Alte und das Neue vermengt wurden und ein vorübergehendes Gleichgewicht erreichten.

Diese metapsychologische Analyse weist eine Reihe von Entsprechungen zwischen gewissen narzißtischen Phänomenen und den analogen Übertragungskonfigurationen bei den Übertragungsneurosen auf. In beiden Fällen wird eine verdrängte Struktur zuerst mit Triebenergien überbesetzt, die von einer vorbewußten Repräsentanz abgezogen worden sind und eine regressive Umwandlung erfahren haben; und die überbesetzte Struktur dringt dann in dis vorbewußte Ich ein, um sich in Verdichtungen und Kompromißbildungen mit geeigneten Inhalten dieses psychischen Bereiches zu verbinden. Ist die Ähnlichkeit groß genug, um uns zu gestatten, solche Träume Übertragungsphänomene zu nennen? Auf den ersten Blick würde man sehr zögern, dies zu tun, weil die Besetzung mit Objekttrieben, eines der wesentlichen Elemente der Übertragung im metapsychologischen Sinne, fehlt. Abgesehen von dem entscheidenden Umstand des narzißtischen Charakters der aktivierten Triebkräfte ist außerdem kein Objekt vorhanden, selbst nicht in dem kognitiven, auf die Gedankeninhalte bezogenen Sinne: Weder die Repräsentanz des Körperselbst in den unbewußten Phantasien noch die Repräsentanzen der Maschinen in den vorbewußten Vorstellungen scheinen Objekteigenschaften zu haben.

Wenn wir uns jetzt von der metapsychologischen Untersuchung des Traums den Ereignissen zuwenden, die die Regression der narzißtischen Libido ausgelöst haben, haben wir sofort den Eindruck, uns in vertrautem Gelände zu bewegen, das heißt, wir haben es mit einer Übertragungsreaktion zu tun – vielleicht nicht in der strengsten metapsychologischen Bedeutung des Begriffes, aber doch in einem weiteren, therapeutischen Sinne. Und die meisten der in der Analyse erhaltenen Kenntnisse bestätigen offenbar diesen anfänglichen Eindruck. Nach der Überwindung einer Reihe oberflächlicher Widerstände wurde es überdeutlich, daß die affektiven Rückzüge des Patienten sich als Reaktion auf die Absage oder Verschiebung einer Stunde durch den Analytiker, auf erwartete Feiertage oder Ferien und dergleichen bezogen. Es konnte festgestellt werden, daß solche Reaktionen sich auch vor der Analyse abgespielt hatten (besonders in der Beziehung zu seiner Frau; sie traten weiterhin nebeneinander mit den Reaktionen auf den Analytiker auf), und sie hatten auch in der Kindheit bestanden, wenn die Eltern weggingen. Schließlich erlaubte eine stetig wachsende Evidenz die Rekonstruktion, die von vielen bestätigenden Erinnerungen unterstützt wurde, daß die Schwangerschaft der Mutter und die Geburt eines Bruders, als der Patient drei Jahre alt war, und der damit verbundene und auch später anhaltende Rückzug seiner Mutter von ihm ein entscheidender Faktor bei der Entstehung der narzißtischen Fixierungen gewesen war, die nicht nur einen großen Teil seiner späteren Persönlichkeitsentwicklung geprägt hatten, sondern zweifellos auch zum Kern mancher seiner späteren Reaktionen auf den Analytiker wurden.

Es muß betont werden, daß die Geburt eines Bruders allein nicht als wesentliche Ursache der Störung in der Entwicklung seines kindlichen Narzißmus angesehen werden kann. Vielmehr waren die narzißtische Persönlichkeit der Mutter und die gesamte pathogene Beziehung des Kindes zu ihr vor und nach der Geburt des Bruders verantwortlich für die traumatisierende Wirkung und die pathologischen Folgen dieses Ereignisses. Wir können sogar postulieren, daß die narzißtischen Fixierungen sich auch dann eingestellt hätten, wenn kein weiteres Kind geboren worden wäre, und wir können deshalb annehmen, daß die Bedeutung der Erinnerungen im Zusammenhang mit dem Ereignis der Geburt des Bruders in der Analyse daher kam, daß diese zum Vehikel der Neigung zum Ineinanderschieben (telescoping) analoger (früherer und späterer) Erfahrungen geworden waren. Die Geburt des Bruders kann in einem gewissen Sinne sogar einen positiven Einfluß auf die psychische Entwicklung des Patienten gehabt haben, besonders im Bereich seines Narzißmus. Sie unterbrach die Verklammerung mit seiner ambivalenten Mutter und gab Anlaß zu zwei spezifischen Versuchen, dem Entwicklungsstillstand zu entkommen, von denen der eine leider fehlschlug, während der andere nur teilweise erfolgreich war. Den Fehlschlag er fuhr das Kind anscheinend in der Beziehung zu seinem Vater, dem es sich – ein sehr typischer Schritt unter solchen Umständen – in seiner Suche nach einem Objekt für seine narzißtischen Spannungen zuwandte. Obwohl er für einen solchen Schritt reif genug gewesen sein sollte (er war dreieinhalb Jahre alt), schlug der Versuch, sich dem Vater als einer bewunderten, idealisierten Eltern-Imago (einem Bild männlicher Vollkommenheit) zuzuwenden, aus drei Gründen fehl: 1. Als Folge des subtilen, aber sehr wirksamen Eingreifens seiner Mutter; 2. da er von der intensiv befriedigenden Verklammerung mit seiner Mutter vollkommen absorbiert gewesen war, hatte seine vorherige Entwicklung ihn auf die nun plötzlich notwendig werdende Veränderung unvorbereitet gelassen; und, was noch wichtiger erscheint, 3. der abgewertete Vater (der z. B. seine Herkunft von einer im Vergleich zu der aristokratischen Familie der Mutter niedrigeren Gesellschaftsschicht verbergen mußte) die Idealisierung des Sohnes nicht ertragen konnte und sich von ihm zurückzog.

Das Kind war erfolgreicher in seinem Versuch, narzißtische Spannungen durch körperliche Aktivitäten abzuführen. Obwohl diese immer an der Grenze des Größenwahnsinnigen und Unrealistischen waren (und deshalb häufig sein Leben und seine Gesundheit gefährdeten), enthielten sie ein gewisses Maß an sublimatorischen Möglichkeiten und boten eine Bühne für manche realistischen Befriedigungen der zugrundeliegenden Größenphantasien und des Exhibitionismus des Kindes.

Dürfen wir den Begriff Übertragung für die narzißtischen Beziehungen, die Herrn K. solche heilsamen therapeutischen Umwandlungen ermöglichten, zu Recht verwenden? Ich glaube, daß die Antwort auf diese Frage nicht eindeutig ist und weitgehend von der Einstellung des jeweiligen analytischen Theoretikers abhängt. Anstatt diese theoretischen Probleme weiter zu verfolgen, möchte ich die Frage der Terminologie offen lassen und, zu dem therapeutischen Material zurückkehrend, will ich die wichtigsten Aspekte der konkreten, erlebten Bedeutung des Analytikers für den Patienten im Verlauf der Analyse darlegen.

1. In einer frühen Phase der Analyse hatte der Patient seine große Bewunderung für den Analytiker und dessen berufliche Fähigkeiten deutlich gemacht. Diese Einstellung (eine idealisierende Übertragung) entwickelte sich schnell, bestand mehrere Wochen und wurde dann allmählich durch das stillere, jedoch starke Band ersetzt, dessen Störung die Basis der Veränderungen des Trauminhalts des Patienten bildeten, die auf den vorherigen Seiten beschrieben worden waren. Dieses Übertragungsbündnis enthielt wenige Objektelemente. Das wenige erkennbare Material zeigte jedoch, daß der Patient sich entweder als schweigend mit dem Analytiker verschmolzen empfand oder daß er den Analytiker als ein Alter Ego erlebte, das heißt, als jemanden wie sich selbst, mit dem er seine Gedanken und Gefühle teilen konnte. Diese narzißtische Beziehung ermöglichte ihm allmählich, seine intensiven narzißtischen Bedürfnisse zu offenbaren, insbesondere seine exhibitionistischen und phantastischen Erwartungen im Bereich körperlicher Leistungen. Dieses Material bezog sich besonders auf die Zeit, in der seine Mutter, die ihm vorher intensive, wenn auch aus neurotischen Gründen verlängerte, bedingungslose, nicht-selektive narzißtische Befriedigung gewährt hatte, sich von ihm abgewandt hatte. Das Kind versuchte dann, seine narzißtische Libido in eine idealisierende Beziehung zu seinem Vater zu kanalisieren; aber, nachdem dieser Versuch fehlgeschlagen war, hatte er sich anscheinend in phantasierte Beziehungen mit (Alter-ego-) Spielgefährten zurückgezogen[1], jeweils im Wechsel mit einer depressiv gestimmten, einsamen Grübelei (in der er manche der früheren Verschmelzungsge-

1 Patient C., der in anderem Zusammenhang erwähnt worden war (s. Kapitel 7), erinnert sich aus einer ähnlichen Kindheitskonstellation an Phantasien, daß das neue Baby (in seiner vorausschauenden Vorstellung: ein Zwilling) ein Spielgefährte sein und dann eine Aufgabe bei der Wiederherstellung seines narzißtischen Gleichgewichts übernehmen könnte, das durch die Schwangerschaft der vorher narzißtisch festhaltenden Mutter, die sich nun von ihm abgewandt hatte, schwer gestört worden war.

fühle mit seiner Mutter wiederbelebt haben muß). Diese Stufen des Größen-Selbst wurden in der Analyse wieder lebendig, nachdem die anfängliche idealisierende Phase abgeklungen war und zum wesentlichen Bestandteil der sekundären Zwillings-Verschmelzungs-Übertragung geworden war, die in der Analyse überwog; d. h., die Stufen des Größen-Selbst wurden zum wesentlichen Bestandteil der sekundären Zwillingsübertragung. Bei weiterem Fortschritt der Analyse wurde jedoch diese Verschmelzungs-Zwillings-Übertragung allmählich durch eine Spiegelübertragung im engeren Sinne ersetzt; das heißt, der Patient wurde sich seiner Forderungen nach Lob, Widerhall und Bestätigung vonseiten des Analytikers bewußter. Selbst jetzt lag jedoch der Akzent des Erlebens noch nicht auf dem Analytiker, sondern auf dem Patienten und seinen narzißtischen Forderungen. Erst im letzten Jahr der langen Analyse stellte sich eine mehr kohärente idealisierende Übertragung noch einmal ein. Dies führte zu einer Schlußphase des Durcharbeitens, insbesondere seiner Versuche zur Idealisierung (bezogen auf die Zeit, als er sich dem Vater zugewandt hatte, nachdem er von seiner Mutter zurückgewiesen worden war). Ein äußeres Ereignis ließ es ratsam erscheinen, die Analyse an diesem Punkt zu beenden, und eine genaue Untersuchung dieser letzten Phase war deshalb leider in diesem Fall nicht möglich. Kurze Anläufe zu neuerlicher Idealisierung fanden sich jedoch gelegentlich auch in den mittleren Phasen der Analyse, in denen die Verschmelzungs-Zwillings-Übertragung vorherrschte. Diese kurzen Idealisierungsphasen waren leicht als Ausdruck gewisser Durchgangsstadien bei der Freisetzung der narzißtischen Libido zu erkennen, besonders in Zeiten, in denen der Patient dabei war, die Grundkonfiguration seines Größen-Selbst in der Verschmelzungs-Zwillings-Beziehung zum Analytiker wiederzubesetzen, nachdem dieser Prozeß vorübergehend unterbrochen worden war. Die Bedeutung einer frühen kurzen Phase der Wiederbelebung der idealisierten Eltern-Imago als flüchtiger Vorläufer einer Mobilisierung des

Größen-Selbst für lange Zeit während des Hauptteils der Analyse ist im Zusammenhang mit der sekundären Spiegelübertragung dargestellt worden (Kapitel 6). Hier erscheint mir hauptsächlich die vergleichsweise stabile Übertragung wichtig, die die Grundlage für die wesentlichen Prozesse des Durcharbeitens bildete. Im folgenden wende ich mich deshalb diesem lange währenden Bündnis und insbesondere gewissen Schicksalen dieses Bündnisses im Verlauf der Behandlung zu.

2. Wie schon gesagt, bestand die Grundbeziehung in einer mehr oder weniger stummen Verschmelzungs-Zwillings-Übertragung mit kaum oder gar nicht erkennbarer offener oder verdeckter Bewunderung für den Analytiker und ohne Entwicklung objektbezogener Phantasien. Der Analytiker wurde als schweigend gegenwärtig oder, in der späteren Spiegelvariante der Beziehung, als ein Echo dessen, was der Patient gesagt hatte, akzeptiert. Die erfolgreichen Deutungen des Analytikers bezogen sich hauptsächlich auf das Selbstwertgefühl des Patienten in Gegenwart und Vergangenheit sowie auf seine gegenwärtigen und vergangenen Erwartungen und Ambitionen. Obwohl diese Deutungen gelegentlich schwere, typische Widerstände erregten[2], so erfüllte die Gegenwart des Analytikers, der entweder als verschmolzen mit dem Größen-Selbst oder als zwillingshaftes Abbild desselben erlebt wurde, eine wichtige Pufferfunktion, und die Selbsterkenntnis des Patienten vollzog sich innerhalb erträglicher Quantitäten von Spannung (die Extreme waren ängstliche, optimistische Erregung einerseits, gefolgt andererseits von einem Rückzug von der Überstimulierung, in dem der Patient sich selbst dadurch beruhigte, daß er seinen Bedürfnissen auf verschiedene Weise nachgab.) Insgesamt jedoch brachte der analytische Prozeß für den Patienten die erwartete Vorwärtsbewegung hin zu größerem Realismus, erweiterter Arbeitsfähigkeit und zunehmendem Vermögen, Verantwortung in angemessener Weise auf sich zu nehmen.

2 Vgl. die Darstellung der bei dem Prozeß des Durcharbeitens in diesen Fällen auftretenden Widerstände in Kapitel 7.

3. Die analytische Arbeit kam immer dann zu einem Stillstand, wenn die Aussicht auf eine Trennung vom Analytiker (oder ähnliche Ereignisse) die homöostatische Pufferfunktion bedrohte, die der Analytiker durch seine Gegenwart als Alter Ego oder in Form der Verschmelzung mit dem Patienten erfüllte. In solchen Phasen fühlte sich der Patient isoliert, gefühlsarm und deprimiert, und mit Ausnahme der Berichte über Maschinenträume, die regelmäßig in solchen Zeiten auftraten, hatte er keine anderen Assoziationen als die auf seine Stimmung und auf seinen physischen und psychischen Zustand bezogenen. Insbesondere fanden sich in diesen Zeiten keinerlei Hinweise auf den Analytiker, lediglich deutete sich in etwas späteren Phasen die zunehmende (vor-)bewußte Erkenntnis an, daß seine Spannungen Folge der Trennungen vom Analytiker waren.

4. Deutungen, die als auf den Analytiker bezogenen Gefühle formuliert waren, hatten wenig Wirkung und kamen nicht an, gleichgültig ob sie liebevolle Sehnsucht oder zornige Ablehnung und Destruktivität zum Ausdruck brachten. Auch genetische Deutungen brachten wenig Fortschritt, solange diese Rekonstruktionen in Begriffen objekt-libidinöser und objekt-aggressiver Strebungen zu den Kindheits-Imagines formuliert waren, insbesondere zu seiner Mutter.

5. Ein merklicher Fortschritt stellte sich jedoch ein (in seinen Träumen hörten die Räder auf, sich im Leerlauf zu drehen und übten Zugkraft aus), sobald man seine (gegenwärtigen und vergangenen) Reaktionen auf der narzißtischen Ebene anging. Insbesondere kamen wir zu der Einsicht, daß er in den früheren Phasen der Analyse den Analytiker nicht als eine von ihm getrennte, abgegrenzte Person wahrgenommen hatte, die er entweder liebte oder haßte, sondern als schweigendes Abbild oder Erweiterung seines eigenen kindlichen Narzißmus; daß die Gegenwart des Analytikers ihn davor schützte, seinem schweren Mangel an Selbstwertgefühl und der damit verbundenen Lethargie und Initiativelosigkeit zu erliegen, ebenso wie Alter-Ego-Spielgefährten (entweder ausschließlich in der Phantasie oder besonders später wirkliche Spielgefährten, um die er

Zwillingsphantasien gesponnen hatte) ihn teilweise geschützt und ihm ermöglicht hatten, ein Mindestmaß von Selbstwertgefühl vermittelnden körperlichen Aktivitäten aufrechtzuerhalten (ein Dreirad spielte hier eine zentrale Rolle), obwohl seine Mutter ihr (vorher außerordentlich intensives und phasenentsprechend übermäßiges) Eingehen auf seine äußere Erscheinung und ihre übertriebene Bewunderung für seine Leistungen plötzlich zurückgenommen hatte. In späteren Phasen der Analyse, als, hauptsächlich als Ergebnis des Durcharbeitens des Alter-Ego-Status des Analytikers, die Verschmelzungs-Zwillings-Übertragung bis zu einem gewissen Grad von einer Spiegelübertragung *im engeren Sinne* ersetzt worden war, wandelte sich der Inhalt der Deutungen, und der Patient konnte einsehen, daß er sich von Selbstwertgefühl entleert fühlte und daß er an seiner charakteristischen, unerträglichen Lethargie litt, weil er die bevorstehende Abwesenheit des Analytikers (oder andere Ereignisse, die, obwohl äußerlich ganz verschieden, dieselbe affektive Bedeutung für den Patienten hatten) als Rückzug der narzißtischen Besetzungen von seinem Größen-Selbst erlebte, das sich fortwährend einer bewunderten Mutter zur Schau stellen mußte. In jedem Falle aber, ob er nun den Analytiker als Erweiterung seines Selbst, in seiner Rolle als Alter Ego oder in seiner Funktion als antwortender, bewundernder und bestätigender Spiegel verlor, regredierte die narzißtische Besetzung von der Ebene, die bei relativ ungestörter narzißtischer Übertragung aufrechterhalten werden konnte, und verstärkte die Besetzung des weniger differenzierten Vorläufers des kohärenten Größen-Selbst: des archaischen, fragmentierten Körper-Selbst. Die Überbesetzung des archaischen Körper-Selbst führte jedoch zu einem bedrängenden autoerotischen Spannungszustand, den der Patient als hypochondrische Befürchtungen um seine körperliche und geistige Gesundheit erlebte. Wir können sagen, daß im Bereich des Größen-Selbst eine Regression vom Narzißmus zum Autoerotismus, von der Kohärenz des Selbst zu dessen Fragmentierung eingetreten war.

Der Einfluß der Persönlichkeit der Mutter auf die Entstehung der ziemlich schweren narzißtischen Fixierung des Patienten kann hier nicht im einzelnen untersucht werden. Wie schon gesagt, weist die Häufung wichtiger Erinnerungen an die Zeit um die Geburt des Bruders, als der Patient dreieinhalb Jahre alt war, darauf hin, daß dieses Ereignis ein Wendepunkt in der Beziehung des Patienten zu seiner Mutter gewesen war. Der ursächlich wichtigste äußere Umstand (zum Unterschied von den genetischen Daten über die intrapsychische Verarbeitung der äußeren Einflüsse durch das Kind und seine Reaktionen darauf), der für die narzißtische Fixierung verantwortlich war, war jedoch ein psychosozialer, nämlich die Tatsache, daß seine narzißtische Mutter anscheinend nur zu jeweils *einem* Kind eine Beziehung aufrechterhalten konnte. Diese emotionale Einengung der Mutter kann häufig in der Kindheitsgeschichte jener Patienten mit narzißtischen Persönlichkeitsstörungen festgestellt werden, deren bewußt werdende Erinnerungen scheinbar auf die Geburt eines Geschwisters als primäre Ursache ihrer Störung hinweisen. Die Geburt eines Geschwisters kann dafür jedoch nicht verantwortlich gemacht werden – die meisten Kinder überleben tatsächlich dieses Ereignis ohne pathogene Fixierungen im narzißtischen Bereich –, sondern vielmehr die vollständige und plötzliche Abwendung der Mutter von der narzißtischen Verklammerung mit dem älteren Kind zugunsten einer gleichermaßen einseitigen Beschäftigung mit dem neuen Baby. Um genau zu sein: Solche Mütter können anscheinend echte Gefühle nur für den kleinen, präödipalen Knaben empfinden (der Vater wird gewöhnlich abgewertet, und ältere Kinder werden gewöhnlich affektiv fallengelassen oder in ambivalenter Weise von ihr infantilisiert); diese Beziehung ist jedoch, solange sie andauert, in der Tat sehr intensiv. Der präödipale Knabe wird von der Mutter stark mit narzißtischer Libido besetzt, und die Verherrlichung des Kindes wird über die Zeit hinweg aufrechterhalten, in der eine solche mütterliche Haltung noch phasenadäquat auf die Bedürfnisse des Knaben abgestimmt ist. Sobald jedoch ein anderes Kind unterwegs ist, verschiebt die Mutter die narzißtischen Besetzungen, die sie dem älteren Kind mit traumatischer Plötzlichkeit entzieht, auf das neue Baby.

Es mag hier hinzugefügt werden, daß die objektive Untersuchung der pathogenen Persönlichkeitsstrukturen der Eltern von Patienten, obwohl dies manchmal taktisch in der Analyse nützlich ist, weil ein solcher Schritt intellektueller Herrschaft dem Ich des Patienten Unterstützung geben kann, streng genommen keine psychoanalytische Aufgabe ist, sondern zu der äußerst wichtigen Ausweitung und Anwendung der Psychoanalyse in der Sozialpsychologie gehört: die auf psychoanalytischer Kenntnis basierende Untersuchung der Umgebung des Kindes.[3] Hier muß ich mich darauf beschränken zu wiederholen, daß in manchen Fällen die verlängerte Wahrnehmmung eines Elternteils durch das Kind in einer narzißtischen Modalität anscheinend eine Reaktion auf eine entsprechende Haltung eines narzißtisch fixierten Elternteils dem Kind gegenüber ist. Das Spektrum elterlicher Störungen in diesem Bereich kann sich von leichten narzißtischen Fixierungen bis zu latenter oder manifester Psychose hin erstrecken. Ich habe den Eindruck, daß eine besondere Form von latenter Psychose

3 Weil ich hier meine Neigung ausdrücke, die Untersuchung objektiv zu bewertender Faktoren in der Umgebung des Kindes als außerhalb des Bereiches der Psychoanalyse in ihrer strengsten Definition anzusehen, muß ich deutlich machen, daß diese Neigung nicht willkürlich ist. Sie beruht auf der nach meinem Urteil nützlichen Unterscheidung zwischen a) dem genetischen Gesichtspunkt, einem der wichtigsten der psychoanalytischen Metapsychologie (s. Hartmann und Kris 1945 bzw. 1949) und b) ätiologischen Untersuchungen (die mit begrifflichen und technischen Mitteln ausgeführt werden, die einer Reihe von benachbarten Wissenschaften angehören, wie etwa Biologie, Vererbungslehre, Soziologie und Sozialpsychologie, um nur einige zu nennen). Der *genetische Gesichtspunkt* in der Psychoanalyse bezieht sich auf die Untersuchung jener subjektiven Erfahrungen des Kindes, die eine chronische Veränderung in der Verteilung und weiterer Entwicklung der intrapsychischen Kräfte und Strukturen herbeiführen. Die *ätiologische Methode* hingegen bezieht sich auf die Untersuchung jener objektiv nachprüfbaren Faktoren, die in Interaktion mit der Psyche des Kindes in einem jeweils bestimmten Zustand das genetisch entscheidende Erlebnis auslösen können – oder nicht auslösen.

bei einem Elternteil häufig ausgedehntere und tiefere Fixierungen im narzißtischen und insbesondere im pränarzißtischen (autoerotischen) Bereich erzeugt als eine manifeste Psychose. Im letzteren Fall (der manifesten Psychose eines Elternteils) ist das Kind gewöhnlich von dem schädlichen Einfluß des Elternteils mehr entfernt, und selbst wenn dieser Elternteil nicht hospitalisiert ist, wird die Tatsache, daß sein Verhalten grob abnorm ist, von der Umgebung erkannt. Das Kind wird somit in seinem Streben nach Entwicklung autonomer Kerne seines psycho-physischen Selbst unterstützt.

Das Ergebnis des Einflusses eines schwer gestörten Elternteils – der nicht nur in der Lage war, die Symptome seiner Psychose durch Rationalisierungen zu verbergen, sondern dem es sogar gelang, die Unterstützung der Umwelt zu erlangen, indem er sich eine große Schar von Anhängern für seine Vorstellungen schaffte – kann man aus der Evidenz ersehen, die Niederland (1959 b, 1960) und Baumeyer (1955) über Schrebers Vater gesammelt haben. Von den Tatsachen, welche diese Autoren beschreiben, kann abgeleitet werden, daß die Persönlichkeit des Vaters nicht nur einen schweren pathogenen Einfluß auf das Kind hatte, sondern daß die Mutter von der überwältigenden Persönlichkeit des Vaters und seinen Absichten unterworfen, von ihr paralysiert und mit ihr verwoben war; auf diese Weise bot sie dem Sohn keine Zuflucht vor dem Einfluß der Krankheit des Vaters. Worin bestand nun die Störung von Vater Schreber? Wir können keine zweifelsfreie Diagnose stellen, aber ich glaube, daß er nicht an einer schweren Psychoneurose litt, sondern eine besondere Art von psychotischer Charakterstruktur hatte, bei der die Realitätsprüfung weitgehend intakt bleibt, obwohl sie im Dienste eines psychotischen Symptoms steht, einer beherrschenden fixen Idee. Es handelt sich wahrscheinlich um eine Art von oberflächlich verheilter Psychose, vielleicht ähnlich der Hitlers (s. Erikson 1950 bzw. 1968 und insbesondere Bullock 1952 bzw. 1969), der aus einer einsamen, hypochondrischen Episode mit der fixen Idee hervorging, daß die Juden in den deutschen Volkskörper eingedrungen seien und deshalb an der Wurzel vernichtet werden müßten. Die absolute Überzeugung, mit der Schrebers Vater seine beherrschenden Vorstellungen aufrechterhielt, der nie in Frage gestellte Fanatismus, mit dem er seine messianischen Gesundheitsziele verfolgte, verraten, wie ich glaube, ihren zutiefst narzißtischen und pränarzißtischen Charakter; und ich möchte annehmen, daß hinter seinem ziemlich deutlichen Kampf gegen Masturbation Angst vor hypochondrischen Spannungen stand, wie aus seinen wohlbekannten Lehren über Leibeserziehung ersichtlich wurde. Dieser Fanatismus, den er der Öffentlichkeit ausführlich durch seine Bücher darstellte (s. z. B. *Das Buch der Erziehung an Leib und Seele*, 1865) und die er am Körper seines Sohnes auslebte, sind Ausdruck eines latenten psychotischen Systems. Der Sohn wurde mit anderen Worten vom Vater als Teil seiner psychotischen Eigenwelt und nicht als getrennt von ihm wahrgenommen. Ich glaube, daß hier eine hauptsächliche Wurzel der tiefen pränarzißtischen Fixierungen des Sohnes liegt. Erregt und gleichzeitig unterdrückt zu werden, während man in das verborgene pränarzißtisch-wahnhafte System des erregenden und unterdrückenden Erwachsenen einbezogen wird, fördert nicht die Entwicklung objektlibidinöser sexueller Phantasien oder rachsüchtiger Phantasien des Kindes gegen das Objekt, sondern es disponiert zu einer narzißtischen und pränarzißtischen (autoerotischen) Verteilung der sexuellen und aggressiven Triebe.

Diese Spekulationen über die Wurzeln von Schrebers Paranoia haben natürlich nur eine indirekte Bedeutung für die Frage der Ätiologie der narzißtischen Persönlichkeitsstörungen. In den meisten dieser Fälle ist die elterliche Störung nicht eine Psychose, sondern sie besteht in einer Charakterdeformation narzißtischer Art, die die elterliche Haltung gegenüber dem Kind bestimmt und so zu narzißtischen Fixierungen führt. Aber mir sind auch mehrere Fälle von narzißtischen Persönlichkeitsstörungen begegnet, bei der es starke Anhaltspunkte dafür gab, daß die entscheidende elterliche Störung eine latente Psychose war (so waren z. B. die Mütter der Patienten C. und D. anscheinend latente Schizophrene; die Mutter des Patienten J. entwickelte im Alter einen manifesten systematisierten Verfolgungswahn in Beziehung zu ihrem Besitz – ein bedeutsames Symptom in Anbetracht der spezifischen psychischen Störung von Herrn J.).

Ich möchte mich jedoch nicht länger über das Problem des Einflusses psychosozialer Faktoren in der Ätiologie der narzißtischen Persönlichkeitsstörungen verbreiten, sondern die vorangegangenen Überlegungen mit einer Zusammenfassung der Struktur der psychischen Erkrankung – und dem damit verbundenen Analysenverlauf – von Herrn K. beschließen, dem typischen Fall von narzißtischer Persönlichkeitsstörung, der hier als Beispiel der therapeutischen Wiederbelebung des Größen-Selbst dient. Nachdem sein Versuch fehlgeschlagen war, sein narzißtisches Gleichgewicht durch die Idealisierung seines Vaters wiederzugewinnen, regredierte das Kind auf eine Wiederbelebung seines Größen-Selbst, das heißt im Grunde, zu einer pathologischen Version der narzißtischen Position, die er eingenommen hatte, bevor seine Mutter sich von ihm abgewandt hatte. Die gleichzeitig auftretenden Prozesse der Fixierung an die unmodifizierten Forderungen einer frühen Stufe des Größen-Selbst und an den archaischen Exhibitionismus eines alten Körper-Selbst und die Verdrängung eines Teils dieser Strukturen (ein anderer Teil war in den sportlichen Interessen des Patienten sublimiert) schuf den fortbestehenden pathogenen Kern seiner psychischen Struktur. Während der Entwicklung seiner narzißtischen Übertragung in der Analyse kehrte sich diese Entwicklung um. Dies begann mit einer flüchtigen idealisierenden Übertragung (in der der Versuch, den Vater zu idealisieren, wiederbelebt wurde), worauf bald eine lange sekundäre Wiederbelebung des Größen-Selbst folgte, das heißt, eine narzißtische Mutterübertragung, zuerst in Form einer Verschmelzungs-Zwillings-Übertragung. Diese wurde schließlich von einer Spiegelübertragung im engeren Sinne ersetzt mit intensiv erlebten Forderungen nach Bewunderung und Wünschen, sich selbst und seine Tüchtigkeit dem Analytiker darzustellen, wodurch wichtige Aspekte der frühen Verklammerung mit seiner Mutter wiederbelebt wurden. Die idealisierende Übertragung stellte sich zum Ende der Analyse wieder ein (als Wiederbelebung der zum Wendepunkt gewordenen narzißtischen Vater-Übertragung), nachdem der Prozeß des Durcharbeitens der sekundären Spiegelübertragung zum Abschluß gekommen war.

Die wesentlichen psychischen Störungen dieses Patienten waren somit narzißtischer Art, und gewisse entscheidende dynamische Veränderungen in der Analyse (wie sie sich z. B. in den Maschinenträumen) waren nicht Wendungen von Objektliebe zum Narzißmus, sondern von einer narzißtischen Position (der Verschmelzungs-Spiegel-Übertragung) zu einer anderen (an der Grenze zwischen einer archaischen Stufe des Narzißmus und jener des autoerotischen, fragmentierten Körper-Selbst). Die Wiederbelebung des Größen-Selbst dieses Patienten in der Spiegelübertragung darf deshalb nicht in erster Linie als Wiederbelebung eines Fixierungspunktes auf dem Wege zu voller Objektliebe verstanden werden (es gab in der Tat andere Sektoren der Persönlichkeit des Patienten, in denen er eine beträchtliche Tiefe und Breite seiner Objektbesetzungen erreicht hatte), sondern als Wiederbelebungen eines Fixierungspunktes auf dem Entwicklungsweg einer der Hauptformen des Narzißmus. Die gestörte Beziehung zu seiner Mutter, ihr plötzliches Desinteresse an ihm und der Fehlschlag seines Versuches, den Vater zu idealisieren, hatten nicht so sehr die Entwicklung seiner Objektliebe behindert als vielmehr den Erwerb reifer Lebens- und Ich-Ziele. Es stimmt damit durchaus überein, daß die manifeste psychische Störung des Patienten nicht im Bereich seiner Liebesfähigkeit und seiner zwischenmenschlichen Beziehungen lag, sondern in seiner Unfähigkeit, sich gleichmäßig für seine Arbeit zu interessieren und sich wertvollen und ihn in Anspruch nehmenden langfristigen Zielen zu widmen. Anstelle der Umwandlung des Größen-Selbst in realistische Erwartungen und Ziele und anstelle der Unterbringung der an das Größen-Selbst gebundenen Triebenergien in einem gesunden Selbstwertgefühl blieb das archaische Größen-Selbst unverändert, und ein größerer Teil der narzißtischen Libido besetzte weiterhin nicht nur diese Struktur, sondern zeitweise sogar das autoerotische, fragmentierte Körper-Selbst. Das Ergebnis war ein Leben, dem sinnvolle Arbeit und Erfolg im Bereich der erwachsenen Realität verschlossen blieben; er konnte jedoch Entlastung sowohl von autoerotischen Körperspannungen als auch von gefährlichen Größenphantasien durch verschiedene sportliche Betätigungen finden, insbesondere solche, die eine schnelle Fortbewegung mit einschlossen – und dies mit großem Erfolg. Die Labilität dieser Anpassung führte jedoch zu dauernden sozialen Konflikten und konnte Depressionen und innere Leere nicht verhüten.

10

Reaktionen des Analytikers auf die idealisierende Übertragung

Wie zu erwarten, haben die Reaktionen des Analytikers (einschließlich seiner Gegenübertragung) bei den Analysen narzißtischer Störungen ihre Wurzeln hauptsächlich im eigenen Narzißmus und insbesondere im Bereich der eigenen ungelösten narzißtischen Störungen. Diese Phänomene sind grundsätzlich nicht verschieden von denen, die beim Analysanden auftreten, und sie werden hier nur soweit in Betracht gezogen, als sie beim Analytiker als Reaktion auf die umschriebenen Übertragungskonstellationen des narzißtischen Patienten freigesetzt werden. Die Untersuchung der verschiedenen Reaktionen des Analytikers auf die Freisetzung der idealisierten Eltern-Imago in der idealisierenden Übertragung wird deshalb von der Untersuchung jener Reaktionen getrennt, die dann auftreten, wenn das Größen-Selbst des Patienten in den Blickpunkt der analytischen Arbeit in der Spiegelübertragung gekommen ist (s. Kapitel 11).

Ich möchte die Darstellung der Reaktionen des Analytikers auf die idealisierende Übertragung des Analysanden mit einem konkreten Beispiel beginnen.

Vor einiger Zeit wurde ich von einem Kollegen wegen des längeren Stillstandes der Analyse einer jungen Frau (Frl. L.) konsultiert, der anscheinend seit Beginn der Behandlung bestand und trotz zweijähriger Arbeit fortdauerte. Obwohl er mir eine anschauliche Darstellung der Vorgeschichte der Patientin und der Analyse gab, war ich zuerst nicht in der Lage, die Ursache des Stillstandes festzustellen; und weil die Patientin, eine affektiv flache, haltlose und promiskuöse Frau, eine schwere Störung ihrer Fähigkeit, sinnvolle Objektbeziehungen herzustellen, erkennen ließ, mit einer Vorgeschichte schwerer Kindheitstraumen, neigte ich anfangs dazu, dem Analytiker zuzustimmen, daß das Ausmaß der narzißtischen Fixierungen die Herstellung jenes Minimums an Übertragungen verhinderte, ohne daß die Analyse nicht fortschreiten kann. Anzeichen für eine gewisse Wärme gegenüber dem Analytiker und für Interesse an der Behandlung sprachen jedoch gegen eine gänzlich pessimistische Beurteilung; immerhin, der Stillstand bestand anscheinend im Grunde vom Beginn der Therapie an. Ich bat deshalb den Analytiker, mir einen Bericht über die ersten Stunden der Analyse zu geben und dabei besonders auf mögliche eigene Aktivitäten zu achten, die die Patientin als Zurückweisung aufgefaßt haben könnte.

Unter den frühesten Übertragungsäußerungen dieser katholischen Patientin fanden sich mehrere Träume über die Gestalt eines begnadigten, idealistischen Geistlichen. Obwohl diese frühen Träume nicht gedeutet worden waren, erinnerte sich der Analytiker – deutlich gegen einen gewissen Widerstand –, daß er darauf der Patientin gesagt hatte, *er sei kein* Katholik. Scheinbar hatte er diese Information nicht als Reaktion auf die Träume gegeben, sondern er hatte diesen Schritt durch die angebliche Notwendigkeit gerechtfertigt, daß sie ein Minimum über die Wirklichkeit der gegenwärtigen Situation wissen müsse, da nach seiner Ansicht der Realitätsbezug dieser Patientin dürftig war. Dieser Vorfall muß für die Patientin sehr bedeutsam gewesen sein. Wir verstanden später, daß sie eine Haltung idealisierender religiöser Hingabe aus dem Beginn der Pubertät als einen anfänglichen, vorsichtigen Übertragungsschritt wieder aufgenommen hatte, eine Einstellung, die selbst anscheinend schon die Wiederbelebung unbestimmter Ehrfurcht und Bewunderung aus der frühen Kindheit war. Späteres Material aus der Analyse dieser Patientin führte zu der Schlußfolgerung, daß diese sehr frühen Idealisierungen ein Versuch gewesen waren, der Gefahr von Spannungen und bizarren Phantasien zu entgehen, die durch traumatisch wirkende Erregungen und Versagungen durch ihre schwer gestörten Eltern verursacht waren. Die unangebrachte Bemerkung des Analytikers, er sei kein Katholik – d. h., nicht wie der Priester ihrer Träume, keine idealisierte gute und gesunde Version der Patientin – wurde von ihr als Zurückweisung empfunden und führte zu dem analytischen Stillstand, den der Analytiker mit Hilfe einiger Konsultationen später überwinden konnte.

Ich möchte hier die Aufmerksamkeit nicht auf die besondere Bedeutung der beginnenden (idealisierenden) Übertragung richten und auch nicht auf die spezifische Auswirkung des Fehlers des Analytikers – in diesem Fall kann er teilweise von der Patientin provoziert gewesen sein – auf den Verlauf der Analyse; mir liegt hier an der Erhellung eines Gegenübertragungs-Symptoms. Eine einzige Beobachtung würde keine gültige Schlußfolgerung gestatten; aber eine Kombination von Faktoren (darunter die Tatsache, daß ich ähnliche Fälle beobachten konnte; einer bei einem Kandidaten, den ich kontrollierte, war fast der gleiche) erlaubt mir, die folgende Erklärung mit großer Überzeugung anzubieten: Die analytisch falsche Zurückweisung der idealisierenden Einstellungen von Patienten wird gewöhnlich von einer Abwehrhaltung gegen bedrängende narzißtische Spannungen motiviert (die als Peinlichkeit, Schüchternheit und Scham wahrgenommen werden und sogar zu hypochondrischen Ängsten führen können) und die beim Analytiker entstehen, wenn die verdrängten Phantasien seines Größen-Selbst durch die Idealisierung des Patienten angeregt werden.

Das Unbehagen des Analytikers beim Idealisiertwerden durch den Patienten tritt besonders häufig dann auf, wenn die Idealisierung früh und schnell eintritt, d. h., wenn der Analytiker überrascht wird und nicht die Zeit hat, sich selbst auf seine eigenen Reaktionen gegen das plötzliche Besetztwerden mit einem Schwall narzißtisch-idealisierender Libido des Patienten vorzubereiten. Ein gewisses Unbehagen, wenn man offener und intensiver Schmeichelei ausgesetzt wird, ist ubiquitär (und im Englischen sogar sprichwörtlich: »Praise to the face is a disgrace!«), und daher müssen selbst Analytiker, die nicht übermäßig narzißtisch verwundbar sind, der Versuchung widerstehen, die Bewunderung ihrer Patienten abzuwehren. Wenn der Analytiker jedoch hier nicht besonders verwundbar ist, kann er seine Reaktionen kontrollieren und durch Reaktionen und Haltungen ersetzen, die für die Entfaltung der idealisierenden Übertragung günstiger sind (auch in Anbetracht der inneren Widerstände des Patienten gegen sie), um so den analytischen Prozeß zu fördern. Wenn sich der Analytiker jedoch seiner Intoleranz gegen narzißtische Spannungen nicht genügend bewußt ist und wenn er insbesondere (durch Identifikationen und Imitationen oder aus eigenem Antrieb) eine rigide Gegenübertragungshaltung entweder aus quasi-theoretischen Überzeugungen oder aus einer spezifischen Charakterabwehr oder (was häufig der Fall ist) aus beiden gebildet hat, dann ist seine Fähigkeit, mit gewissen Arten von narzißtischen Persönlichkeitsstörungen zu arbeiten, beeinträchtigt.

Es macht kaum einen Unterschied, ob die Zurückweisung der Idealisierung des Patienten grob ist, was selten vorkommt, oder subtil (wie in dem mitgeteilten Fall), was häufig ist; oder – was am häufigsten vorkommt – fast unerkennbar, nämlich durch richtige, aber zu frühe genetische oder dynamische Deutungen (wie etwa, daß der Analytiker geschwind die Aufmerksamkeit des Patienten auf idealisierte Gestalten seiner Vergangenheit lenkt oder feindselige Impulse und verächtliche Gedanken aufgreift, die angeblich den idealisierenden zugrundeliegen). Die Zurückweisung kann sich minimal als eine geringe Überobjektivität der Einstellung des Analytikers oder als Kälte seiner Stimme manifestieren; oder sie kann in der Neigung zum Ausdruck kommen, mit einem ihn bewundernden Patienten zu scherzen oder die narzißtische Idealisierung auf eine humorvolle und freundliche Art abzuwerten. (Siehe hierzu auch Kubie 1971).

Es mag hier angefügt werden, daß viele übermäßig witzige Menschen gerade durch ihre besondere narzißtische Verwundbarkeit zu dieser spezifischen Charakterabwehr gekommen

sind; das heißt, sie müssen fortwährend mit ihren narzißtischen Spannungen (einschließlich des Druckes narzißtischer
Wut) in Form verkleinernder und selbst-verkleinernder Witze
umgehen. (Zur Unterscheidung zwischen Witzigkeit und
Sarkasmus einerseits und echtem Humor andererseits innerhalb der Metapsychologie des Narzißmus siehe Kohut
1966 a.)

Schließlich, um den Bericht über die verschiedenen Arten der
Analytiker abzurunden, die manifesten Idealisierungen von
Patienten angesichts eigener narzißtischer Spannungen abzuwehren, (oder die ihn veranlassen, die Abwehr der Patienten
gegen die therapeutische Wiederbelebung der idealisierten
Eltern-Imago zu übersehen), sei gesagt, daß es sogar schädlich
ist, die Fähigkeiten des Patienten dann hervorzuheben, wenn
er eine idealisierende Ausweitung der eingewurzelten narzißtischen Positionen versucht und sich im Vergleich zum Analytiker bescheiden und unbedeutend fühlt – so positiv es
auch scheinen mag, wenn der Analytiker seiner Achtung für
den Patienten Ausdruck gibt. Kurz gesagt: In jenen Phasen
der Analysen narzißtischer Charakterstörungen, in denen eine
idealisierende Übertragung zu keimen beginnt, gibt es nur
eine richtige analytische Haltung: die Bewunderung anzunehmen.

Sind diese Fehler des Analytikers gegenüber den Anzeichen
einer idealisierenden Übertragung Folge der intrapsychischen
Konstellationen im Analytiker, die wir somit als Gegenübertragung bezeichnen müssen? Diese Frage, die, wie ich hier
anfügen möchte, auch hinsichtlich analoger Phänomene bei den
Analysen des wiederbelebten Größen-Selbst in der Spiegelübertragung auftritt, führt uns zu einem komplizierten, aber
mittlerweile bekannten Komplex von Problemen. Ich möchte
nicht wiederum auf die Probleme der Definition des Übertra-
gungsbegriffs eingehen, das heißt, ob wir ihn als klinisches
Phänomen akzeptieren, das in seinen dynamischen und genetischen Dimensionen verstanden werden muß, oder ob wir
über das oben Gesagte hinaus auf einer strengeren metapsy-

chologischen Definition unter den topographisch-strukturellen und psychoökonomischen Gesichtspunkten bestehen (Kapitel 8 und 9). Hier möchte ich nur auf die begrenzte Frage eingehen, ob die Reaktionen des Analytikers hauptsächlich durch eine aktuelle Belastung bedingt sind, oder ob sein falsches Verhalten Folge spezifischer, langdauernder Verwundbarkeiten ist, die mit der gefährlichen Freisetzung spezifischer unbewußter Konstellationen zusammenhängt. Da ich gewiß bin, daß jede der genannten Ursachen verantwortlich sein kann, darf die Antwort auf diese Frage nicht in allgemeinen Begriffen gegeben werden, sondern muß aus der analytischen Untersuchung einzelner Fälle gewonnen werden.

Material aus den Analysen von Kollegen, während sie narzißtische Persönlichkeiten psychisch behandelten, ebenso wie entsprechende selbstanalytische Erfahrungen haben mich überzeugt, daß dieses falsche Verhalten von vielen Punkten innerhalb eines breiten Spektrums abhängen kann, das heißt, von a) einfachen Abwehrreaktionen bei gegenwärtiger Belastung zu b) Reaktionen, die Teil eingewurzelter Gegenübertragungshaltungen sind. Im ersteren Falle wird eine Erklärung des Kontrollanalytikers oder des konsultierten Kollegen oder die sofortige Selbsterforschung des Analytikers die Situation gewöhnlich retten, wenn die Bedeutung der idealisierenden Übertragung vom Analytiker grundsätzlich verstanden wird und wenn er die spontane Entfaltung des analytischen Prozesses akzeptieren kann. Ein kurzes Nachlassen der optimalen Funktion des Analytikers stammt in diesem Fall daher, daß, wie schon gesagt, ein gewisses Maß narzißtischer Verwundbarkeit ubiquitär ist und daß offenes Lob und offene Bewunderung (und insbesondere die antizipierenden Spannungen, wenn eine narzißtische Erregung erwartet wird) im allgemeinen auch die selbstbeherrschtesten Menschen unbehaglich und daher zur Abwehr geneigt machen. Spezifische eingewurzelte Widerstände gegen das Entstehen einer kohärenten idealisierenden Haltung kann jedoch nicht nur daran erkannt werden, daß einfache Erklärungen nicht ausreichen, um die nachteilige Haltung des Analytikers zu verändern, sondern auch häufig an einer charakteristischen Eigenart und Starrheit der Reaktionen des Analytikers. Er kann zum Beispiel überzeugt sein, daß dem Wunsch des Patienten, den Analytiker zu bewundern, immer Feindseligkeit zugrunde liegt; er ist gewiß, daß die Aufrechterhaltung eines freundlichen Rapports mit dem Patienten erfordert, daß der Analytiker mit bescheidenem Realismus reagiert und so weiter. Da jede dieser Voraussetzungen in der Tat zutreffen kann, wenn der Analytiker es nicht mit einer idealisierenden Übertragung zu tun hat, kann man ihm seinen Fehler nicht klarmachen, ohne darauf einzugehen, daß er auf der Grundlage einer Abstumpfung seines gewöhnlichen beruflichen Wahrnehmungsvermögens und seiner empathischen Sensibilität zustande kam. Dies wird dann besonders deutlich, wenn der Analytiker es nicht zur Kenntnis nimmt, wenn der Patient ihm eindeutig mitteilt, daß der Analytiker ihn mißverstanden hat. Es müssen eindeutig störende (unbewußte) Faktoren am Werk sein, wenn ein erfahrener Analytiker das übertriebene Lob eines Patienten, das mit Anspielungen auf unbewußte Feindseligkeit einhergeht, mit den Fühlern der Idealisierung verwechselt, die ein Analysand (z. B. in seinen Träumen) schüchtern ausstreckt, während eine idealisierende Übertragung sich einzustellen beginnt. Und es ist gleichermaßen klar, daß das automatische Insistieren des Analytikers auf seinem Realismus am Beginn einer Analyse angesichts der Idealisierung eines Patienten nicht gerechtfertigter ist, als es die Erklärung bei den ersten Anzeichen ödipaler Wünsche wäre, er sei nicht Vater oder Mutter des Patienten.

In einem Brief an Binswanger (vom 20. Februar 1913) äußerte Freud sich wie folgt über das Problem der Gegenübertragung, das er »als eines der technisch schwierigsten in der Psychoanalyse« betrachtete: »Was man dem Patienten gibt«, sagte Freud, »soll eben niemals unmittelbarer Affekt, sondern stets bewußt zugeteilter sein, und dann je nach Notwendigkeit mehr oder weniger. Unter Umständen sehr viel ...« Und dann stellt Freud den Grundsatz auf: »Jemandem zu wenig zu geben, weil man ihn zu sehr liebt, ist ein Unrecht an dem Kranken und ein technischer Fehler« (Binswanger 1956, S. 65).

Unsere Überlegungen sind die Entsprechung zu Freuds vorheriger Äußerung über die Gegenübertragung bei der Analyse der Übertragungsneurosen für Analysen narzißtischer Persönlichkeitsstörungen. Wenn bei der Analyse einer Übertragungsneurose die wiederbelebten inzestuösen, objektlibidinösen Wünsche des Patienten eine intensive unbewußte Reaktion beim Analytiker auslösen, die er nicht versteht, so kann er kalt und übermäßig technisch gegenüber den Wünschen des Patienten werden, er kann sie auf andere Weise zurückweisen oder er erkennt sie vielleicht nicht einmal. Jedenfalls hat sein Ich nicht die Freiheit, die Reaktion zu wählen, die mit den Erfordernissen der Analyse in Einklang steht, und er wird, wie Freud gesagt hat, nicht in der Lage sein, bewußt zu entscheiden, was er dem Patienten geben will, »... je nach Notwendigkeit mehr oder weniger. Unter Umständen sehr viel...« Entsprechendes kann in den Analysen narzißtischer Persönlichkeitsentstörungen auftreten, wenn die Wiederbelebung der idealisierten Eltern-Imago den Analysanden dazu bringt, den Analytiker als die Verkörperung idealisierter Vollkommenheit zu sehen. Wenn der Analytiker nicht mit seinem eigenen Größen-Selbst ins Reine gekommen ist, so kann er auf die Idealisierung mit intensiver Erregung seiner unbewußten Größenphantasien reagieren. Dieser Druck führt zu einer Intensivierung der Abwehr und kann bei einer Ausweitung und Verstärkung der Abwehr die Zurückweisung der idealisierenden Übertragung des Patienten durch den Analytiker hervorrufen. Wenn die Abwehrhaltung des Analytikers chronisch wird, wird das Entstehen einer funktionierenden idealisierenden Übertragung verhindert, und das allmähliche Durcharbeiten und die damit einhergehenden umwandelnden Verinnerlichungen der idealisierten Eltern-Imago werden unmöglich gemacht. Die Einschränkung der Freiheit des »Arbeits-Ichs« des Analytikers (Fließ 1942) ist Folge seiner Intoleranz gegen eine spezifische narzißtische Forderung des Patienten. Frei nach Freud war er unfähig, sich idealisieren zu lassen, »mehr oder weniger ... je nach Notwendigkeit ...«

Die langsame analytische Auflösung der idealisierenden Übertragung in den langen Perioden des Durcharbeitens, gewöhnlich spät in den Analysen, unterwirft den Analytiker einer weiteren affektiven Bewährungsprobe in diesem Bereich. In der Anfangsphase kann sich der Analytiker, wie vorhin beschrieben, durch die Erregung seiner narzißtischen Phantasien bedrängt fühlen; in dem späten Stadium mag es ihn kränken, von dem gleichen Patienten klein gemacht zu werden, der ihn vorher idealisiert hatte.

Übertriebene Kritiksucht und Herabsetzung treten auch häufig als Abwehr gegen das *Zustandekommen* einer vergleichsweise unkomplizierten idealisierenden Übertragung früh in manchen Analysen auf. Dem sensiblen Analytiker macht es gewöhnlich keine Schwierigkeiten, die kaum verschleierte Bewunderung zu erkennen, die sich in diesen Fällen hinter der kritischen Haltung des Patienten verbirgt. Diese Abwehr erfordert natürlich einen anderen technischen Umgang, und sie ruft andere Reaktionen beim Analytiker hervor als die Angriffe gegen ihn, die dem *Rückzug* der idealisierenden Libido vorausgehen und ihn begleiten. Das Wissen, daß er es mit der Abwehr des Patienten gegen eine idealisierende Übertragung zu tun hat, schützt den Analytiker im allgemeinen vor ungeeigneten Reaktionen, die seine analytische Haltung beeinträchtigen können.

Die Angriffe des Patienten gegen den Analytiker beim Durcharbeiten in den späteren Phasen der Analyse können jedoch tatsächlich affektiv belastend für den Analytiker sein, weil die meisten Patienten (im Zusammenhang mit ihrer wütenden Enttäuschung während der Arbeit der Realitätsprüfung, die den Wogen des Rückzugs der idealisierenden Libido vom Analytiker vorausgeht) durchaus in der Lage sind, einige der wirklichen affektiven, intellektuellen, körperlichen und sozialen Begrenzungen des Analytikers auszumachen. Dennoch sind ernsthafte Schwierigkeiten in diesem Bereich (das heißt, Reaktionen des Analytikers, die den Erfolg der Analyse gefährden) nach meiner Erfahrung nicht häufig. Es gibt eine Anzahl von Gründen für die relative Harmlosigkeit der Reaktionen des Analytikers, wenn er vom Patienten angegriffen wird, während dieser seine Idealisierungen durcharbeitet. Wenn die narzißtische Verwundbarkeit des Analytikers groß ist – und besonders wenn darüber hinaus sein Geschick und seine Erfahrung bei der analytischen Behandlung narzißtischer Störungen mangelhaft sind –, so ist es nicht wahrscheinlich, daß seine Patienten ein Stadium erreichen, in dem die idealisierende Übertragung systematisch durchgearbeitet wird, und es kommt gar nicht bis zu der Phase, in der die narzißtische Libido allmählich vom Analytiker abgezogen wird. Wenn jedoch ein systematisches Durcharbeiten in diesem Bereich möglich wird, schwächen zwei Faktoren gemeinsam ungünstige Reaktionen des Analytikers ab: a) Die nun geringere Neigung des Patienten, auf Fehler des Analytikers mit mehr als flüchtigem narzißtischem und pränarzißtischem Rückzug zu reagieren; und b) die größere Fähigkeit des Analytikers, sein Gleichgewicht wiederzugewinnen, nachdem er in Form von Ärger, affektiver Kälte oder unpassenden Deutungen mitagiert hat. Weiterhin vollzieht sich der Rückzug idealisierender Besetzungen nicht so schnell wie der Aufbau der anfänglichen vorübergehenden Idealisierung, und die Kritik des Patienten ist im allgemeinen mit spontanen Schwankungen zurück zu seiner früheren Idealisierungshaltung gemischt. Der Analytiker erkennt auf diese Weise das Alternieren zwischen Bewunderung und Verachtung und wird dadurch befähigt, diese Angriffe gegen ihn mit optimaler Objektivität hinzunehmen, weil er sie im Kontext der Bedürfnisse des Analysanden im analytischen Prozeß verstehen kann. Das dynamische Zusammenspiel der Angriffe des Patienten auf ihn, der Lockerung der idealisierenden Besetzungen und der allmählichen Stärkung gewisser verinnerlichter narzißtischer Strukturen (z. B.

der Ideale des Patienten) wird ihm deutlich. Die Freude am Erfolg bei einer schwierigen therapeutischen Aufgabe und das intellektuelle Vergnügen, zu verstehen, wie dies erreicht wird, sind die Befriedigungen, die dem Analytiker helfen, wenn der analytische Prozeß sich als besonders belastend für ihn erweist.

11
Reaktionen des Analytikers auf die Spiegelübertragungen

Was für das Erleben des Analytikers und sein Verhalten bei der Wiederbelebung der idealisierten Eltern-Imago gilt, trifft auch für seine affektiven Reaktionen auf die Forderungen des therapeutisch mobilisierten Größen-Selbst des Patienten zu: Diese Reaktionen werden nicht nur durch das Ausmaß beruflicher Erfahrung des Analytikers bei der Analyse narzißtischer Störungen bestimmt, sondern auch, und häufig entscheidend, durch seine eigene Persönlichkeit und seine gegenwärtige psychische Verfassung. Weiterhin dürfen wir nicht außer acht lassen, daß die therapeutische Freisetzung des Größen-Selbst sich in verschiedenen Formen vollzieht und daß die entsprechenden übertragungsähnlichen Zustände verschiedene klinische Bilder bieten, die an den Analytiker jeweils verschiedene affektive Anforderungen stellen.

Der Analytiker ist somit bei der Spiegelübertragung im engeren Sinne das wohlabgegrenzte Ziel der Forderungen des Patienten, den Exhibitionismus und die Größe des Patienten widerzuspiegeln, zu bestätigen und zu bewundern. Wenn die therapeutische Wiederbelebung des Größen-Selbst des Patienten jedoch dazu führt, daß der Analysand den Analytiker als Alter Ego oder Zwilling sieht, und noch mehr, wenn das erweiterte Größen-Selbst des Analysanden die Repräsentanz des Analytikers als Teil seiner Selbst wahrzunehmen beginnt, dann sind die affektiven Forderungen an den Analytiker von anderer Art. Bei der Spiegelübertragung im engeren Sinne erkennt der Patient die Gegenwart des Analytikers in einem begrenzten Maße an: Er nimmt den Analytiker soweit wahr, wie dieser seine Funktionen für die narzißtischen Bedürfnisse des Patienten erfüllt; der Patient besteht darauf, daß das Vorgehen des Analytikers sich vollkommen auf diese

Bedürfnisse einstellt, und er reagiert mit unterschiedlichen Gefühlen auf das Mehr oder Weniger der Einfühlung des Analytikers in seine Erwartungen. Bei den Zwillings-(Alter-Ego-) und Verschmelzungsvariationen der Wiederbelebung des Größen-Selbst wird der Analytiker im allgemeinen als selbständiges Individuum von den Assoziationen des Patienten vollkommen ferngehalten und verliert somit gerade jenes Minimum narzißtischer Befriedigung, das ihm in der Spiegelübertragung sonst noch geboten wird: die Anerkennung seiner getrennten Existenz durch den Patienten.[1]

Sogar die Forderungen des Patienten bei der Spiegelübertragung im engeren Sinne erlegen dem Analytiker eine Reihe affektiver Belastungen auf und können Reaktionen hervorrufen, die die Entwicklung und die Aufrechterhaltung der Übertragung und den Prozeß des Durcharbeitens stören können. Für längere Perioden, in denen der Analysand beginnt, seine alten narzißtischen Bedürfnisse wiederzubeleben und seinen Exhibitionismus und seine Größenvorstellungen, häufig gegen starke innere Widerstände, in der Behandlungssituation unterzubringen, weist der Patient dem Analytiker die Rolle des Echos und Spiegels für seinen widerstrebend mitgeteilten kindlichen Narzißmus zu. Abgesehen von dem taktvollen Annehmen der exhibitionistischen Größenphantasien des Patienten sind die Beiträge des Analytikers auf die Herstellung und Entfaltung der Spiegelübertragung auf zwei vorsichtig angewandte Arten von Aktivitäten beschränkt: Er deutet die

1 Vgl. in diesem Zusammenhang die Bemerkungen über die spezifische Anwendbarkeit der Analogie zwischen der Art und Weise, wie der Erwachsene seinen Körper und Geist und deren Funktionen erlebt, und dem Erleben des narzißtischen Objektes in der Verschmelzungsform der Spiegelübertragung (Kapitel 5). Man kann hier anfügen, daß ebenso, wie man sich im allgemeinen der Funktionen des eigenen Körpers und Geistes nicht bewußt ist, sondern ihre Gegenwart und ihr Funktionieren als selbstverständlich nimmt, so gilt das auch dafür, wie der Patient den Analytiker in der Verschmelzungsübertragung wahrnimmt. Nur wenn eine Störung der körperlichen und geistigen Funktionen eintritt (oder wenn dementsprechend der Analytiker in der Spiegelübertragung weggeht oder nicht einfühlend ist), dann wird einem erst ärgerlich bewußt, daß etwas, was fraglos funktionieren sollte, sich dieser Forderung entzieht.

Widerstände des Patienten gegen die Mitteilung seiner Größenphantasien, und er zeigt dem Patienten nicht nur, daß seine Größenvorstellungen und sein Exhibitionismus einst eine phasenadäquate Aufgabe hatten, sondern daß ihnen jetzt Zugung zum Bewußtsein gewährt werden muß. In langen Abschnitten der Analyse ist es jedoch fast immer gefährlich, die Irrationalität der Größenphantasien des Patienten zu betonen oder darauf zu bestehen, daß es im Hinblick auf die Realität notwendig für ihn sei, seine exhibitionistischen Forderungen zu zügeln. Die realistische Integration der kindlichen Größenvorstellungen und des Exhibitionismus des Patienten vollzieht sich in der Tat ruhig und spontan (wenn auch sehr langsam), wenn der Patient unter dem Schutz des einfühlenden Verständnisses des Analytikers für die Spiegelübertragung fähig ist, das Größen-Selbst zugänglich zu erhalten und sein Ich dessen Forderungen auszusetzen (vgl. die Besprechung des Prozesses des Durcharbeitens in der Spiegelübertragung in Kapitel 7).

Die eigenen narzißtischen Bedürfnisse des Analytikers können es ihm jedoch erschweren, einen Zustand zu ertragen, in dem er zu der scheinbar passiven Rolle des Spiegelseins für den kindlichen Narzißmus des Patienten reduziert ist, und er kann deshalb entweder subtil oder offen mittels grober Fehl- und Symptomhandlungen oder durch rationalisiertes, theoretisch scheinbar abgesichertes Verhalten die Herstellung oder Aufrechterhaltung der Spiegelübertragung stören.

Die meisten Überlegungen über die Reaktionen und Gegenübertragungen des Analytikers, die früher in Bezug zur idealisierenden Übertragung angestellt wurden, gelten auch für die Spiegelübertragung, und viele der früheren Überlegungen können leicht auf diese Fragestellung übertragen werden. Insbesondere erinnern wir uns wieder an Freuds Ausspruch, daß der Analytiker im Bewußtsein der Bedürfnisse des Patienten und seiner eigenen Reaktionen kontrollieren können muß, wieviel er dem Patienten gibt, sogar »unter Umständen sehr viel«.[2] Zur Inte-

2 Diese Äußerung ist weiter vorn zitiert worden.

gration der kindlichen Größenvorstellungen und des Exhibitionismus des Patienten ist es nicht nur erforderlich, daß der Analytiker für lange Zeit sein mitfühlendes Verständnis für die Erwartung des Patienten zeigt, er solle Spiegel für seine vorsichtigen Versuche sein, frühe Formen der Selbstliebe wiederzubeleben, sondern er muß in der Tat ein vergrößender Spiegel dieser Bedürfnisse sein, indem er seine Deutungen der – häufig nur zaghaft anklingenden – Anzeichen des wiederbelebten kindlichen Narzißmus vorsichtig vormuliert. Der Analytiker kann jedoch dieser Aufgabe nur dann nachkommen, wenn er ohne Ressentiment ertragen kann, daß der Patient ihm eine ganz untergeordnete, bescheidene Stellung zuweist.

Die Probleme des Analytikers und somit die potentielle Störung der analytischen Wiederbelebung des Größen-Selbst durch ihn sind anders, wenn er in die Zwillings-(Alter-Ego-) und Verschmelzungsformen der therapeutischen Wiederbelebung des Größen-Selbst einbezogen wird. Wenn er einer Spiegelübertragung ausgesetzt ist, kann der Analytiker unfähig werden, die narzißtischen Bedürfnisse des Patienten zu verstehen und auf sie mit adäquaten Deutungen zu reagieren. Die häufigsten Gefahren, denen der Analytiker bei der Zwillings- und Verschmelzungsübertragung ausgesetzt ist, sind Langeweile, Mangel an affektiver Zuwendung zum Patienten und nur mühsam aufrechterhaltene Aufmerksamkeit (einschließlich solch sekundärer Reaktionen wie offener Ärger, Ermahnungen und aufgezwungene Deutungen von Widerständen ebenso wie andere Formen rationalisierten Agierens von Spannungen und Ungeduld).

In den meisten Fällen sind verhältnismäßig einfache Faktoren Ursachen für die Neigung des Analytikers zur Langeweile und zum Rückzug seiner Aufmerksamkeit von seinen Patienten in den Zwillings-(Alter-ego-) und Verschmelzungsformen der Übertragung. Ein kurzer Blick auf die Metapsychologie der Aufmerksamkeit führt uns zum Verständnis der typischen Neigung des Analytikers, unaufmerksam zu werden, wenn er mit der Verschmelzungs- oder Zwillingsübertragung konfrontiert wird.

Echte Aufmerksamkeit und Konzentration können für lange Beobachtungszeiten nur aufrechterhalten werden, wenn die Psyche des Beobachters auch in der Tiefe beteiligt ist. Anzeichen objektgerichteter Strebungen rufen im allgemeinen affektive Reaktionen bei jenen hervor, auf die sie gerichtet sind. Auch wenn der Analytiker sich noch ganz im unklaren über die genaue Bedeutung einer Mitteilung seines Patienten ist, so ist die Beobachtung (objekt-triebhafter) Übertragungsäußerungen dennoch für ihn im allgemeinen nicht langweilig.

Dies ist natürlich anders bei Langeweile des Analytikers aus Abwehr. Obwohl in solchen Fällen der Analytiker die Übertragungsbedeutung der Äußerungen des Patienten nur zu gut versteht, will er sie nicht verstehen. Er kann z. B. unbewußt durch libidinöse Übertragungsangebote erregt sein und wehrt deshalb die Versuche des Patienten, ihn zu verführen, durch eine Haltung von Interesselosigkeit ab. In all diesen Fällen haben wir es nicht mit echter Langeweile zu tun, sondern mit der Zurückweisung affektiven Engagements (einschließlich vorbewußter Aufmerksamkeit), das dennoch unter der oberflächlichen Persönlichkeitsschicht des Analytikers vorhanden ist.

In Fällen von Langeweile auf Abwehr sind die tieferen Schichten des psychischen Apparats des Analytikers somit durch die Abwehrtätigkeit der oberflächlichen Schicht unzugänglich geworden. In Phasen konfliktfreier, gleichschwebender Aufmerksamkeit jedoch, das heißt, wenn die grundsätzlich beobachtende Haltung des Analytikers nicht gestört wird, sind die tieferen Schichten der Psyche des Analytikers den Reizen offen, die von den Mitteilungen des Patienten ausgehen, während die intellektuelle Aktivität der oberflächlicheren Schichten der Wahrnehmung vorübergehend weithin – aber selektiv! – suspendiert ist. Wenn nicht die ungelösten Konflikte des Analytikers hinsichtlich eigener unbewußter libidinöser und aggressiver Reaktionen seine Aufnahmebereitschaft für die (objekt-triebhaften) Übertragungsmitteilungen des Patienten stören, ist der Analytiker in der Lage, für lange Zeit ein aufmerksamer Zuhörer zu sein und flieht weder durch eine Haltung uninteressierten Rückzuges noch durch die vorzeitige Formulierung (vor-)bewußter Bemerkungen abschließenden Charakters.

Das verbale und nicht-verbale Verhalten von Analysanden, die an narzißtischen Persönlichkeitsstörungen leiden, ruft jedoch die Reaktionsbereitschaft und Aufmerksamkeit des Analytikers nicht ebenso hervor wie das assoziative Material der Übertragungsneurosen, das aus objektgerichteten Triebwünschen besteht. Die idealisierende Übertragung kann zwar mit dem Analytiker umgehen wie mit einem Übergangsobjekt höherer Ordnung, und der eigene Narzißmus des Analytikers wird somit, wie schon beschrieben, entweder angeregt oder enttäuscht, und seine Aufmerksamkeit wird deshalb leichter angesprochen.

Das gleiche trifft auch für die Spiegelübertragung im engeren Sinne zu, wenn auch aus etwas anderen Gründen. Obwohl der Analytiker hier für den Patienten nur als Spiegel und Widerhall für sein wiederbelebtes Größen-Selbst wichtig ist, so wird er dennoch angerufen oder abgewehrt, oder der Patient zieht seine aktivierten narzißtischen Erwartungen von ihm zurück. Somit wird beim Analytiker eine Vielzahl von affektiven Reaktionen auf diese Appelle hervorgerufen, und diese erwecken wiederum seine Aufmerksamkeit und erhalten sie aufrecht.

Wenn die Aktivierung des Größen-Selbst sich jedoch als Verschmelzung mit den psychischen Repräsentanzen des Analytikers vollzieht (wie in geringerem Maße bei der Alter-Ego-Übertragung), dann gibt es keine Objektbesetzung, und die Bindung des Patienten an den Analytiker hat einen typisch archaischen Charakter. Wenn auch die Aufmerksamkeit des Analytikers durch die kognitive Aufgabe angesprochen ist, die verwirrenden Erscheinungsformen der archaischen narzißtischen Beziehung zu verstehen – und wenn er sich auch bedrängt fühlen mag durch die unbestimmten und stummen Forderungen des Patienten, die angesichts der Verschmelzungsübertragung bis zu vollkommener Versklavung gehen–, so erschwert das Fehlen objekt-triebhafter Besetzungen ihm häufig die Aufrechterhaltung seiner Aufmerksamkeit für längere Zeit.

Obwohl diese Überlegungen auf eine wahrscheinlich allgemein menschliche Reaktionsbereitschaft eingehen, kann man von einem ausgebildeten Psychoanalytiker wohl erwarten, daß er seine Neigung, seine Aufmerksamkeit von einem ihn nicht durch Objektbesetzungen anregenden Patienten abzuziehen, unter Kontrolle halten kann. Mit anderen Worten: Der Analytiker sollte in der Lage sein, seine Einfühlung und sein kognitives Interesse an den therapeutisch wiederbelebten narzißtischen Konfigurationen seinen narzißtischen Analysanden zur Verfügung zu stellen und aufrechtzuerhalten. Dennoch ist es angesichts der Häufigkeit solcher Fehler unwahrscheinlich, daß sie Folge spezifischer unbewußter Konflikte und Fixierungen eines Analytikers sind, und sie sollten daher nicht als Gegenübertragung angesehen werden. Diese Annahme wird weiterhin dadurch unterstützt, daß diese spezifischen Schwierigkeiten des Analytikers im allgemeinen deutlich geringer werden, wenn er ein tieferes und umfassenderes Verständnis für diesen Bereich der Psychopathologie entwickelt und wenn ihm das Wesen seiner besonderen psychologischen Aufgaben deutlicher bewußt wird.

Es gibt jedoch einige Fälle, bei denen Erklärungen (z. B. von einem Lehrer, Kontrollanalytiker, einem konsultierten Kollegen oder von anderer Seite) und die damit erworbene Ausweitung des (vor-)bewußten Verständnisses des Analytikers für die besonderen psychischen Belastungen bei der Behandlung narzißtischer Persönlichkeitsstörungen nicht ausreichen und bei denen die Neigung des Analytikers zu Unaufmerksamkeit, Langeweile und Abwehrverhalten trotz der Hinweise des Kollegen oder Kontrollanalytikers und sogar trotz der eigenen gewissenhaften und stetigen Bemühung um Selbstverständnis unzugänglich bleiben. In solchen Fällen, bei denen unbewußte Fixierungen des Analytikers (im allgemeinen seines eigenen Narzißmus) offenbar für seine chronische Unfähigkeit verantwortlich sind, seine Aufmerksamkeit, seine Einfühlung und sein Verständnis zur Verfügung zu stellen und aufrechtzuerhalten, kann der Begriff Gegenübertragung zu Recht angewandt werden. Hier ist das Bedürfnis des Analytikers, der Belastung durch das chronische Einbezogensein in eine komplizierte zwischenmenschliche Beziehung, der es an wesentlichen Objektbesetzungen mangelt, anscheinend Folge des in besonderer Weise ängstigenden Gefühls, in das narzißtische Gespinst einer anderen Psyche wie in eine anonyme Existenz gezogen zu werden.

Es ist schwierig, die Häufigkeit dieser spezifischen Fixierungspunkte in den Persönlichkeitsstrukturen von Analytikern einzuschätzen, besonders deswegen, weil sie, selbst wenn sie vorhanden sind, vielleicht die Berufsausübung des Analytikers in anderen Bereichen als in Analysen narzißtischer Persönlichkeitsstörungen nicht beeinträchtigen. Sie können unentdeckt bleiben, weil jene Analytiker gewöhnlich die Behandlung solcher Fälle vermeiden. Ich glaube jedoch, daß ein gewisses Maß von Verwundbarkeit in diesem Bereich bei Analytikern ziemlich häufig ist, weil die spezifische Entwicklung von empfindsamer Einfühlung häufig in das Motiv, Analytiker zu werden, eingeht und in der Tat beruflich positiv zu werten ist, solange sie unter der Herrschaft des Ichs bleibt. Obwohl man einräumen muß, daß das bewußte Ich keine aktive Rolle bei den psychischen Leistungen spielt, die zu einfühlender Wahrnehmung führen, so kontrolliert es diese doch auf verschiedene Weise: Das Ich entscheidet, ob es einfühlend wahrnehmen will; es kontrolliert die Tiefe der Regression während des Zustandes der gleichschwebenden Aufmerksamkeit; und es ersetzt die einfühlende Haltung durch adäquate Anwendung des Sekundärvorgangs, um die einfühlend wahrgenommenen psychischen Fakten zu untersuchen, die in einen realistischen und logischen Zusammenhang gebracht werden müssen und auf die eine angemessene Reaktion gewählt werden muß, sei dies Schweigen, Deuten oder umfassende analytische Konstruktionen.

Das Potential für den Erwerb eines besonderen Talents für einfühlende Wahrnehmung ebenso wie die Neigung, diese psychische Funktion gern anzuwenden, werden früh im Leben erworben. Und sowohl das potentielle Talent als auch die Freude an der Ausübung der Funktion entstehen in eben jenen Situationen, die auch den Kern für die Verwundbarkeit bilden, nämlich die Furcht vor archaischer Verklammerung, mit der wir uns hier befassen. Wenn z. B. ein narzißtischer Elternteil – in den meisten, aber keineswegs allen Fällen ist die Persönlichkeit der Mutter in erster Linie hierfür bedeutsam – das Kind als Teil seiner Selbst betrachtet über die Phase hinaus, in der eine solche Einstellung adäquat ist, oder intensiver als optimal oder mit verwirrend einseitigen Reaktionen, dann stellt sich die unreife Psyche des Kindes übermäßig auf die Psyche der Mutter (oder des Vaters) ein. Die endgültigen Ergebnisse des Einflusses einer solchen frühen Umgebung können sehr verschieden sein. Er kann zur Entwicklung eines empfindlichen psychischen Überbaues mit ungewöhnlich großer Fähigkeit für die Wahrnehmung und Verarbeitung psychischer Prozesse bei anderen führen. Oder aber, wenn man früh übermäßiger psychischer Nähe zu exzessiv ausgesetzt ist, so kann dies im Gegenteil zu einer abwehrenden Verhärtung oder Abstumpfung der wahrnehmenden Oberflächen führen, um den psychischen Apparat davor zu schützen, durch die ängstigenden Reaktionen eines pathogenen Elternteils traumatisiert zu werden.

Unter otpimalen Bedingungen nimmt der Erwachsene, der mit einem kleinen Kind einfühlend verschmolzen ist, dessen Angst wahr und reagiert adäquat auf die Spannung des Kindes. Die schwere Angstspannung eines Kindes z. B. löst ein unmittelbares einfühlendes Angstsignal im Erwachsenen aus. In Einschätzung der wirklichen Situation kann der Erwachsene jedoch erkennen, daß keine Gefahr besteht, und er wird angstfrei. Er schließt dann das Kind in seine eigene innere Ruhe durch phasenentsprechende Handlungen ein, die die einfühlende Verschmelzungsübertragung des affektiven Zustandes verstärken, z. B. indem er das Kind aufnimmt, es fest an sich hält und dergleichen.[3]

Solche Interaktionen fördern die Entwicklung einer gesunden und ausgeglichenen Fähigkeit des Kindes zur Einfühlung. Wenn die Mutter jedoch, anstatt die Spannungsgefühle des Kindes aufzufangen, auf die beginnende geringe Angst eines Kindes häufig diffus oder selektiv mit hypochondrischer Verstärkung und Ausweitung des unangenehmen Gefühls reagiert und so das Kind mit ihrer eigenen Panik anzustecken droht, dann versucht das Kind sich durch Distanz und vorzeitige Autonomie oder, was in diesem Zusammenhang am wichtigsten ist, durch phasen-inadäquaten (d. h., vorzeitigen) Ersatz der einfühlenden Wahrnehmung durch andere Formen der Realitätsprüfung zu schützen.

Unter bestimmten, selektiv günstigen Umständen kann eine solche frühe Traumatisierung auch eine spätere psychologische Begabung nicht ausschließen, und es gibt in der Tat, wenn auch selten, einige bedeutende Psychoanalytiker, deren Fähigkeiten auf dem Gebiet der Psychoanalyse und deren wissenschaftliche Beiträge offenbar das Ergebnis einer beeinträchtigten Einfühlungsfähigkeit sind, die durch die frühe Fähigkeit ersetzt worden ist, die psychische Realität durch den Sekundärvorgang zu erfassen. Während die meisten Analytiker ihre Fakten durch die empathische Wahrnehmung großer Einheiten komplizierter Konfigurationen bei anderen sammeln (analog dem Erkennen eines Gesichtes durch einen einzigen kognitiven Akt), so erkennen diese Psychologen nicht in gleicher Weise komplexe psychische Tatbestände in einem kognitiven Vorgang, sondern sie sammeln psychische Details und fügen sie

---

3 Entsprechungen solcher wohltätiger Verschmelzungssituationen finden sich natürlich auch zwischen Erwachsenen. Wenn ein Mensch seinen Arm um die Schultern eines aufgeregten Freundes legt, so stellt er nicht nur den Schutz bildlich dar, sondern er ermöglicht ihm auch in freiwilliger Regression, vorübergehend mit seiner eigenen Ruhe zu verschmelzen.

zusammen, bis sie auf diese Weise in der Lage sind, komplexe psychische Konfigurationen bei anderen zu verstehen. In diesem Prozeß nehmen diese Psychologen viele Einzelheiten bewußt wahr, die dem einfühlenden Beobachter entgehen; andererseits brauchen sie sehr viel Zeit, um wahrzunehmen, was offen zutage liegt, sie sind gelegentlich Opfer grotesker Mißverständnisse, und ihre Mitteilungen sind häufig langweilig, weil sie dazu neigen, sich am Offensichtlichen lange aufzuhalten.

Diese Einteilung von Persönlichkeitstypen von Psychoanalytikern auf der Grundlage ihrer entwicklungsbedingten Fähigkeiten zu einfühlender Wahrnehmung ist natürlich zu vereinfacht. Diese reinen Formen finden sich in der Realität seltener als gemischte Formen, und deshalb kann man keine einfache Typologie der Persönlichkeitsstrukturen von Tiefenpsychologen aufstellen. Die Erfahrung lehrt uns jedoch, daß viele, die einen Beruf wählen, in dem die einfühlende Beschäftigung mit anderen zur zentralen Aufgabe wird, Menschen sind, die in frühen Phasen der Einfühlungsentwicklung Traumen (erträglichen Ausmaßes) erlitten haben und die auf die Angst vor der Gefahr erneuter Traumatisierung zwei sich ergänzende Reaktionen entwickelt haben: a) sie haben eine Überempfindlichkeit der wahrnehmenden Oberflächen entwickelt; b) sie haben auf das Bedürfnis, den bedrohlichen Zufluß von Reizen zu beherrschen, mit einer übermäßigen Entwicklung des Sekundärvorganges reagiert, der darauf abzielt, das Wahrgenommene zu verstehen und Ordnung in das psychische Material zu bringen.

Die Untersuchung der verschiedenen Formen spezifischer Begabungen und spezifischer Störungen im Bereich der Einfühlung geht über den Rahmen dieser Arbeit hinaus. Im Hinblick auf typische Gegenübertragungen bei den Analysen narzißtischer Persönlichkeitsstörungen mag es genügen zu wiederholen, daß Analytiker mit guten und sogar hervorragenden Fähigkeiten, die strukturellen Konflikte der Übertragungsneurosen einfühlend wahrzunehmen, dennoch selektiv und dennoch bei der einfühlenden Wahrnehmung der strukturellen Defekte, der traumatischen Zustände und der narzißtischen Fixierungen, wie man sie bei den Analysen narzißtischer Persönlichkeitsstörungen findet, beeinträchtigt sind. Der archaische Schrecken vor dem hilflosen Überschwemmtwerden von Mutters überwältigender Angst (oder von anderen irrationalen oder übertriebenen Gefühlsreaktionen) kann bei bestimmten Analytikern zu einer Beeinträchtigung ihrer Einfühlung führen, weil sie fürchten, den Verschmelzungsbedürfnissen ihrer Analysanden nicht widerstehen zu können und weil sie sich gegen das Bild des Eindringens einer archaischen Mutter schützen müssen, die das Kind mit ihrer eigenen Angst überflutet. Analytiker mit solchen Persönlichkeitsstrukturen sind deshalb selektiv unfähig, sich einfühlend auf Patienten einzustellen, die sie mit einer archaischen narzißtischen Verstrickung bedrohen. Sie verbergen ihre spezifische Unfähigkeit, indem sie bei solchen Fällen einen allgemeinen therapeutischen Pessimismus rationalisierend zum Ausdruck bringen, und sie weichen abwehrend vor der Aufgabe zurück, die Freisetzung des Größen-Selbst des Patienten in der Zwillings- oder besonders in der Verschmelzungsübertragung zu verstehen.

Ich weiß nicht, wie häufig solche tiefen Verschmelzungsängste spezifisch die Arbeit stören, die der Analytiker bei der Behandlung narzißtischer Persönlichkeiten vollbringen muß, aber ich möchte annehmen, daß dauernde und ernsthaft beeinträchtigende Verschmelzungsängste nicht häufig sind. Aber wenn Mangel an Verständnis, Langeweile, Rückzug oder therapeutischer Aktivismus aus Abwehrgründen nicht dem zunehmenden bewußten Verständnis der eigentlichen Aufgabe des Analytikers weichen, wenn Erklärungen und Reflexion nichts ändern und wenn die Ursache dieser Hemmung mit alten Ängsten vor traumatischer Überstimulierung durch Grenzverlust und unkontrollierbare Überflutung von der von der Mutter ausgehenden affektiven Erregung zusammenhängt – dann sollten solche Reaktionen als Gegenübertragungen im weiteren, behandlungstechnischen Sinne des Wortes angesehen werden.

Psychoanalytische Schulen, die den frühesten Entwicklungsstadien und den primitiven psychischen Organisationen einen
hervorragenden oder sogar ausschließlichen Stellenwert bei
der Neurosenentstehung zuweisen, neigen dazu, die in dieser
Monographie behandelten spezifischen Phänomene als ubiquitäre Ereignisse anzusehen. Da die erklärenden Konzepte dieser Schulen – z. B. die »zwischenmenschliche« Schule von H. S.
Sullivan (1940) – von ihren charakteristischen eingleisigen Methoden abgeleitet sind, verstehen sie in ihrer Betrachtungsweise die verschiedenen Formen und Möglichkeiten psychischer
Störungen als Abstufungen und Nuancen der Psychose oder
als Abwehr dagegen.

Man muß die Ähnlichkeiten und Unterschiede in verschiedenen psychoanalytischen Schulen im Zugang zu den narzißtischen Störungen vor diesem Hintergrund sehen. Leon Grinberg (1956) z. B. beschreibt technische Schwierigkeiten, die
den hier beschriebenen bis zu einem gewissen Grade gleichen.
Aber Grinbergs theoretischer Bezugsrahmen – das theoretische
System, das in Südamerika überwiegend akzeptiert ist; es
ist stark von Klein'schen Anschauungen beeinflußt – ermöglicht anscheinend keine Unterscheidung zwischen einem narzißtisch besetzten Objekt und einem mit Objekttrieben besetzten Objekt; und Projektion und Introjektion werden als
die hauptsächlichen psychischen Mechanismen betrachtet, mit
denen der Analysand auf das Objekt reagiert.[4] Das Ergebnis
ist eine Verwischung des entscheidenden Unterschiedes zwischen jenen Formen psychischer Störungen, die auf strukturellen Konflikten des differenzierten psychischen Apparates
beruhen (die Übertragungsneurosen) und jenen psychischen
Krankheiten, bei denen die Verschmelzung mit und die Lösung
von einem archaischen Selbst-Objekt die Hauptrolle spielen
(die narzißtischen Persönlichkeitsstörungen). Als Folge dieser
theoretischen Position werden die Übertragungsneurosen auf
der Grundlage archaischer Konflikte zwischen Mutter und

4 Vgl. die Ausführungen über die »Englische Schule« der Psychoanalyse
in Kapitel 8.

Kind erklärt, während den narzißtischen Störungen Mechanismen unterstellt werden – *sekundäre* Projektion und Introjektion –, die erst nach voller Strukturierung des psychischen Apparates und nach der Differenzierung zwischen Selbst und Objekt (einschließlich der Besetzung des letzteren mit Objekttrieben) in Erscheinung treten. Es stimmt mit Grinbergs theoretischen Auffassungen überein, daß er die Gegenübertragungen, die aus Verschmelzungsängsten entstehen, als ubiquitäre Phänomene ansieht. In Wirklichkeit sind diese Phänomene jedoch nicht häufig. Sie treten auf als Folge spezifischer Verwundbarkeiten einzelner Analytiker bei einer bestimmten psychologischen Aufgabe. Sie treten mit anderen Worten auf, wenn die intensiv wiederbelebten, spezifisch narzißtischen Forderungen von Patienten mit narzißtischen Persönlichkeitsstörungen auf die Psyche von Analytikern einwirken, deren eigene Neigung zur Selbst-Objekt-Entdifferenzierung nicht vollkommen oder zuverlässig in die Fähigkeit zum Eingehen von Probeverschmelzungen als Einfühlung unter Kontrolle des Ichs umgewandelt worden ist.

Die Reaktionen des Analytikers auf die therapeutische Wiederbelebung des Größen-Selbst des Analysanden sind kompliziert; deshalb ist es gelegentlich einfacher, die verschiedenen Formen metapsychologisch einzuordnen, als das entscheidende Versagen eines Analytikers in einem konkreten Fall zu verstehen und zu diagnostizieren. Die folgende Beschreibung einer vorübergehenden Einfühlungsstörung des Analytikers bei einem bestimmten Fall, bei dem es zu einer Wiederbelebung des kindlichen Größen-Selbst des Analysanden kam, mag dazu beitragen, den Gegenstand kasuistisch zu erhellen.

Fräulein F., 25 Jahre alt, hatte eine Analyse wegen allgemeinen Unbefriedigtseins gesucht. Obwohl sie aktiv in ihrem Beruf war und sowohl gesellschaftliche Kontakte als auch Liebesbeziehungen hatte, hatte sie das Gefühl, daß sie anders als andere Menschen und von ihnen isoliert war. Trotz vieler Freundschaften meinte sie, daß sie niemandem nahe kam; und obwohl sie verschiedene Liebesbeziehungen gehabt und einige ernsthafte Heiratsanträge bekommen hatte, hatte sie die Ehe gescheut, weil sie wußte, daß sie einen solchen Schritt nur zum Schein tun würde. Im Laufe der Analyse wurde allmählich deutlich, daß sie an plötzlichen Stimmungsschwankungen litt, die mit einer großen Unsicherheit über die Wirklichkeit ihrer Gefühle und Gedanken einhergingen. In metapsychologischen Begriffen war ihre Störung die Folge einer mangelhaften Integration des Größen-Selbst in die Gesamtheit des psychischen Apparats mit der daraus entstandenen Neigung zu Schwankungen zwischen 1. Zuständen ängstlicher, hypomanischer Erregung wegen einer geheimen »Kostbarkeit«, die sie weit über jeden anderen erhob (in Zeiten, in denen das Ich nahe daran war, den grandiosen Substrukturen nachzugeben, d. h., dem stark besetzten Größen-Selbst); und 2. Zuständen affektiver Entleerung, Gleichgültigkeit und Lähmung (die die periodische Schwächung des Ichs widerspiegelten, wenn dieses seine ganze Stärke brauchte, um sich von seiner unrealistischen, grandiosen Substruktur abzukapseln). Die Patientin ging Objektbeziehungen nicht in erster Linie ein, weil sie sich zu Menschen hingezogen fühlte, sondern mehr in dem Versuch, bedrängenden narzißtischen Spannungen zu entgehen. Und obwohl in der späteren Kindheit ebenso wie im Erwachsenenalter ihre sozialen Beziehungen oberflächlich verhältnismäßig ungestört erschienen, so konnten sie doch wenig dazu beitragen, daß von der darunterliegenden narzißtischen Störung verursachte Leiden zu mildern.

Wir konnten mit Sicherheit rekonstruieren, daß die Mutter in der frühen Kindheit der Patientin an mehreren depressiven Phasen gelitten hatte; dies hatte die allmähliche Integration der narzißtisch-exhibitionistischen Besetzungen des Größen-Selbst verhindert. In entscheidenden Kindheitsphasen hatten die Gegenwart und das Tun des Mädchens bei der Mutter weder Freude noch Zustimmung hervorrufen können. Im Gegenteil, wann immer das Kind versuchte, über sich zu sprechen, verschob die Mutter sehr subtil ihre Aufmerksamkeit auf ihre depressive Selbstbezogenheit, und das Kind war somit jener optimalen mütterlichen Zuwendung beraubt, die groben Exhibitionismus und Größenvorstellungen in adaptiv nützliches Selbstwertgefühl und Freude an sich selbst umwandelt. Obwohl die traumatische Fixierung an die kindliche Form des Größen-Selbst nicht vollständig war, weil die depressiven Zustände der Mutter nicht extrem waren, war die Störung später durch die Beziehung von Fräulein F. zu ihrem einzigen Geschwister verstärkt worden, einem drei Jahre älteren Bruder, der (da es ihm selbst an zuverlässiger elterlicher Zuwendung mangelte) die Schwester sadistisch behandelte, sich selbst bei allen möglichen Gelegenheiten in das Rampenlicht stellte und seine überlegene Intelligenz benutzte, um die Aufmerksamkeit der Eltern von dem abzuziehen, was die Schwester mit Stolz sagte oder tat, und auf diese Weise beeinträchtigte er wiederum die realistische Befriedigung ihrer narzißtischen Bedürfnisse.

Im folgenden möchte ich mich auf jenen Teil des therapeutischen Materials beschränken, das die spezifischen Probleme des Analytikers bei der Analyse des therapeutisch aktivierten Größen-Selbst deutlich macht. In längeren Phasen der Analyse und schon zu einer Zeit, in der ich die Persönlichkeitsstörung der Patientin genetisch noch nicht verstand bzw. nur eine unklare Vorstellung darüber hatte, traten bestimmte Ereignisse in den Analysenstunden häufig in folgender Reihenfolge auf: Die Patientin kam in freundlicher Stimmung an, legte sich ruhig nieder und fing an, ihre Gedanken und Gefühle über verschiedene Dinge mitzuteilen – Beziehungen bei der Arbeit, zu ihrer Familie oder zu dem Mann, mit dem sie damals befreundet war; Träume und wichtige Assoziationen einschließlich vorsichtig tastender, aber aufrichtiger Hinweise auf die Übertragung und einer Anzahl von Einsichten (zu denen sie gegen scheinbar adäquate Widerstände gekommen war) über die Beziehungen zwischen Gegenwart und Vergangenheit sowie zwischen Übertragungen auf den Analytiker und entsprechenden, auf andere gerichteten Wünschen. Kurz gesagt: In dem ersten Teil der analytischen Sitzungen jener Phase hatte der therapeutische Prozeß den Anschein einer gut vorwärtskommenden Selbstanalyse.

Drei Merkmale unterschieden jedoch dieses Analysenstadium der Patientin von einer echten Selbstanalyse, in denen der Analytiker tatsächlich kaum mehr als ein interessierter Beobachter ist, der sich für den nächsten Ansturm von Widerständen bereithält: 1. Das erwähnte Stadium dauerte viel länger als die Perioden von Selbstanalyse bei anderen Behandlungen. 2. Ich bemerkte außerdem, daß es mir nicht möglich war, die Einstellung interessierter Aufmerksamkeit zu behalten, die sich normalerweise mühelos und spontan einstellt, wenn man freien Assoziationen in Perioden verhältnismäßig unbehinderter selbstanalytischer Arbeit folgt; meine Aufmerksamkeit ließ jedoch häufig nach, meine Gedanken begannen zu wandern, und ich mußte mich bewußt anstrengen, um meine Aufmerksamkeit auf die Mitteilungen der Patientin gerichtet zu halten. Diese Neigung zur Unaufmerksamkeit war rätselhaft, weil die Patientin sich mit objektbezogenen Inhalten innerhalb und außerhalb der analytischen Situation, der jetzigen ebenso wie der vergangenen, befaßte. Dennoch wurde mir allmählich klar, daß, während sie über gegenwärtig besetzte Objekte einschließlich ihrer Phantasien über mich sprach, meine Unaufmerksamkeit daher kam, daß die Mitteilungen selbst anscheinend nicht an mich gerichtet waren und daß meine objektlibidinöse Aufmerksamkeit deshalb nicht spontan erweckt wurde. 3. Nach einer längeren Periode der Unklarheit und des Nichtverstehens, in der ich nicht nur mit Langeweile und Unaufmerksamkeit kämpfte, sondern auch dazu neigte, mit der Patientin über die Richtigkeit meiner Deutungen zu disputieren und das Vorhandensein trotziger, verborgener Widerstände zu vermuten, kam mir die entscheidende Einsicht, daß die Patientin eine ganz bestimmte Reaktion auf ihre Äußerungen erwartete und jede andere vollkommen zurückwies.

Ungleich anderen Analysanden in Phasen echter Selbstanalyse konnte Fräulein F. mein Schweigen nicht ertragen und war mit vorsichtigen Hinweisen nicht zufrieden; vielmehr bekam sie etwa in der Mitte der Stunden einen heftigen Zorn auf mich wegen meines Schweigens und warf mir vor, ihr nicht zu helfen. (Der archaische Charakter ihres Bedürfnisses, möchte ich hinzufügen, verriet sich durch die Plötzlichkeit seines Auftretens – wie der plötzliche Übergang von Sattheit zu Hunger oder von Hunger zu Sattheit bei sehr kleinen Kindern.) Allmählich wurde mir jedoch klar, daß sie sofort ruhig und zufrieden wurde, wenn ich in solchen Augenblicken einfach zusammenfaßte oder wiederholte, was sie eigentlich schon gesagt hatte (wie etwa: »Sie kämpfen wieder dagegen, daß Sie in das Mißtrauen ihrer Mutter gegen Männer einbezogen sind«, oder: »Sie haben sich das Verständnis erarbeitet, daß die Phantasien über den durchreisenden Engländer Widerspiegelungen von mir sind«). Aber wenn ich über das, was die Patientin selbst schon gesagt oder entdeckt hatte, nur einen Schritt hinausging (wie etwa: »Die Phantasien über den durchreisenden Ausländer sind Widerspiegelungen von Phantasien über mich, und außerdem denke ich, daß sie eine Wiederbelebung der gefährlichen Erregung durch die Geschichten ihres Vaters sind«), bekam sie wieder einen heftigen Zorn (ohne Rücksicht darauf, daß das, was ich hinzugefügt hatte, ihr auch schon bekannt war) und beschuldigte mich wütend mit schriller, gereizter Stimme, daß ich ihr den Boden wegziehe, daß ich mit meiner Bemerkung alles, was sie aufgebaut hatte, zerstöre und die Analyse kaputtmache.

Gewisse Überzeugungen kann man nur unmittelbar gewinnen, und ich bin daher nicht in der Lage, im einzelnen die Richtigkeit meiner Folgerungen über die Bedeutung dieses Verhaltens und über den Stellenwert des typischen toten Punktes in diesen Sitzungen (einschließlich spezifischer Aspekte der Gegenübertragung) darzustellen. In dieser Phase der Analyse versuchte die Patientin mit Hilfe meiner bestätigenden, zustimmenden und einfach reagierenden Gegenwart (Spiegelübertragung), ein archaisches, narzißtisch überbesetztes Selbst in die Gesamtpersönlichkeit zu integrieren. Dieser Prozeß begann mit einem zaghaften Wiedergewinnen eines Gefühls für die Wirklichkeit ihrer Gedanken und Empfindungen und kam dann allmählich zur Umwandlung ihrer intensiven exhibitionistischen Bedürfnisse in ein ich-syntones Gefühl für ihren eigenen Wert und in Freude an ihren Tätigkeiten. Eine wichtige vorübergehende Aktivität (bei der sie jedoch nur eine Zeitlang blieb), waren Tanzstunden. Das Tanzen (und ihre Teilnahme an verschiedenen öffentlichen Vorstellungen) stellten einen wichtigen Puffer für jenes Übermaß ihrer narzißtischen exhibitionistischen Bedürfnisse dar, die in der analytischen Situation nicht befriedigt werden konnten und die sie in ihren gewohnten Tätigkeiten nicht befriedigen konnte.

Wie mir allmählich klar wurde, wies mir die Analysandin eine bestimmte Rolle im Universum eines sehr kleinen Kindes zu. In dieser Analysenphase hatte sie begonnen, ein archaisches, intensiv besetztes Selbstbild wiederzubeleben, das bis dahin in labiler Verdrängung gehalten worden war. Gleichzeitig mit der Wiederbelebung des Größen-Selbst, an das sie fixiert geblieben war, kam auch ein erneutes Bedürfnis nach einem archaischen Objekt auf (einem Vorläufer psychischer Struktur), das nichts anderes war als die Verkörperung einer Funktion, die die Psyche der Patientin selbst noch nicht übernehmen konnte: Nämlich einfühlend auf ihre narzißtische Selbstdarstellung zu reagieren und ihr narzißtische Zufuhr durch Bestätigung, Widerspiegelung und Widerhall zu geben.

Weil ich mir zu jener Zeit der Fallstricke solcher Übertragungsforderungen noch nicht deutlich genug bewußt war, behinderten viele meiner Interventionen die Arbeit der Strukturbildung. Aber ich weiß, daß die Hindernisse auf dem Weg des Verständnisses nicht nur im kognitiven Bereich lagen; und ich kann, ohne die Regeln des Anstandes zu verletzen und ohne in jene Art unbescheidener Selbstoffenbarung zu verfallen, die letztlich mehr verbirgt als zugibt, bestätigen, daß spezifische Faktoren in meiner eigenen Persönlichkeit zu Hindernissen wurden. Es war mir noch bis zu einem gewissen Grade wichtig, mich selbst narzißtisch im Mittelpunkt der

Bühne zu sehen, was mit tiefen und alten Fixierungspunkten zusammenhing; und, obwohl ich natürlich lange Zeit mit den entsprechenden Kindheitsphantasien gekämpft hatte und glaubte, daß ich im ganzen die Herrschaft über sie errungen hatte, war ich vorübergehend nicht in der Lage, die kognitive Aufgabe zu erfüllen, die mir durch die Konfrontierung mit dem wiederbelebten Größen-Selbst meiner Patientin gestellt war. So wies ich die Möglichkeit zurück, daß ich kein Objekt für die Patientin war, keine Legierung mit den geliebten und gehaßten Personen ihrer Kindheit, sondern nur, wie ich widerstrebend einsehen mußte, eine unpersönliche Funktion, die nur insoweit von Bedeutung war, als sie im Reich ihrer eigenen wiederbelebten narzißtischen Größenvorstellungen und ihres Exhibitionismus einen Platz hatte.

Deshalb bestand ich lange darauf, die Vorwürfe der Patientin zu spezifischen Übertragungsphantasien und -wünschen auf der ödipalen Ebene in Beziehung zu setzen – aber hierbei kam ich nicht weiter. Ich glaube, ihre schrille Stimme führte mich letztlich auf den richtigen Weg. Ich erkannte, daß hierin die äußerste Überzeugung zum Ausdruck kam, Recht zu haben – die Überzeugung eines sehr kleinen Kindes –, die bis dahin niemals einen Ausdruck gefunden hatte. Jedesmal, wenn ich mehr (oder weniger) tat, als den Berichten der Patientin über ihre eigenen Entdeckungen bestätigend zuzustimmen, wurde ich für sie die depressive Mutter, die (im Erleben der Patientin in sadistischer Absicht) die narzißtischen Besetzungen vom Kind weg auf sich selbst zog und nicht den benötigten narzißtischen Widerhall geben konnte. Oder ich wurde der Bruder, der, wie sie es erlebte, ihre Gedanken verdrehte und sich selbst in das Rampenlicht stellte.

Ob die Mutter (oder der Bruder, der in diesem Zusammenhang von der Patientin als ein Bundesgenosse der Mutter gesehen wurde, d. h., als ihre Fortsetzung oder als ein Ersatz für sie) wirklich bewußt, vorbewußt oder unbewußt sadistisch gewesen war, wie die Patientin lange Zeit behauptete, ist hier nicht sehr wichtig. Das archaische Objekt wird als allmächtig und allwissend erlebt, und die Folgen seiner Handlungen und Unterlassungen werden vom Kind immer als vorsätzlich empfunden. Die Patientin nahm deshalb an – folgerichtig im Rahmen ihrer psychischen Organisation –, daß mein anfänglicher Mangel an Verständnis für sie nicht Folge meiner intellektuellen und affektiven Begrenzungen war, sondern das Ergebnis sadistischer Absicht. Ich glaube nicht, daß dieser Trugschluß einfach einer Übertragungsverwirrung zugeschrieben werden sollte. Er muß vielmehr als Folge der therapeutischen Regression auf die Stufe der entscheidenden pathogenen Fixierung verstanden werden, d. h., zu einer narzißtischen Wahrnehmung des Objekts und somit zu einer animistischen Verwechslung von Wirkung und Ursache einerseits sowie von Tat und Absicht andererseits.

Welches das bewußte oder unbewußte Motiv der Mutter (und des Bruders) auch gewesen sein mag, bei metapsychologischer Untersuchung der psychischen Entwicklung der Patientin hatte das Verhalten der Mutter jedenfalls dazu beigetragen, ein archaisches, hochbesetztes Größen-Selbst in die Verdrängung zu treiben, wo es der Modifizierung durch die Realität nicht zugänglich war und dem Ich als Quelle annehmbarer narzißtischer Motive nicht zur Verfügung stand. Der Vater, dem die Patientin sich übrigens mehr auf der Suche nach einem Ersatz für die von der Mutter nicht erhaltene narzißtische Zufuhr als einem ödipalen Liebesobjekt zugewandt hatte, hatte das Kind zusätzlich dadurch traumatisiert, daß er zwischen phantastischer Liebe zu dem Mädchen einerseits und Desinteresse und Rückzug für lange Zeit andererseits hin- und hergeschwankt hatte. Sein Verhalten regte alte narzißtische Phantasien des Kindes an, ohne ihm zu helfen, diese einer realistischen Selbstauffassung durch *optimale Auswahl seiner eigenen Reaktionen in einer Atmosphäre zuverlässig aufrechterhaltenen Interesses* zu integrieren. Er behinderte somit den Aufbau einer festen Verdrängungsschranke und verstärkte durch sein unbeständiges und verführerisches Verhalten die Neigung zur Resexualisierung der Bedürfnisse der Patientin, ähnlich jenen Faktoren, die im Falle des Herrn A. zur Resexualisierung des Bedürfnisses nach narzißtischer Homöostase geführt hatten.

Die hier beschriebene therapeutische Regression und besonders die therapeutischen Reaktionen des Analytikers auf sie bedürfen weiterer Erklärung, obwohl die folgende Darstellung des analytischen Prozesses nicht direkt zu diesem spezifischen Gegenstand gehört, nämlich der Gegenübertragung in der Spiegelübertragung.

Beim ersten Hinhören könnte man meinen, daß ich sagen wollte, der Analytiker müsse bei Fällen dieser Art einem Übertragungswunsch des Analysanden nachkommen; oder genauer gesagt, daß die Patientin nicht den notwendigen affektiven Widerhall oder die Bestätigung von der depressiven Mutter bekommen hätte und daß der Analytiker ihr dies nun geben müsse, um ihr eine »korrektive affektive Erfahrung« zu ermöglichen (Alexander, French et al. 1946).

Es gibt wirklich Patienten, für die diese Art von Nachgiebigkeit nicht nur eine vorübergehende taktische Notwendigkeit in gewissen angespannten Phasen der Analyse ist, sondern die niemals die Schritte zu jener verstärkten Ich-Herrschaft über den Kindheitswunsch tun können, die das spezifische Ziel psychoanalytischer Arbeit ist. Und es kann zudem nicht zweifelhaft sein, daß gelegentlich die Erfüllung eines wichtigen Kindheitswunsches – besonders wenn dies mit einer Geste der Überzeugung und in einer therapeutischen Atmosphäre geschieht, die den quasi-religiösen, magischen Glauben an die Wirksamkeit der Liebe einschließt – eine dauernde heilsame Wirkung hinsichtlich der Befreiung von Symptomen und Besserungen im Verhalten des Patienten haben kann. Nachdem er die Hand des Bischofs geschüttelt hat, wie Jean Valjean in Hugos *Les Misérables,* geht der Patient aus der therapeutischen Sitzung als ein anderer Mensch hervor. (Ein erstaunliches Beispiel einer plötzlichen Heilung nach einer heilsamen Erfahrung außerhalb geplanter Psychotherapie findet sich in der von K. R. Eissler [1965, S. 357 ff.] erwähnten Skizze von Justin [1960].)

Der analytische Prozeß entwickelt sich jedoch in analysierbaren Fällen anders als bei Fräulein F. Nach Überwindung gewisser kognitiver und affektiver Widerstände erkannte ich, daß das eigentliche Übertragungsangebot nicht im Inhalt der Assoziationen lag, (die aus späteren Entwicklungsphasen stammten und die der Abwehr dienende, oberflächliche menschliche Beziehungen betrafen), sondern in den Interaktionen in der analytischen Sitzung selbst. Mir wurde insbesondere klar, daß die Patientin mich als die depressive, hypochondrische Mutter ihrer frühen Kindheit eingesetzt hatte, die ihr die narzißtische Nahrung, die sie so sehr brauchte, vorenthalten hatte. Obwohl der Analytiker aus taktischen Gründen (z. B., um sich der Mitarbeit eines Sektors des Ichs des Patienten zu versichern) in solchen Fällen vorübergehend etwas geben muß, was man *widerstrebendes Eingehen auf den Kindheitswunsch* nennen könnte, so ist das eigentliche analytische Ziel nicht Wunscherfüllung, sondern Ich-Herrschaft auf der Grundlage von Einsicht, die im Rahmen (erträglicher) analytischer Abstinenz erworben wurde.

Wie für die Objekte bei den Übertragungsneurosen trifft das gleiche auch für das narzißtisch besetzte Objekt bei der Analyse narzißtischer Persönlichkeitsstörungen zu: Der Analytiker greift nicht in das spontane Entstehen von Übertragungswünschen ein (etwa mit vorzeitigen Deutungen oder auf andere Weise). Im allgemeinen beginnt er mit seiner deutenden Bearbeitung der Übertragung erst zu dem Zeitpunkt, wenn die Mitarbeit des Patienten wegen der Nichterfüllung der Übertragungswünsche aufhört, das heißt, wenn die Übertragung zum Widerstand geworden ist.[5] Und wiederum, wie bei den Übertragungsneurosen, so gilt es auch – und sogar noch mehr – für die narzißtischen Persönlichkeitsstörungen: Wenn die

5 Deutende Hinweise auf die Übertragung, besonders am Anfang der Analyse, die nicht das Ziel haben, eine Behinderung des analytischen Prozesses durch Übertragungswiderstände wieder zu beseitigen, werden vom Patienten zu Recht als Verbote verstanden. Gleichgültig, wie freundlich und sanft der Analytiker sich auch ausdrückt, der Analysand wird ihn sagen hören: »Sei nicht so – das ist unrealistisch, kindisch« oder dgl.

Deutungsarbeit soeben begonnen hat, kann der Analytiker nicht erwarten, daß die Ich-Herrschaft über intensive Kindheitswünsche gerade dann erreicht werden kann, wenn der Patient erstmals versucht, ihnen den Zugang zum Bewußtsein zu gestatten. Im Gegenteil, der Analytiker weiß, daß nun eine längere Phase des Durcharbeitens bevorsteht, in der der Patient erstmals versucht, ihnen den Zugang zum Bewußtsein zwar nicht so sehr dadurch, daß er auf der Erfüllung kindlicher Wünsche besteht, sondern vielmehr durch neuerliche Versuche, sich von ihnen zurückzuziehen, gewöhnlich, indem er in einem abgespaltenen Sektor der Psyche lärmend Befriedigung fordert, während die eigentlichen Bedürfnisse und Wünsche sich wieder verbergen. Weder das Nichteingreifen des Analytikers in die Entwicklung des Übertragungswunsches noch sein nüchternes Akzeptieren des fortwährenden und komplizierten Durcharbeitens darf jedoch mit jener Abkehr vom analytischen Prozeß verwechselt werden, die in der Vorstellung von einer »korrektiven affektiven Erfahrung« enthalten ist, oder mit dessen Ersatz durch erzieherische Maßnahmen (und andere Aktivitäten des Analytikers), mögen sie auch als berechtigt im Dienst der Entwicklung und Aufrechterhaltung des therapeutischen Bündnisses ausgegeben werden.

Im Falle von Fräulein F. bedeutete meine Erkenntnis, daß eine spezifische Kindheitsforderung wieder agiert wurde, nur den Anfang des Durcharbeitens der Entwicklungsstufen des Größen-Selbst. Nachdem ich Herr über meinen eigenen Gegenübertragungs-Widerstand geworden war, der mich eine Zeitlang darauf bestehen ließ, daß die Patientin mit Objektübertragungen kämpfte, konnte ich ihr schließlich sagen, daß ihr Zorn auf mich narzißtisch war, daß sie mich in der Übertragung mit ihrer depressiven Mutter verwechselte, die die Aufmerksamkeit von den narzißtischen Bedürfnissen des Kindes ab und auf sich selbst gezogen hatte. Diesen Deutungen folgte die Erinnerung an aufeinanderfolgende Ereignisse, die eine Phase depressiver Selbstbezogenheit der Mutter in späteren Lebensabschnitten der Patientin betrafen.

Schließlich kamen der Patientin entscheidend wichtige, lebhafte Erinnerungen, in die anscheinend Reihen früherer und späterer Erinnerungen eingeblendet waren. Sie bezogen sich insbesondere auf Vorfälle nach dem Heimkommen vom Kindergarten oder von den ersten Klassen der Grundschule. Sie lief damals heim, so schnell sie konnte und freute sich darauf, der Mutter von ihren Erfolgen in der Schule zu erzählen. Sie erinnerte sich dann, wie die Mutter die Tür öffnete, aber das Gesicht der Mutter leuchtete nicht auf, sondern blieb ausdruckslos; und wie die Mutter, wenn die Patientin über Schule und Spiel und über ihre Leistungen und Erfolge berichtete, scheinbar zuhörte und teilnahm, aber unmerklich wurde der Gesprächsgegenstand gewechselt, und die Mutter begann von sich selbst zu sprechen, von ihrem Kopfweh und ihrer Müdigkeit und von anderen Sorgen über ihr eigenes körperliches Befinden. Von ihren eigenen Reaktionen konnte die Patientin nur erinnern, daß sie sich plötzlich energielos und leer fühlte; für lange Zeit war sie nicht in der Lage, sich eines Wutgefühls gegen ihre Mutter bei solchen Gelegenheiten zu erinnern. Erst nach einer längeren Phase des Durcharbeitens konnte sie schrittweise Verbindungen herstellen zwischen der Wut gegen mich, wenn ich ihre Forderungen nicht verstand, und den Gefühlen, die sie als Reaktion auf die narzißtische Versagung in der Kindheit hatte.

Meine Deutungen führten die Patientin so zu einem allmählich wachsenden Verständnis für die Intensität ihrer Forderungen und ihres Bedürfnisses nach deren Erfüllung, dem sie jedoch starken Widerstand entgegensetzte, weil sie jetzt nicht länger ihre extreme Bedürftigkeit in diesem Bereich verleugnen konnte, die lange durch das Zurschaustellen von Unabhängigkeit und Selbstgenügsamkeit verdeckt worden war. Dieser Phase – um die Reihenfolge in grober Annäherung zu skizzieren – folgte dann eine langsame, beschämende und ängstliche Preisgabe ihrer noch vorhandenen kindlichen Größenvorstellungen und ihres Exhibitionismus. Das Durcharbeiten in dieser Phase führte letztlich zu verstärkter Ich-Herrschaft über die alten Größenvorstellungen und den Exhibitionismus und somit zu größerem Selbstvertrauen und anderen positiven Umwandlungen ihres Narzißmus in diesem Persönlichkeits-Sektor.

Ich möchte jetzt diese Falldarstellung verlassen und die kognitiven und affektiven Aufgaben des Analytikers zusammenfassen, wenn die Schicksale der frühen Stufen des Größen-Selbst in den verschiedenen Formen der Spiegelübertragung therapeutisch wiederbelebt werden. Um seine Funktion bei der Behandlung solcher Persönlichkeitsstörungen erfüllen zu können, muß der Analytiker in der Lage sein, sich interessiert und aufmerksam auf die wiederbelebten psychischen Strukturen einzustellen, obwohl Objektbesetzungen im wesentlichen fehlen. Weiterhin muß er akzeptieren können, daß er (in Übereinstimmung mit der entscheidenden Fixierungsstufe) innerhalb des therapeutisch wiederbelebten narzißtischen Universums die Stellung eines archaischen, prästrukturellen Objektes hat, das heißt im einzelnen, eine Funktion im Dienste der Aufrechterhaltung des narzißtischen Gleichgewichts. Der Analytiker muß nicht nur fähig sein, diese Situation passiv zu ertragen, (das heißt, er darf weder ungeduldig werden, noch darf er in die narzißtische Übertragung mit vorzeitigen Deutungen eingreifen, sondern er muß positiv und schöpferisch wahrnehmend an der narzißtischen Welt des Patienten teilnehmen, weil viele seiner Erfahrungen wegen ihrer präverbalen Natur vom Analytiker einfühlend verstanden werden müssen; ihre Bedeutung muß wenigstens annäherungsweise rekonstruiert werden, bevor der Patient in der Lage ist, entsprechende spätere Erinnerungen (durch »Ineinanderschieben« [telescoping]) wiederzugewinnen und sein jetziges Erleben mit dem der Vergangenheit verbinden zu können.

Bei der Erfüllung seiner Aufgaben in den Analysen des wiederbelebten Größen-Selbst ist dem Analytiker das theoretische Verständnis dieser Phänomene äußerst hilfreich. Er muß sich zudem der möglichen Beeinträchtigung durch eigene narzißtische Erwartungen bewußt sein, die gegen einen anhaltenden

Zustand rebellieren, in dem er vom Patienten weder als eigenständige Persönlichkeit erlebt noch auch nur mit einem Objekt aus der Vergangenheit verwechselt wird. Und schließlich muß der Analytiker in bestimmten Fällen frei sein von dem Bedürfnis, aus archaischer Angst vor Auflösung durch Verschmelzung aktiv zu werden. Er darf sich nicht gegen die Verschmelzungsbedürfnisse bestimmter Patienten abschirmen, sondern muß deren Wiederbelebung ohne unangemessene Angst ertragen und muß selbst zu Probeverschmelzungen in der Lage sein und sein Ich zu Signalzwecken in Form kontrollierten, einfühlenden Verständnisses für die narzißtischen Bedürfnisse des Patienten und die erforderlichen Reaktionen auf sie durchdringlich halten, das heißt, er muß zu Deutungen und Rekonstruktionen fähig sein, die schrittweise zur Integration der narzißtischen Strukturen in die reife, realitätsorientierte Persönlichkeit des Patienten führen. Es muß jedoch wiederholt werden, da wir hier wiederum den analytischen Prozeß bei der Behandlung dieser Störungen untersuchen, daß der Analysand häufig anfangs und für längere Zeit eine ungenügende Toleranz für seine eigenen narzißtischen Forderungen hat und daß er zuerst lernen muß, sie zu akzeptieren und zu verstehen, bevor sein Ich schrittweise versucht, weitere Herrschaft über sie zu erlangen.

12

Therapeutische Umwandlungen bei der Analyse narzißtischer Persönlichkeiten

Die Wiederbelebung der archaischen narzißtischen Positionen in der Analyse ermöglicht das Durcharbeiten der narzißtischen Übertragungen und führt sowohl zu unspezifischen als auch zu spezifischen positiven Veränderungen. Die wichtigste unspezifische Veränderung ist eine größere Fähigkeit zur Objektliebe; die spezifischen Veränderungen vollziehen sich im Bereich des Narzißmus selbst.

Zunahme und Ausdehnung von Objektliebe

1. Die Zunahme der Fähigkeit zur Objektliebe, die man regelmäßig bei der Analyse narzißtischer Persönlichkeiten findet, muß als wichtiges, aber unspezifisches und sekundäres Ergebnis der Behandlung angesehen werden. Im allgemeinen wird die neu auftretende Objektliebe dem Patienten verfügbar als Folge der Wiederbelebung objekt-libidinöser ödipaler Bindungen, die vorher hinter einer Mauer von regressivem Narzißmus verborgen und deshalb dem Patienten unzugänglich gewesen waren. Daher bedeutet die wachsende Zugänglichkeit objekt-libidinöser Triebenergien im Verlaufe der Analyse im allgemeinen nicht, daß freigesetzter Narzißmus in Objektliebe verwandelt ist; sie ist vielmehr Folge einer Freisetzung von vorher verdrängter Objekt-Libido; das heißt, sie ist das Ergebnis eines Therapieerfolges in Bereichen sekundärer psychischer Störungen (Übertragungsneurose) bei einem Patienten, der primär an einer narzißtischen Persönlichkeitsstörung leidet.
2. Gewisse Aspekte der erweiterten Fähigkeit des narzißtischen Patienten zur Objektliebe stehen jedoch direkter mit

dem Prozeß des Durcharbeitens des primären Störungsbereiches in Zusammenhang. Sie sind nicht durch eine einfache Zunahme der Objektbesetzungen zu erklären, sondern durch Verfeinerung und affektive Vertiefung der bereits vorhandenen (oder nun freigelegten) Objektbindungen als Folge davon, daß idealisierende Libido nun erreichbar wird. Durch das systematische Durcharbeiten einer idealisierenden Übertragung kann ein Überschuß idealisierender Libido dem Patienten zugänglich und mit Objektlibido verschmolzen werden. Die Verbindung idealisierender Libido mit Objektliebe führt zu einer Vertiefung und Verfeinerung des Liebeserlebens des Patienten, sei es im Zustande des Verliebtseins, in langfristiger Zuneigung zu einem anderen Menschen oder in seiner Hingabe an wertvolle Aufgaben und Ziele. Unter diesen Umständen hat der narzißtische Anteil der gesamten Liebeserfahrung imgrunde nur zusätzliche Bedeutung. Die narzißtischen Besetzungen tragen zur Intensität und zur Färbung der Liebeserfahrung des Patienten bei; die zentralen Triebbesetzungen sind jedoch objekt-libidinöser Art.

3. Ein wichtiges unspezifisches Ergebnis der systematischen Analyse der narzißtischen Positionen ist schließlich die gesteigerte Fähigkeit zur Objektliebe als Folge der Festigung des Selbsterlebens und der damit verbundenen stärkeren Kohärenz und schärferen Abgrenzung des Selbst. Ebenso wie die Fähigkeit des Ichs, eine Vielzahl von Aufgaben zu erfüllen (z. B. berufliche Ziele) Hand in Hand mit der Kohärenz des Selbst zunimmt, so gilt dies auch für die Funktion des Ichs als ausführende Instanz der Objektliebe. Um diese offensichtliche Tatsache in verhaltensbezogenen, phänomenologischen und dynamischen Begriffen darzustellen: Je sicherer ein Mensch sich seines eigenen Wertes ist, je gewisser er weiß, wer er ist, und je sicherer sein Wertsystem verinnerlicht ist – umso mehr wird er mit Selbstvertrauen und Erfolg in der Lage sein, seine Liebe zu geben (das heißt, objekt-libidinöse Bindungen einzugehen), ohne Zurückweisung und Erniedrigung übermäßig befürchten zu müssen.

Progressive und integrative Entwicklungen im narzißtischen Bereich

Die primären und entscheidenden Ergebnisse der psychoanalytischen Behandlung narzißtischer Persönlichkeiten liegen im narzißtischen Bereich, und die hierbei erreichten Veränderungen sind in der Regel ausschlaggebend. Da der größere Teil dieser Monographie sich mit den progressiven und integrativen therapeutischen Entwicklungen im narzißtischen Bereich befaßt hat, kann ich mich im wesentlichen auf eine kurze Zusammenfassung beschränken und nur auf eine Anzahl neu erworbener, komplexer psychischer Fähigkeiten eingehen, die vorher nicht genügend behandelt werden konnten.

1. Im Bereich der *idealisierten Eltern-Imago* werden die folgenden therapeutischen Ergebnisse durch die funktionale Integration dieser narzißtischen Konfiguration mit dem Ich und dem Über-Ich erreicht:

a) Wenn die *frühen präödipalen* (noch archaischen) Aspekte der idealisierten Eltern-Imago allmählich aufgegeben werden, werden sie in neutralisierter Form verinnerlicht und damit Teil der grundlegenden triebkontrollierenden und triebkanalisierenden Struktur des Ichs. Anders ausgedrückt: Die Psyche des Patienten übernimmt schrittweise (und unauffällig) die neutralisierenden, triebkontrollierenden und triebkanalisierenden Funktionen, die der Patient zuerst nur dann erfüllen kann, wenn er sich mit dem idealisierten Analytiker verschmolzen und vereinigt fühlt.

b) Wenn die *späten präödipalen* und *ödipalen* (jetzt stärker differenzierten) Aspekte der idealisierten Eltern-Imago aufgegeben werden, werden sie verinnerlicht und in das Über-Ich aufgenommen, was zu einer Idealisierung dieser psychischen Struktur und somit zu einer Stärkung der Werte und Normen führt, deren Träger sie ist. Mit anderen Worten: Das Über-Ich des Patienten wird zunehmend zur Quelle sinngebender innerer Führung, Anleitung und beglückender Bestätigung, was einen heilsamen Einfluß auf die Ich-Integration und Aufrechterhaltung des narzißtischen Gleichgewichts hat, die dem Patienten vorher nur solange zugänglich waren, als er sich mit dem idealisierten Analytiker verbunden fühlte und dessen Reaktionen spürte.

2. Im Bereich des *Größen-Selbst* werden die folgenden therapeutischen Ergebnisse durch die allmähliche funktionale Integration der zwei hauptsächlichen Aspekte dieser narzißtischen Konfiguration in das Ich erreicht:

a) Die infantilen Größenvorstellungen werden allmählich den Erwartungen und Zielvorstellungen der Persönlichkeit eingefügt und verleihen den reifen Bestrebungen eines Menschen nicht nur Kraft, sondern auch ein anhaltendes, positives Gefühl des Rechtes auf Erfolg. Unter optimalen Bedingungen ist dieses »Eroberergefühl« (Freud 1917 c, S. 26), ist deshalb ein zwar vollgezähmtes, dennoch aktives Derivat des frühen kindlichen, ich-bezogenen Absolutheitsanspruches.

b) Die archaische exhibitionistische Libido wird wieder in kontrollierter (das heißt, neutralisierter) Form Schritt für Schritt von den kindlichen Zielen direkter Befriedigung durch unmittelbares Zurschaustellen abgezogen und durchdringt stattdessen die realitätsangepaßten und sozial sinnvollen Handlungen der erwachsenen Persönlichkeit. Der vorher schamprovozierende Exhibitionismus des Patienten wird somit eine wesentliche Quelle seines Selbstwertgefühls und ichsyntoner Freude an seinen Taten und Erfolgen.

3. Das Durcharbeiten der narzißtischen Übertragung führt zu einer Erweiterung der ganzen Persönlichkeit; Voraussetzung hierzu ist die therapeutische Wiederbelebung der archaischen narzißtischen Positionen. Dies führt zum Erwerb einer Anzahl hochgeschätzter soziokultureller Fähigkeiten (wie etwa Einfühlung, Kreativität, Humor und Weisheit), die soweit von ihren Ursprüngen entfernt worden sind, daß sie als vollautonome Eigenschaften der reifsten Schichten der Psyche erscheinen. Im Schlußteil dieser Untersuchung werde ich mich mit diesen vier Fähigkeiten befassen, weil das Verständnis ihrer Rolle und Funktion, ihrer Beeinträchtigung

oder Störung und ihres Freiwerdens im therapeutischen Prozeß entscheidend wichtiger ist, um die therapeutischen Ziele bei der Analyse narzißtischer Persönlichkeiten ermessen zu können.

Einfühlung (Empathie)*

Einfühlung (Empathie) ist eine besonders auf komplexe psychische Konfigurationen eingestellte Wahrnehmungsweise. Unter optimalen Bedingungen wendet das Ich die empathische Beobachtungsweise an, wenn es psychische Fakten aufzunehmen hat, und es benutzt nicht-empathische Weisen der Wahrnehmung, wenn es Dinge wahrzunehmen hat, die nicht zum intrapsychischen Bereich gehören.[1] Es gibt eine Vielzahl krankhafter Störungen der Einfühlung (Empathie); die daraus entstehenden Fehlwahrnehmungen der Realität können jedoch in zwei Gruppen eingeteilt werden:

* Anmerkung des Übersetzers: Die Wahl der richtigen deutschen Übersetzung für »empathy« war nicht leicht. Zwar hat sich »Empathie« als Terminus technicus in deutschen psychoanalytischen Arbeiten eingebürgert (obwohl dessen englische Entsprechung der Umgangssprache angehört und »Einfühlung« bedeutet). Der Übersetzer hat sich nach vielen Überlegungen und Diskussionen entschieden, überwiegend das anschauliche Wort »Einfühlung« zu verwenden, und zwar, weil ihn *Freuds* Gedanke überzeugt hat: »Sie werden es wahrscheinlich beanstanden, daß wir zur Bezeichnung unserer beiden seelischen Instanzen oder Provinzen einfache Fürwörter gewählt haben, anstatt vollautende griechische Namen für sie einzuführen. Allein wir lieben es in der Psychoanalyse, im Kontakt mit der populären Denkweise zu bleiben und ziehen es vor, deren Begriffe wissenschaftlich brauchbar zu machen, anstatt sie zu verwerfen. Es ist kein Verdienst daran, wir müssen so vorgehen, weil unsere Lehren von unseren Patienten verstanden werden sollen, die oft sehr intelligent sind, aber nicht immer gelehrt« (G. W. XIV, S. 222).
Der Gebrauch eines »vollautenden griechischen Namens« bietet keinen erkennbaren Vorteil, vielmehr können erfahrungsferne Fachausdrücke zu einem isolierenden Umgang mit psychischen Phänomenen führen. Freuds Denken steht übrigens in Übereinstimmung mit Hegels Unterscheidung der »Vernunfterkenntnis von der bloßen Verstandeserkenntnis« (Geschichte der Philosophie. München: C. H. Beck 1923, S. 71; Dank an Frau Heide Berndt für diesen Hinweis).
1 Eine Darstellung der Grenzen zwischen dem psychischen und dem nicht-psychischen Bereich findet sich bei Freud (1915 c).

1. Zur ersten Gruppe gehört die unangebrachte Verwendung der Einfühlung in Bereichen *außerhalb* des Gebietes komplexer psychischer Zustände. Diese Verwendung der Einfühlung bei der Beobachtung *nicht-psychischer* Sachverhalte führt zu einer falschen, prärationalen, animistischen Wahrnehmung der Außenwelt und ist im allgemeinen Ausdruck eines Infantilismus im Bereiche der Wahrnehmung und Erkenntnis.

Auch in der wissenschaftlichen Psychologie beschränkt sich die Einfühlung darauf, ein Instrument zur Sammlung psychischer Daten zu sein; sie führt nicht von selbst zu deren Erklärung. Mit anderen Worten: Sie ist eine Weise der Beobachtung. Die gesammelten Daten müssen dann geordnet werden durch Darstellung der (z. B. kausalen) Zusammenhänge der beobachteten Phänomene in Begriffen, die einen Abstand zu den Beobachtungen selbst haben (Hartmann 1927). Wenn daher Einfühlung, anstatt auf den Prozeß des Faktensammelns begrenzt zu werden, die erklärenden Schritte wissenschaftlicher Psychologie zu ersetzen beginnt (dann ist sie nur *verstehend* [siehe Dilthey 1924; Jaspers 1920], ohne auch *erklärend* zu sein), führt dies zu einem Verfall der wissenschaftlichen Maßstäbe und einer sentimentalen Regression zur Subjektivität, das heißt, zu einem kognitiven Infantilismus im wissenschaftlichen Bereich.

2. Die zweite Gruppe hier interessierender Wahrnehmungsdefekte ist durch die Unfähigkeit gekennzeichnet, Einfühlung im *psychischen* Bereich zu verwenden, insbesondere im Bereich komplexer psychischer Konfigurationen. Die Ersetzung von Einfühlung durch andere Wahrnehmungsweisen in diesem Bereich führt zu einer mechanistischen und leblosen Auffassung der psychischen Realität.

Die schwersten Mängel der Einfühlung in dieser Gruppe sind *primärer* Natur; d. h. sie sind Folgen narzißtischer Fixierungen und Regressionen insbesondere im Bereich der archaischen Stufen der Entwicklung des Selbst. Sie können frühen Störungen der Mutter-Kind-Beziehung zugeschrieben werden (als Folge affektiver Kälte der Mutter, des Fehlens eines beständigen Kontaktes mit der Mutter, der angeborenen affektiven Kälte des Kleinkindes oder des Rückzuges der Mutter von einem wenig ansprechbaren Kind usw.). Diese Störungen führen anscheinend sowohl zu einer Unfähigkeit, eine idealisierte Eltern-Imago zu errichten (mit entsprechender Beeinträchtigung der wichtigen ersten Stufen einfühlender Gegenseitigkeit zwischen Kind und Mutter) als auch zu einer Überbesetzung der primitiven Stufen des (autoerotischen) Körperselbst und der archaischen (Vor-)Stufen des Größen-Selbst und zu einer Fixierung an sie. Die weitere Entwicklung des Größen-Selbst wird auch dadurch gehemmt, daß dem Kind die benötigte bewundernde Zuwendung der Mutter fehlt.

Die häufiger zu findenden geringeren Einfühlungsstörungen – wie etwa die Unfähigkeit gewisser psychoanalytischer Ausbildungskandidaten, den notwendigen einfühlenden Zugang zu ihren Analysanden zu finden – sind anscheinend *sekundärer* Natur; sie sind Reaktionsbildungen gegen falsche Einfühlung, gewöhnlich Ich-Einschränkungen als Folge der Abwehr gegen die Neigung, die Welt animistisch wahrzunehmen. Diese Störung der Einfühlung muß in den meisten Fällen als Teil einer allgemeinen Persönlichkeitsstörung im Sinne der Zwangsstruktur angesehen werden, in dem diese Ich-Einschränkung Folge stabiler Reaktionsbildungen ist, die magisches und animistisches Denken entweder verdrängt oder (was häufiger zutrifft) isoliert oder abgespalten hält.

Gelegentlich wird Einfühlung als Äquivalent der Intuition angesehen, was zur irreführenden Gegenüberstellung von a) gefühlvollen und subjektiven (d. h. unwissenschaftlichen) intuitiv-empathischen Reaktionen auf die Gefühle anderer und b) nüchterner und objektiver (d. h. wissenschaftlicher) Untersuchung psychischer Fakten führt.

Intuition ist jedoch im Prinzip nicht an Einfühlung gebunden. Reaktionen, Urteile, Erkenntnisse und Wahrnehmungen und so weiter, die dem Beobachter intuitiv erscheinen, unterscheiden sich wahrscheinlich nur in der Schnelligkeit der psychischen Abläufe von nicht-intuitiven Reaktionen, Urteilen und so weiter. Ein großes medizinisch-diagnostisches Geschick bei einem begabten und erfahrenen Kliniker zum Beispiel kann dem Beobachter als Intuition erscheinen. In Wirklichkeit hat jedoch der geübte Intellekt des begabten Arztes mit großer Geschwindigkeit (und weitgehend vorbewußt) eine große Zahl von Details gesammelt und gefiltert und wie ein hochentwickelter Computer die verschiedenen Kombinationen durchgespielt. Was wir Intuition nennen, ist deshalb grundsätzlich in schnell ablaufende Drenkprozesse aufzulösen, die in ihrem Wesen nicht von jenen Denkprozessen verschieden sind, die uns nicht als derart ungewöhnlich auffallen. Hier muß jedoch weiter darauf hingewiesen werden, daß ein Glaube an Magie sowohl bei dem, der intuitive psychische Prozesse anwendet (entstanden aus seinem Wunsch, die unveränderte Allwissenheit eines archaischen Größen-Selbst zu erhalten) und bei dem Betrachter (entstanden aus dessen Bedürfnis nach einer Ehrfurcht gebietenden, idealisierten Eltern-Imago) natürlich zu den Widerständen beitragen kann, die der realistischen Auflösung intuitiver Prozesse in ihre Bestandteile entgegenstehen.

Talent, Ausbildung und Erfahrung verbinden sich manchmal in vielen Bereichen zu Erkenntnissen, die uns intuitiv erscheinen; wir stoßen daher auf Intuition nicht nur bei der einfühlenden Beobachtung komplexer psychischer Zustände (wie sie von Psychoanalytikern verwandt wird), sondern auch zum Beispiel, wie gesagt, bei der ärztlichen Diagnose, bei den strategischen Entscheidungen eines Schachmeisters oder bei der Planung der Experimente eines Physikers. Langsame und mühevolle nicht-intuitive Denkschritte sind andererseits nicht auf die nicht-empathische Erforschung der physikalischen Eigenschaften der Welt beschränkt, sondern sie können auch bei einfühlender Beobachtung angewandt werden. Man kann mit vollem Recht sagen, daß einer der besonderen Beiträge der Psychoanalyse darin besteht, die intuitive Einfühlung von Künstlern und Dichtern in das Beobachtungsinstrument eines ausgebildeten wissenschaftlichen Forschers umgewandelt zu haben, obwohl Urteile erfahrener psychoanalytischer Praktiker dem Beobachter manchmal ebenso intuitiv erscheinen mögen wie etwa die Diagnosen eines Internisten.

Der wissenschaftliche Psychologe im allgemeinen und der Psychoanalytiker im besonderen müssen nicht nur über die Einfühlung frei verfügen können; sie müssen auch in der Lage sein, die einfühlende Haltung wieder aufzugeben. Wenn sie nicht über Einfühlung verfügen, können sie die Fakten, die sie brauchen, nicht beobachten und sammeln; wenn sie nicht über die Einfühlung hinausgehen können, können sie keine Hypothesen und Theorien bilden und können somit letztlich nicht zu Erklärungen kommen.

Ich gehe kurz zu einem größeren Zusammenhang über und möchte hinzufügen, daß der Gegensatz zwischen faktensammelnder Einfühlung und den erklärenden Denkprozessen mit dem häufig genannten Gegensatz zwischen Praxis und Theorie zusammenhängt (aber ihm nicht völlig entspricht). Selbst praktisch-therapeutische Arbeit würde nur zu kurzlebigen Ergebnissen führen, wenn sie nicht zunehmendes Erkennen (das heißt Einsicht) einschließen würde, das über die Einfühlung hinausgeht. Und theoretische Arbeit, der die fortgesetzte Berührung mit dem Material fehlt, das nur durch Einfühlung gewonnen werden kann, würde bald steril und leer werden, zur spitzfindigen Beschäftigung mit psychischen Mechanismen und Strukturen neigen und den Zugang zur Breite und Tiefe menschlicher Erfahrung verlieren, auf der letztlich die gesamte Psychoanalyse beruhen muß.

Angesichts dieser Zusammenhänge ist es deshalb die besondere Aufgabe der Lehranalyse, die narzißtischen Positionen der Ausbildungskandidaten flexibler zu machen, um ihre Einfühlungsfähigkeit zu verbessern. Erfolg des Durcharbeitens wird in diesem Bereich dann erkennbar, wenn die Ich-Herrschaft offensichtlich hergestellt ist, das heißt, wenn der Kandidat die freie (autonome) Fähigkeit erworben hat, eine einfühlende Haltung einzunehmen oder auch aufzugeben, entsprechend seiner jeweiligen beruflichen Aufgabe.

Einige typische Störungen der Einfühlungsfähigkeit von Analytikern und bestimmte genetische Faktoren, die für a) die lebhafte Entwicklung der Einfühlung (und somit indirekt für eine Berufswahl, die die Anwendung der Einfühlung erfordert) ebenso wie für b) deren Beeinträchtigung oder abweichende Entwicklung verantwortlich sind, sind bereits dargestellt worden (Kapitel 11) und sollen hier nicht wieder behandelt werden. Jetzt sollen jedoch einige Bemerkungen über die Ausweitung, die Verfeinerung und die Vertiefung der Einfühlungsfähigkeit gemacht werden, die Folge der therapeutischen Wiederbelebung des eingefrorenen archaischen Narzißmus sind. Die erfolgreiche Analyse einer narzißtischen Persönlichkeit (sei es eine rein therapeutische oder eine Lehranalyse) steigert im allgemeinen die Einfühlungsfähigkeit, während sie häufig zugleich zu einer Abnahme der vorherigen Intuition führt. Ob die Abnahme der intuitiven Begabung echt oder nur subjektiv ist, ist schwer zu beurteilen, weil die psychische Veränderung, die der verringerten Neigung zu intuitiven Schlüssen und Entscheidungen zugrunde liegt, im Ersatz magischen Denkens und des Wunsches nach Allmacht durch (induktive) Logik, Empirie und im Akzeptieren der realistischen Begrenzung von Wissen und Können in psychologischen und nicht-psychologischen Bereichen besteht. Das Aufgeben intuitiven Denkens kommt in vielen Fällen einfach daher, daß es weniger notwendig ist und von der neuerworbenen Fähigkeit, nicht sofort Ergebnisse erzwingen zu müssen, sondern den Aufschub zu ertragen, den die Fakten bei sorgfältiger Beobachtung und denkender Untersuchung erfordern.

Es gibt jedoch Ausnahmen. Besonders bei Menschen, die starke Reaktionsbildungen gegen magisches Denken und Glauben an ihre eigene Allwissenheit hatten – Neigungen, die mit Fixierungen an die zwei hauptsächlichen archaischen narzißtischen Konfigurationen zu tun haben –, führt das Anwachsen rationaler Prozesse durch die Analyse des wiederbelebten Narzißmus zu größerer Freiheit bei Beobachtungen sowie deren rationaler Ordnung und auch, wenn die Umstände solche kognitiven Prozesse gestatten, dazu, daß Beobachtungen und Überlegungen vorbewußt und schnell ablaufen und nicht, wie vorher, schleppend, mühsam und phantasielos.

Wie immer die intuitiven Fähigkeiten sich entwickeln mögen, bei erfolgreichen Analysen ist die Zunahme an Einfühlung immer echt. Die Wiederbelebung der archaischen narzißtischen Strukturen, nämlich das Durcharbeiten sowohl des idealisierten Objektes als auch des Größen-Selbst, führen zu einer verbesserten Einfühlungsfähigkeit – im Falle des idealisierten Objektes mehr als Einfühlung in andere; in dem des Größen-Selbst vorwiegend als Einfühlung in sich selbst (z. B. Einfühlung des Analysanden in seine eigenen früheren Erlebnisse oder antizipierender Einfühlung dafür, wie er in der Zukunft sein, empfinden oder reagieren könnte). Obwohl Patienten immer ihre erweiterte und vertiefte Einfühlung sehr positiv erleben und häufig tiefe Dankbarkeit für dieses Ergebnis der Analyse empfinden, gibt es eine Anzahl von Widerständen, die den analytischen Fortschritt gerade in dieser Richtung blockieren oder ihn, wenn er schon einmal erreicht war, wieder rückgängig machen können.

Da die für Einfühlungsstörungen verantwortlichen genetischen Faktoren sehr unterschiedlich sind (siehe Kapitel 11), können auch die Widerstände gegen sie sehr verschiedener Art sein. Wenn, was meist der Fall ist, die Einfühlungsstörung hauptsächlich von der mangelnden (oder von der gestörten oder unzuverlässigen) Einfühlung der Eltern kommt, dann hat das Kind Methoden des Abstand-Haltens erworben, die es vor der traumatischen Enttäuschung des Nicht-verstanden-Werdens und des Nicht-richtig-verstanden-Werdens schützen. (Vgl. diese Überlegungen mit der Darstellung der Abwehrmechanismen der schizoiden Persönlichkeit in Kapitel 1.) Wenn im Laufe der Analyse der wiederbelebten narzißtischen Konfigurationen die Tür zu einfühlenden Reaktionen wieder geöffnet wird, wird die Psyche hierbei zweierlei Gefahren ausgesetzt: 1. Trotz des bewußten Wunsches nach einfühlendem

Kontakt mit anderen und trotz der unmittelbaren Freude, die das einfühlende Verstehen eines anderen Menschen hervorruft, hat der Analysand danach häufig ein Gefühl unlustvoller Erregung mit Angst vor regressiver Verschmelzung, die manchmal in Form vorübergehender Illusionen körperlicher Identität mit dem anderen in Erscheinung tritt und zu dem Versuch führt, die Spannungen durch grobe Sexualisierung zu binden oder abzuführen (vgl. die allgemeine Darstellung traumatischer Zustände in Kapitel 8). 2. Störungen, die einer reiferen psychischen Stufe zugehören als das eben erwähnte psycho-ökonomische Ungleichgewicht, hängen mit Passivitätsängsten zusammen, die von Männern oft als die Gefahr weiblicher Unterwerfung erlebt werden. Ängste dieser Art sind sehr wahrscheinlich Reaktionen auf die neu erworbene einfühlende Erkenntnis, daß auch der Analytiker ein Mensch ist, der mit Gefühlen und Einfühlung auf den Analysanden reagiert.

Der Schutz der narzißtischen Isolierung und die Angst vor dem Aufgeben dieser Sicherheit, die besonders dann auftritt, wenn die Analyse die Möglichkeit einfühlenden Kontaktes mit einem anderen Menschen und des Anteilnehmens an der Welt bietet, wurden in eindrucksvoller Weise vom Patienten Q. in einem Traum dargestellt. Dieser Mann hatte seine Mutter in sehr früher Kindheit verloren und hatte dann eine Reihe anderer Mutterfiguren als Wiederholung des ersten Verlustes ebenfalls verloren. Er träumte, daß er allein zu Haus war und aus dem Fenster sah, seine Angelausrüstung neben sich. Durch das Fenster sah er Scharen von Fischen vorbeischwimmen, große und kleine, sehr schöne, und er sehnte sich danach, fischen zu gehen. Er wußte jedoch, daß sein Haus auf dem Grund des Sees stand und daß der ganze See das Haus überfluten und ihn ertränken würde, sobald er das Fenster zum Fischen öffnen würde.

Mildere Formen dieser Widerstände äußern sich oft darin, daß das angeblich gönnerhafte Verständnis des Analytikers zurückgewiesen wird. Und Einfühlung, wenn sie mit dem

Wunsch, *direkt* durch liebevolles Verständnis zu heilen, verbunden ist, kann tatsächlich unmaßend und irritierend sein; das heißt, sie kann auf den unaufgelösten Allmachtsphantasien des Therapeuten beruhen. Vorausgesetzt jedoch, daß der Analytiker mit seinem Wunsch, direkt durch die Magie seines liebevollen Verstehens zu heilen, ins Reine gekommen ist und wirklich nicht herablassend zum Patienten ist (das heißt, er sieht Einfühlung als Mittel der Beobachtung und adäquaten Kommunikation an), so ruft die bloße Möglichkeit, daß man ihn einfühlend versteht und auch reagiert, die archaische Angst des Patienten vor den frühesten Enttäuschungen und damit auch dessen Abwehr hervor. Er kann vorübergehend mißtrauisch werden und das Gefühl bekommen, der Analytiker manipuliere seine Psyche, lenke ihn, um ihn sadistisch zu enttäuschen usw. Diese vorübergehenden paranoiden Einstellungen treten nicht selten auf, aber so beunruhigend sie auch sein mögen, sie sind gewöhnlich kurzlebig und können durch richtige dynamische und genetische Deutungen aufgelöst werden. Wie immer die Schicksale der Widerstände im einzelnen sein mögen, so kann eine allmählich zunehmende Fähigkeit, sich in andere einzufühlen und ein allmählich wachsendes Akzeptieren der Erwartung, daß andere die Gefühle, Wünsche und Bedürfnisse des Patienten verstehen können, bei richtig geführten Analysen narzißtischer Persönlichkeiten mit großer Regelmäßigkeit beobachtet werden.

Kreativität

Auch Kreativität, von der neugefundenen Fähigkeit, eine begrenzte Aufgabe mit eifriger Initiative zu erfüllen bis hin zum Auftauchen glänzender, phantasievoller künstlerischer Entwürfe oder tiefschürfender wissenschaftlicher Forschungen kann scheinbar spontan in vielen Analysen narzißtischer Persönlichkeiten auftreten. Dies steht aber in spezifischem Zusammenhang mit der Wiederbelebung vorher eingefrorener narzißtischer Besetzungen sowohl im Bereich des Größen-Selbst als auch der idealisierten Eltern-Imago.

Ich möchte mich zuerst dem schwierigen Problem zuwenden, ob nicht nur künstlerische, sondern auch wissenschaftliche Interessen als kreativ angesehen werden sollten, unabhängig davon, ob solche Ziele spontan oder als Folge der psychoökonomischen, dynamischen und strukturellen Veränderungen in der Analyse verfolgt werden. Es ist notwendig, diese Frage theoretisch zu untersuchen, weil wissenschaftliche und künstlerische Betätigung in Analysen narzißtischer Persönlichkeiten im gleichen Kontext auftreten und auch wieder verschwinden; sie stellen nämlich Umwandlungen des früheren archaischen Narzißmus dar.

Objektiv betrachtet ist eine strenge Unterscheidung zwischen Wissenschaft und Kunst *prima facie* erforderlich. Die Unterscheidung beruht auf dem Postulat, daß das Ziel der Wissenschaft die Entdeckung *bereits bestehender* Gebilde sei, während Kunst *neue* Gestalten ins Leben rufe (Eissler 1961, S. 245 f.). Selbst in einem objektiven Sinn (d. h., wenn man die psychischen Prozesse bei wissenschaftlichen Entdeckungen und künstlerischer Produktivität außer acht läßt) ist diese grundlegende Unterscheidung jedoch nicht so eindeutig, wie es auf den ersten Blick erscheint. Große wissenschaftliche Entdeckungen beschreiben nicht einfach bereits bestehende Phänomene, sondern sie geben der Welt eine neue Möglichkeit, entweder ihre Bedeutung oder ihre Beziehungen zueinander zu sehen; und ein großer Wissenschaftler, der eine bahnbrechende Entdeckung macht, kann die wissenschaftliche Entwicklung in eine bestimmte Richtung lenken, ebenso wie ein künstlerisches Genie, das einen neuen Stil schafft, so die Richtung bestimmen kann, in der sein künstlerisches Gebiet sich hinfort entwickelt. Es mag eine Überschätzung unseres gegenwärtigen wissenschaftlichen Weltbildes sein, zu glauben, daß die Wissenschaft nur in die Richtung hätte gehen können, in die ihre Entwicklung sie zufällig geführt hat.2 Andererseits dürfen wir auch nicht vergessen, daß einige der größten Kunstwerke nicht Neuschöpfungen sind, sondern Widerspiegelungen von etwas schon Bestehendem, unsterblich gemacht durch die (schöpferisch auswählende) Anwendung von Farbe auf der Leinwand des Künstlers oder als Sprache auf der bedruckten Seite. Dennoch, wenn wir wissenschaftliche und künstlerische Werke in einem objektiven, nicht-psychologischen Bezugsrahmen bewerten und vergleichen, neigen wir dazu, das Attribut des Schöpferischen dem letzteren vorzubehalten und meinen, daß wir es nur in übertragenem Sinne auf das erstere anwenden können.

Wenn wir jedoch von der objektiven Untersuchung zu einem Vergleich zwischen der Persönlichkeit des Wissenschaftlers und der des Künstlers und zu einer Untersuchung der psychischen Beziehung des Wissenschaftlers und des Künstlers zu ihren Werken kommen (jedenfalls im Rahmen des besonderen Gegenstandes dieser Untersuchung: der Verteilung der narzißtischen Besetzungen), dann wird neues Licht auf das Problem geworfen, und weitere Unterscheidungen werden möglich.

Allgemein gesagt: Die narzißtischen Besetzungen des Künstlers sind meist weniger neutralisiert als die des schöpferischen Wissenschaftlers, und seine exhibitionistische Libido fließt anscheinend häufig leichter zwischen seinem Selbst und seinem narzißtisch besetzten Werk hin und her, als das beim Wissenschaftler der Fall ist. Umgekehrt und wiederum in vollem Bewußtsein der vielen Ausnahmen von der allgemeinen Regel kann man sagen, daß eine zu strenge Beschränkung des Exhibitionismus eines Künstlers einerseits im allgemeinen seine Produktivität beeinträchtigen wird, während andererseits das Eindringen nicht-modifizierter Größenphantasien und exhibitionistischer Forderungen eines archaischen Größen-Selbst ein Hindernis für sinnvolle wissenschaftliche Produktion ist.

2 Eine sehr geistreiche Darstellung der quasi-künstlerischen Prozesse bei einigen der großen Entdeckungen in der Physik findet sich in den Schriften von Alexandre Koyré, besonders in seinem *Metaphysics and Measurement: Essays in Scientific Revolution in 17th Century Science* (1968).

Ein Vergleich zwischen der köstlichen Arroganz und dem Exhibitionismus des jungen Freud der Fluß-Briefe[3] und Freuds immer strengerer Kontrolle über jeden Wunsch nach exhibitionistischer Zügellosigkeit (sein kritisches Wissen um die Mischung aus Heuchelei und Magie in Gratulationsschreiben; seine Nicht-Teilnahme an ihm geltenden öffentlichen Feiern) ist eine gute Darstellung der typischen Lebenskurve eines Wissenschaftlers. Der große Wissenschaftler, wie Freud ihn verkörperte, kann mit anderen Worten die direkte Erregung des an seine Person gebundenen Exhibitionismus zunehmend weniger ertragen und beschränkt sich auf die Verlagerung zielgehemmter und neutralisierter narzißtischer Besetzungen auf sein Werk.

Man kann deshalb allgemein sagen, daß die Arbeit des Wissenschaftlers gewöhnlich mehr hoch-neutralisierte narzißtische Energien und eine größere Beimengung von Objektlibido verwendet, als dies bei der Schaffung eines Kunstwerkes der Fall ist. Dieser Unterschied wird besonders deutlich, wenn wir bedenken, daß ein Kunstwerk, wenn es einmal vom Künstler vollendet worden ist (sei er ein Komponist, Bildhauer, Maler, Dichter oder Schriftsteller), sacro-sanct geworden ist und im Prinzip von niemanden mehr verändert werden kann, was immer seine Unvollkommenheiten und die denkbaren Verbesserungen auch sein mögen. Das Werk des Künstlers wird unbewußt als unlösbar von der Persönlichkeit seines Schöpfers anerkannt, es darf nicht durch Zugriffe eines anderen verfälscht werden. Der Unterschied zu Werken der Wissenschaft liegt auf der Hand. Wenn ein Wissenschaftler eine neue Theorie aufgestellt hat und ein anderer Wissenschaftler in ihr einen Fehler entdeckt und die vorherige Formulierung ändert, so tut er dem vorherigen Werk keine Gewalt an. Er erkennt vielmehr dankbar an, daß die neue Entdeckung oder Verbesserung ohne das vorherige Werk nicht möglich

---

3 Geschrieben von 1872-1874 (siehe Freud 1969 bzw. 1970). Siehe auch die verständnisvolle Besprechung dieser Korrespondenz von Gedo und Wolf (1970).

gewesen wäre, auch wenn es teilweise fehlerhaft oder unvollkommen war. Das Werk des Wissenschaftlers ist mit anderen Worten stärker losgelöst von seiner Persönlichkeit, gilt mehr als unabhängiges Objekt als das Werk des Künstlers.

Wenn auch diese Aussagen noch einige Differenzierungen erfordern mögen, glaube ich, daß sie als Ausdruck einer allgemeinen Tendenz richtig sind. Ich lasse den außergewöhnlichen Fall außer acht, daß durch die Entdeckung eines Wissenschaftlers die Welt in einem neuen Licht erscheint, wodurch sie einem Kunstwerk ähnlich wird und dann Reaktionen hervorruft, als sei sie ein künstlerisches Gebilde. Man muß jedoch einräumen, daß es auch im Bereich der Kunst Beispiele großer Werke gibt, die von anonymen Meistern (oder von Gruppen oder Aufeinanderfolgen von Künstlern) geschaffen wurden und die anscheinend der Aussage entgegenstehen, daß das Kunstwerk eng und unlöslich mit seinem Schöpfer verwoben ist. Beispiele hierfür sind die anonymen Skulpturen und Kathedralen des Mittelalters, besonders jene der frühen Gotik. Bei den Skulpturen ist leicht erkennbar, daß wir, obwohl der Schöpfer unbekannt ist, auf sein Werk als unveränderlichen Ausdruck dieses schöpferischen Aktes reagieren: Man würde z. B. nicht daran denken, das unvollkommen geformte Ohr oder die Nase einer mittelalterlichen Madonna (eines unbekannten Meisters) durch eine ansprechendere Form zu ersetzen. Bei der Aufeinanderfolge der Baumeister der großen gotischen Kathedralen ist die Sache jedoch komplizierter. Sind diese wirklich Kunstwerke, bei denen man die narzißtischen Besetzungen des Schöpfers als ebenso neutralisiert und bei denen man das Ergebnis als ebenso unabhängig von seinem Schöpfer ansehen kann wie bei einem wissenschaftlichen Werk? Oder schafft die Größe der Aufgabe, die *von Anfang an* auf der hingebungsvollen Arbeit nacheinanderfolgender Generationen von Baumeistern beruht, hier außergewöhnliche Bedingungen, die einen sinnvollen Vergleich mit anderen Kunstwerken nicht gestatten?

Aber diese Fragen können hier nicht weiter verfolgt werden.

Es mag genügen zu erkennen, daß der Künstler im Vergleich zum Wissenschaftler sein Werk im allgemeinen mit weniger neutralisierter narzißtischer Libido besetzt und mit dem Ergebnis seiner Arbeit stärker identifiziert bleibt. Es ist jedoch nicht ratsam, diese Unterschiede übermäßig zu betonen. Sie beruhen nicht auf qualitativen Kriterien, sondern auf der Einschätzung des Grades der Neutralisierung der narzißtischen Energien und des Grades der narzißtischen Besetzung des Werkes. Es kann zudem nicht zweifelhaft sein, wie schon gesagt, daß wissenschaftliche und künstlerische Betätigungen, wie man sie in gewissen Phasen der Analysen narzißtischer Persönlichkeitsstörungen findet, analoge Phänomene sind und eine analoge Stellung im analytischen Prozeß einnehmen. Bei den anschließenden Falldarstellungen werden deshalb diese beiden Formen nicht getrennt, sondern gemeinsam untersucht als wichtige Umwandlungsmöglichkeiten der narzißtischen Besetzungen in der psychoanalytischen Behandlung narzißtischer Persönlichkeiten.

Künstlerische oder wissenschaftliche Betätigung, die nicht selten als Notmaßnahme in jenen Stadien des Durcharbeitens in den Analysen narzißtischer Persönlichkeiten auftritt, in denen das unvorbereitete Ich mit einem plötzlichen Zufluß von vorher verdrängter narzißtischer Libido fertig werden muß, ist im allgemeinen von kurzer Dauer. Wenn der Prozeß des Durcharbeitens konsequent verfolgt wird, wird die grandios-exhibitionistische oder die idealisierende Libido gewöhnlich neu und stabiler verteilt (z. B. als gestärktes Selbstwertgefühl oder bei der Idealbildung), worauf schon früher hingewiesen wurde, und die bemerkenswerten, vorübergehenden künstlerischen oder wissenschaftlichen Beschäftigungen hören wieder auf (siehe z. B. Fräulein F.s kurze Karriere als Tänzerin).

Die Lage ist natürlich anders, wenn sich die sublimierende Fähigkeit nicht völlig neu in der Analyse einer narzißtischen Persönlichkeitsstörung einstellt, sondern wenn die befreite narzißtische Libido in bereits vorgebildete wissenschaftliche oder künstlerische Fertigkeiten einfließen kann. Bis zu einem gewissen Grade finden sich solche vorgebildeten Fertigkeiten wahrscheinlich bei allen Patienten, die sich dieses Ventils für ihre narzißtischen Energien bedienen, weil in fast jeder Adoleszenz ein wenig mit Kreativität experimentiert wird. Auch hier gibt es wieder einen entscheidenden quantitativen Unterschied zwischen jenen, die alle schöpferischen Interessen am Ende der Adoleszenz aufgeben und jenen, die daran festhalten, wie stark auch ihre affektive Verarmung und ihre Hemmungen sein mögen. Bei diesen Fällen kann man oft mit großer Deutlichkeit sehen, wie die therapeutisch wiederbelebten narzißtischen Besetzungen jetzt Schritt für Schritt die vorher nur mühsam aufrechterhaltenen sublimierenden Interessen bereichern und wie ein scheinbar unbedeutendes Hobby eine zutiefst erfüllende Tätigkeit wird, die – ein unerwartetes, aber nicht unwillkommenes Geschenk – sogar zur äußeren Stützung des Selbstwertgefühls durch öffentliche Bestätigung führen kann. Die Notwendigkeit, die Anonymität eines Patienten zu wahren, läßt es leider oft nicht geraten erscheinen, im einzelnen darzustellen, wie eine vorher asoziale narzißtische Konfiguration letztlich in ein bedeutendes künstlerisches oder wissenschaftliches Werk umgewandelt werden kann.

Herrn E.s künstlerische Tätigkeiten z. B. waren anfangs anscheinend nur Notmaßnahmen, die ihm erlaubten, sich während einer schwierigen Wochenend-Trennung vom Analytiker aufrechtzuerhalten (siehe Kapitel 5). Während des Fortschreitens der Analyse wandte sich der Patient jedoch mit wachsender Hingabe und Erfolg gewissen künstlerischen Betätigungen zu, – die mit den erwähnten künstlerischen Notmaßnahmen zusammenhingen, jedoch waren sie nicht identisch mit ihnen – die eindeutig eine Neuverteilung der gleichen narzißtischen Triebenergien darstellten, die ihn vorher zu gefährlichen voyeuristischen Handlungen gedrängt hatten. Diese Perversion war Ausdruck archaischer Verschmelzungsbedürfnisse gewesen, die zum ersten Mal in der späteren Kindheit im Zusammenhang mit frustrierten exhibitionistischen Bedürfnissen aufgetreten waren. Die sublimierenden Tätigkeiten, denen er zunehmend seine Energie widmete, verschafften ihm ein akzeptables (visuelles) Ventil für seine Kontaktbedürfnisse, deren Intensität man angesichts seiner frühen Lebensgeschichte leicht verstehen kann. Er war eine Frühgeburt gewesen und mußte in einem Inkubator gehalten werden; selbst nachdem er heimkam, wurde er kaum jemals von seinen Eltern berührt; in seiner späteren Kindheit wurde die Mutter zunehmend krank und für ihn unzugänglich; sie starb schließlich, als er sechzehn Jahre alt war. Die künstlerische Arbeit in den späteren Phasen seiner Analyse ermöglichte ihm nicht nur eine sublimierte Abfuhr seiner Verschmelzungs- und Kontaktbedürfnisse, sondern wurde auch zu einer wichtigen Quelle äußerer Bestätigung und selbst finanziellen Erfolges.

Es war sehr lehrreich – für Analytiker und Patient – vor dem allgemeinen Hintergrund der Schicksale der Spiegelübertragung das Hin- und Herschwingen zwischen a) dem archaischen Ausdruck seiner Verschmelzungsbedürfnisse durch vorübergehende Regressionen zu perversen Impulsen (und selbst zu flüchtigen halluzinatorischen Wahrnehmungen der Verschmelzung mit seiner toten Mutter) und b) den verfeinerten künstlerischen Tätigkeiten, deren er jetzt fähig geworden war, zu beobachten. In früheren Phasen der Analyse war er zu künstlerischer Arbeit unfähig gewesen, wann immer er vom Analytiker zeitlich oder räumlich getrennt war oder das Gefühl hatte, daß er ihn nicht einfühlend verstand. Später wurde er zunehmend fähig, Abstand und Aufschub zu ertragen, und er konnte sein Werk auch dann fortsetzen, wenn der Analytiker ihn mißverstanden hatte, oder wenn der Patient meinte, der Analytiker habe sich affektiv von ihm abgewandt, weil er nun eine spätere Rückkehr zu einfühlender Nähe erwarten konnte.

Herrn E.s Fähigkeit, zu zuverlässiger künstlerischer Sublimierung zu gelangen, ist zwar nicht außergewöhnlich, aber auch nicht die Regel. Zweifellos war er deshalb fähig, seine künstlerische Arbeit so vorteilhaft zu verwenden, weil er damit schon einige Erfahrung hatte, als er die Analyse begann. Die meisten Sublimierungen dieser Art (wie etwa Fräulein F.s Tanzen) treten nur flüchtig auf und hören auf, sobald die freigesetzte narzißtische Libido andere Anwendungsmöglichkeiten gefunden hat.

Die Schicksale von Herrn E.s künstlerischer Betätigung während der Analyse, besonders während der Phase ihres vorübergehenden Auftretens, bevor sie nämlich schließlich einen zuverlässigeren Grad von Autonomie erlangten, zeigen, daß ein gewisses Maß von Durcharbeiten (im Sinne von Reifung und Entwicklung – oder nachträglich in der Analyse) der archaischeren Stufen der narzißtischen Bedürfnisse notwendig ist, um deren zielgehemmte Befriedigung als künstlerische oder wissenschaftliche Interessen zu ermöglichen. Das voyeuristische Symptom von Herrn E. war zuerst in seiner späteren Kindheit aufgetreten, als die Mutter nicht in der Lage gewesen war, entsprechend auf die exhibitionistischen Wünsche des Knaben zu reagieren. Als sie kein Interesse daran gezeigt hatte, die Darstellung seiner Tapferkeit auf der Schaukel eines Festplatzes anzuschauen, hatte er sich der Männertoilette und dem Voyeurismus zugewandt. Dieselbe Reihenfolge trat in langen Phasen der Analyse wieder auf. Jedesmal, wenn das Bedürfnis des Patienten nach Widerhall oder einfühlender Bestätigung vom Analytiker nicht verstanden oder von ihm auf andere Weise frustriert worden war, zerfielen die sublimierenden Fertigkeiten des Patienten und seine perversen Neigungen traten wieder auf.

Den engen Zusammenhang zwischen frustrierten Kontaktbedürfnissen und einem weiterbestehenden Verschmelzungswunsch, der sich jedoch allmählich in eine ausgedehnte, sublimierte einfühlende Verschmelzung mit der Umwelt verwandelt und schließlich zur Entwicklung einer hochgradig sensiblen Erfassung der Welt führt, kann man bei bestimmten Künstlern sehen, besonders bei einigen Dichtern. John Keats Neigung zum Beispiel, sich mit den Gegenständen seiner Beobachtung zu identifizieren – selbst mit unbelebten wie einer

Billardkugel – könnte man für pathologisch halten, wenn sie nicht in zunehmendem Maße mit seiner hervorragenden Fähigkeit vereint wäre, sein sensibles Verständnis mitzuteilen, was ihm solange möglich war, als er sich durch Aufmerksamkeit und Zuwendung seiner Freunde gestützt fühlte (siehe Gittings 1968, Seite 152 f., besonders Fußnote 2).

Wenn der Dichter sagt, daß er sich mit einer Billardkugel identifiziert, legt er für die wesentlich narzißtische Qualität der Beziehung des schöpferischen Menschen zu den ihm wichtigen Aspekten seiner Umwelt Zeugnis ab. Es ist jedoch nicht nötig, sich ausschließlich auf solche offensichtlichen Beispiele zu stützen, um die narzißtische Natur des schöpferischen Aktes zu beweisen. Ein gewisses schöpferisches Potential – wie begrenzt dies auch immer sein mag – liegt im Erfahrungsbereich vieler Menschen, und die narzißtische Natur des schöpferischen Aktes (die Tatsache, daß der Gegenstand schöpferischen Interesses mit narzißtischer Libido besetzt ist) kann durch gewöhnliche Selbstbeobachtung und Einfühlung nachvollzogen werden. Ungelöste intellektuelle und ästhetische Probleme führen etwa zu einem narzißtischen Ungleichgewicht, das das Individuum zu einer Lösung drängt – sei dies nun die Vollendung eines Kreuzworträtsels oder die Suche nach dem vollkommenen Platz für das neue Sofa im Wohnzimmer (vgl. Zeigarnik 1927). Das Lösen des intellektuellen oder ästhetischen Problems, besonders, wenn die richtige Lösung in relativ kurzer Zeit erkennbar wird, führt immer zu einem Gefühl narzißtischen Vergnügens, das die affektive Begleiterscheinung des plötzlich wiedergewonnenen narzißtischen Gleichgewichts ist.[4]

Ein Phänomen, das entfernt mit der Tatsache zusammenhängt, daß ein gewisses Maß einfühlenden Kontaktes zum

---

4 Das eng hiermit verbundene »Aha!-Erlebnis« der Gestaltpsychologie (siehe Bühler 1908, Maier 1931 und Duncker 1945 bzw. 1963) kann sehr wohl im Rahmen dieser Überlegungen und in Übereinstimmung mit ihnen betrachtet werden. S. auch die hiervon verschiedene Auffassung von Hendrick (1942), der einen »Beherrschungstrieb« zur Erklärung bestimmter kognitiver Erfahrungen postuliert.

Analytiker zur Aufrechterhaltung einer neu erworbenen Fähigkeit zur künstlerischen Sublimierung notwendig ist, kann auch – ganz außerhalb des Bereiches der Pathologie – beobachtet werden, wenn bestimmte kreative Persönlichkeiten anscheinend in Phasen intensiver schöpferischer Arbeit einer spezifischen Beziehung (wie in einer narzißtischen Übertragung) bedürfen. Dieses Bedürfnis ist besonders stark, wenn die Entdeckungen den schöpferischen Geist in einsame Bereiche führen, die noch nicht von anderen erforscht sind.[5] Das Gefühl der Isolierung des schöpferischen Geistes ist ebenso beflügelnd wie ängstigend; ängstigend, weil sich in dieser Erfahrung eine frühe Kindheitsangst des Allein-, Verlassen-, Hilflosseins traumatisch wiederbelebt. In solcher Lage kann sich selbst das Genie eines Menschen wählen, den er als allmächtig sehen kann, als Gestalt, mit der er vorübergehend verschmelzen kann. Bestimmte narzißtisch fixierte Persönlichkeiten (sogar in der Nähe zum Paranoiden) mit ihrem scheinbar absoluten Selbstvertrauen und ihrer Gewißheit eignen sich besonders für diese Rolle.[6] Solche Übertragungen, wie sie schöpferische Geister in Phasen intensiver kreativer Arbeit herstellen, stehen den Übertragungen in den Analysen narzißtischer Persönlichkeiten viel näher als den Übertragungen in Übertragungsneurosen. Mit anderen Worten: Wir haben es hier entweder mit einer Ausdehnung eines aktiven schöpferischen Selbst zu tun (ähnlich einer der Formen der Spiegelübertragung) oder, was häufiger zutrifft, mit dem Wunsch, Stärke von einem idealisierten Objekt zu erlangen (idealisierende Übertragung), aber nicht vorwiegend mit der Wiederbelebung einer Gestalt der Vergangenheit, die mit Objektlibido besetzt ist. Fließ kann sehr wohl die Verkörperung einer solchen narzißtischen Übertragung für Freud während dessen wichtigster schöpferischer Phase gewesen sein; und Freud konnte die Illu-

5 Vgl. hierzu Szekelys verständnisvolle Beiträge (1968, 1970) über die Angst vor dem Neuen und dem Unbekannten bei Wissenschaftlern.
6 Vgl. hierzu die Bemerkungen im Kapitel 9 über das messianische Charisma von Schrebers Vater und darüber hinaus anderer messianischer Führer wie etwa Hitler.

sion der Größe von Fließ und somit die narzißtische Beziehung abstreifen (im Gegensatz zu einer Auflösung der Übertragung durch Einsicht), nachdem er seine große schöpferische Aufgabe erfüllt hatte.

Eine Beziehung wie die eben beschriebene kann sich natürlich nicht nur bei einem Wissenschaftler an einem wichtigen Wendepunkt seines Weges zu einer bahnbrechenden Entdeckung entwickeln, sondern auch bei einem Künstler in einer Phase schöpferischer Aktivität. Ein Brief von Melville an Hawthorne[7] z. B. verrät durch die Wahl des Gleichnisses die Intensität des zugrundeliegenden Wunsches nach Bestätigung durch eine idealisierte Gestalt und nach narzißtischer Verschmelzung mit ihr: Hawthorne, sagt er, trinkt aus seinem Lebenskrug. »Und wenn ich ihn an meine Lippen setze«, fährt Melville fort, »sehen Sie, dann sind es Ihre Lippen und nicht meine. Ich habe das Gefühl, daß die Gottheit aufgebrochen ist, wie das Brot beim Abendmahl und daß wir die Stücke sind«. Und nach der Vorstellung, sein Leben und Werk sei ein ununterbrochener Brief an den großen Freund (und Alter Ego?), schließt er, indem er die letzte Gewißheit einer Verschmelzungsphantasie sucht: »Der göttliche Magnet wirkt in Ihnen, und mein Magnet gibt ihm Antwort. Welcher ist der stärkere? Eine närrische Frage – beide sind ja *ein und dasselbe*« (Melville, Brief vom 17. Nov. 1851).

Vorhin wurden Beispiele wissenschaftlicher und künstlerischer Kreativität in den mittleren Abschnitten von Analysen gegeben. Im folgenden werde ich das Auftreten entsprechender sublimierender Fähigkeiten in den Endphasen der Behandlung untersuchen. Auch hier sind die schöpferischen, künstlerischen und wissenschaftlichen Interessen im allgemeinen ephemer. Ge-

7 Ich wurde auf dieses Dokument von Dr. Charles Kligerman aufmerksam gemacht, der von »narzißtischer Verschmelzungsübertragung« sprach und es in seinem Diskussionsbeitrag zum Panel über narzißtischen Widerstand zitierte (1968, S. 943). Eine ausführliche Darstellung der narzißtischen Beziehung zwischen Melville und Hawthorne und deren Einfluß auf die Schicksale von Melvilles Kreativität findet sich bei Kligerman (1953).

legentlich sind jedoch diese Erwerbungen anscheinend dauerhaft (s. z. B. Patient H., von mir 1957 [S. 399–403] beschrieben, der, wie mir zufällig bekannt wurde, mehr als zehn Jahre nach Beendigung seiner Analyse seinen schöpferischen Umgang mit Musik immer noch fortführt).

Kreativität bei Psychoanalytikern ist ein anderer Problembereich, der besondere Aufmerksamkeit verdient. Ich habe den Eindruck, daß am Ende einer erfolgreichen Lehranalyse die Umwandlung der narzißtischen Positionen nicht nur zu wachsendem Einfühlungsvermögen und zu einem nicht der Abwehr dienenden Interesse für psychische Vorgänge über die Grenzen der eigenen Psyche hinaus führen kann, sondern gelegentlich zu echten schöpferischen Impulsen. Es wäre äußerst interessant, die Beziehung zwischen den Resten der eigenen Neurose und den spezifischen Forschungsinteressen eines schöpferischen Psychoanalytikers zu untersuchen. Ebenso wie bei anderen wissenschaftlichen Tätigkeiten wird Kreativität bei Analytikern durch viele Einflüsse angeregt und aus vielen Quellen genährt, einschließlich der potentiell pathogenen Konflikte. Die Beziehung zwischen der wissenschaftlichen Kreativität eines Analytikers und seiner Neurose ist jedoch manchmal spezifischer, als dies bei entsprechenden schöpferischen Tätigkeiten außerhalb unseres Gebietes der Fall ist. Ich glaube, daß echte psychoanalytische Kreativität durch das Bedürfnis motiviert sein kann, Bereiche zu untersuchen, die in der eigenen Analyse ungenügend erhellt worden waren. Wenn die Unvollständigkeit der Lehranalyse die Folge innerer Widerstände ist, die die Analyse nicht überwinden konnte, oder wenn sie Folge von Hindernissen in der Person des Lehranalytikers ist (z. B. Gegenübertragungen), so kann dies zu dem Versuch führen, durch erneute Analyse (s. Freud 1937 a) oder Selbstanalyse (s. wiederum Freud 1937 a, auch M. Kramer 1959) aus der Sackgasse zu gelangen. Wenn die Unvollständigkeit der Analyse aber daher kommt, daß die Wissenschaft der Psychoanalyse selbst noch nicht so weit vorgedrungen ist (ein überzeugendes Beispiel findet sich in Freuds Aussage in »Die endliche und die unendliche Analyse« über die Zeit, als er von der Existenz der negativen Übertragung noch nichts wußte), dann kann dies zur treibenden Kraft zum Finden einer überpersönlichen, schöpferischen Lösung werden.

Ich möchte aber hinzufügen, daß die potentiell befruchtende Kraft einer nach Beendigung der Lehranalyse persistierenden psychischen Spannung für schöpferische psychologische Forschung blockiert werden kann, wenn man der Unvollständigkeit nicht offen begegnet, sondern sie verdeckt. Paradoxerweise steht wahrscheinlich nicht der flagrante Irrtum künftigen kreativen Bemühungen um erweitertes Verständnis im Wege, sondern hier wie anderswo ist die unvollständige Wahrheit oder die Halbwahrheit der größte Feind der Wahrheit. Ein aktives Bemühen um eine wissenschaftliche Lösung in einem noch unerforschten Bereich kommt nach Beendigung der Lehranalyse dann nicht in Gang, wenn die verbleibende Störung durch Ichkräfte verdeckt wird – in Übereinstimmung mit dem Wunsch des Lehranalytikers, der aus falscher Sicht oder aus narzißtischen Motiven den Analysanden zu der irrigen Ansicht gebracht hat, eine psychoanalytisch fundierte Ich-Herrschaft sei erreicht worden, obwohl dies nicht zutrifft.[8]

Ich möchte hier auch bemerken, daß manche, potentiell schöpferische Analytiker gewisse ungelöste Aspekte einer narzißtischen Übertragung auf den Lehranalytiker in späten Phasen der Analyse und auch nach ihrer Beendigung auf das Bild Freuds, des Schöpfers unserer Wissenschaft, verschieben können. Schöpferische Bemühungen solcher Analytiker werden dann häufig in Konflikte verstrickt, die um Freud als Vater-Imago zentriert sind. Durch den Verlust der narzißtischen Übertragung ausgelöste Ängste können zum Beispiel wirklich originelle Fortschritte blockieren, die über den Rahmen der Entdeckungen Freuds wesentlich hinaussehen würden. Noch häufiger findet man wohl, daß Ängste vor dem Verlust einer narziß-

---

8 Diese drei Punkte werden bei Kohut (1970 b bzw. 1971) und in den Protokollen der Konferenz des Ad Hoc Committee on Scientific Activities vom 4. Mai 1967 behandelt.

tischen Verschmelzung mit der archaischen Vater-Imago (oder vor dem Verlust eines bestätigenden Widerhalls von einer unzureichend verinnerlichten archaischen Imago) zum Motiv kontraphobischer rebellischer Einstellungen werden. Diese führen jedoch nicht zu schöpferischen Leistungen, die die Grenzen des Wissens über den von Freud gesteckten Rahmen hinaustragen würden, sondern zu einer (häufig betonten) kritischen Einstellung gegenüber Freuds Werk. Daraus ergeben sich oft – Beispiele hierfür sind in der psychiatrischen und psychoanalytischen Literatur nicht schwer zu finden – theoretische Auseinandersetzungen, denen jedoch niemals Zeichen echter innerer Befreiung folgen, nämlich echte Beiträge, die eine Erweiterung unseres psychologischen Wissens über den gesunden und kranken Menschen darstellen würden.

Analytiker haben im allgemeinen während des therapeutischen Umganges mit ihren Patienten kaum Gelegenheit, deren Sublimationsvorgänge in der Tiefe und im einzelnen zu beobachten, und ich meine, daß eine intensive und ausdauernde Konzentration hier in den frühen und mittleren Phasen analytischer Behandlungen gewöhnlich im Dienst der Abwehr steht. Für den Patienten kann das Absorbiertsein durch wissenschaftliche oder künstlerische Interessen früh in der Analyse ein Teil jener Abwehrmanöver sein, die im allgemeinen als »Flucht in die Gesundheit« bezeichnet werden. Andererseits kann die übermäßige Betonung der schöpferischen Möglichkeiten eines Analysanden durch den Analytiker eine Neigung verraten, die Aufgabe der Ich-Erweiterung aufgrund von Deutungen durch den Versuch zu ersetzen, Ich-Veränderungen mit pädagogischen und suggestiven Mitteln zu erreichen – gewöhnlich über den Mechanismus der massiven Identifikation mit dem Analytiker (s. Kapitel 7). In den Endabschnitten von Analysen, besonders von narzißtischen Persönlichkeiten, wenn dem Patienten wirklich die Auflösung seiner narzißtischen Übertragungsverstrickung mit dem Analytiker gelingt, finden wir jedoch oft sublimierende schöpferische Aktivitäten, die nicht der Abwehr dienen. Sie sind häufig eine

Wiederbelebung gleichartiger Interessen in der Latenz- und Pubertätszeit.

Gewöhnlich verstehen Analytiker sehr wenig von der tieferen Dynamik dieser Bestätigungen aus direkter Beobachtung des Materials, das kreative Fähigkeiten in den Endabschnitten von Analysen begleitet. Dennoch ist es gelegentlich möglich, rückblickend zu bemerken, daß die narzißtischen Kräfte, die jetzt auf ein neues Selbst-Objekt gerichtet sind, das schöpferische Werk, schon viel früher lebendig gewesen waren, aber damals durch die nicht-schöpferische Verarbeitung narzißtischer Spannungszustände in einer narzißtischen Übertragung gebunden gewesen waren. Besonders die Träume narzißtischer Patienten können manchmal klar als Vorgänger späterer künstlerischer Produktivität erkannt werden.

Folgendes ist ein Beispiel eines Traumes, der als ein solcher Vorläufer künstlerischer Produktivität angesehen werden kann. Er wurde vom Patienten P. erzählt, einem begabten, sensiblen, etwas paranoiden Mann Mitte dreißig, der am Ende seiner langen Behandlung eine Anzahl von Kurzgeschichten zu schreiben begann, von denen einige mich lange beschäftigten, weil sie gespenstisch schön waren. Diese Geschichten (die ich nur kenne, weil der Patient in den Stunden von ihnen gesprochen hatte – einige von ihnen mögen später veröffentlicht worden sein) handelten von den Erlebnissen eines heranwachsenden Knaben oder eines jungen Mannes. Sie beschrieben seine Einsamkeit, seine Entfremdung von der Welt, seine sensitive Selbst-Bezogenheit, die Angst vor der Störung seines seelischen Gleichgewichtes durch grobe sexuelle Erregung (wie sie dem Helden seiner Geschichten in zweifelhaften Kneipen, Striptease-Lokalen und dergleichen begegnen) und seine Suche nach einem Freund, der dem Patienten imgrunde gleich ist und ihn deshalb durch seine Einfühlung vor den Gefahren traumatischer Übererregung beschützen könnte. Die spezifische Übertragungsbedeutung dieser Geschichten, die geschrieben waren, als der Patient tatsächlich in seiner Analyse mit dem bevorstehenden Verlust einer Alter-Ego-Übertragung zu tun hatte, ist für uns hier nicht wichtig. Wir beschränken uns auf den Zusammenhang zwischen diesen späteren künstlerischen Leistungen und den früheren, mehr autoplastischen Verarbeitungen gleichartiger Probleme in einem Traum. Obwohl ein Traum am Beginn der Analyse der direkte Ausdruck der wiederbelebten Angst vor der gefährlichen Störung seines psychischen Gleichgewichtes war (zu jener Zeit die Gefahr, die die beginnende Analyse für ihn in dieser Hinsicht bedeutete), trat der hier mitgeteilte Traum in Assoziationen zu dem eben erwähnten auf, den er durch Anspielung und Analogie erhellte. Der alte Traum war jedoch mehr als zwanzig Jahre früher geträumt worden und hatte den ersten Samenerguß des Patienten begleitet. Die Erinnerung an den Traum war lebhaft, und sein Bericht schien sich auf ein kürzliches intensives Erlebnis zu beziehen.

Im Traum schaute der Patient auf eine Landschaft von großer Schönheit und Friedlichkeit. Da waren sanft geschwungene Wiesen von warmem und dunklem Grün, und dazwischen schlängelten sich Bäche mit sanft dahinfließendem Wasser, das das Blau des wolkenlosen Himmels widerspiegelte. Kleine Gruppen von Bäumen umgaben menschliche Behausungen ländlichen Stils, und, obwohl man keine Menschen sehen konnte, war dort Leben: Kühe weideten, und besonders sah man weiße Flecken grasender Schafe deutlich gegen den grünen Hintergrund der Wiesen abgehoben. Unerwartet wurde der Frieden durch ein entferntes Grollen gestört. Der Patient sah auf und bemerkte, daß die Landschaft, die er betrachtet hatte, ein Tal am Fuße eines hohen Dammes war. Das drohende Grollen schien von dort zu kommen, und plötzlich bemerkte er tiefe Risse im Damm. Alle Farben der Landschaft veränderten sich geringfügig, aber deutlich.[9] Das Grün des

---

9 Die Farben des Traums (besonders die unnatürlichen Technicolor-Farben des späteren Traumteils) sind ein Ausdruck der Unfähigkeit des Ichs, im Traum eine vollkommene Integration der neuen Erlebnisse zu erreichen; es konnte weder die Intensität noch den Inhalt der Triebforderungen voll absorbieren (eine Darstellung der Bedeutung von Farbträumen findet sich in Kapitel 7).

Grases wandelte sich in ein scharfes, unnatürliches Grün, und die Bäume erschienen dunkler. Die Brüche im Damm erweiterten sich, und plötzlich ergoß sich eine Flut häßlichen, schmutzigen, zerstörenden Wassers über die Landschaft, überschwemmte sie in all ihrer Schönheit und fegte die Bäume, Häuser und Tiere hinweg. Der letzte unvergeßliche Eindruck, bevor er schaudernd erwachte, war der Anblick der weißen Schafe, die sich in die alles einhüllende, sprudelnde Weiße der Schaumkronen verwandelte.

Die Auflösung der Komplexität der Verdichtung in diesem Traum würde über die Grenzen dieser Abhandlung hinausgehen. Es mag genügen zu sagen, daß er die quasi-künstlerische Wiedergabe des Erlebnisses der Störung eines glücklichen, selbstbezogenen narzißtischen Zustandes (die Landschaft symbolisierte den Körper des Patienten) durch das Eindringen sadistischer Sexualregungen war, das mit dem Samenerguß einherging. Eine Anzahl von Hinweisen auf narzißtische und autoerotische Erlebnisse der frühen Kindheit konnten daher in diesem Traum erkannt und identifiziert werden.

Wie schon gesagt, wurden die poetischen Kräfte eines künstlerisch begabten Ichs, das die Umwandlung der (prä-)narzißtischen Spannungen in die schöne, jedoch autoplastische Bildwelt des Traumes erreicht hatte, später genügend freigesetzt, um an künstlerischer Gestaltung (Kurzgeschichten) teilzuhaben; das heißt, sie besetzten nun Selbst-Objekte einer höheren Ordnung. Die Verschiebung der Kreativität des Patienten von der Gestaltung von Träumen (über seine Wahrnehmung der Schicksale der autoerotischen und narzißtischen Besetzung seines Körper-Selbst) zur Gestaltung von Kunstwerken (die sich mit dem Erleben seiner Einsamkeit, Selbst-Bezogenheit und Suche nach einer Alter-Ego-Freundschaft in der Pubertät befaßten) bezeugt einen wichtigen Fortschritt auf der Entwicklungslinie seines Narzißmus. Durch die nun freigesetzten schöpferischen Energien wurde sein Narzißmus in einen sozialen Bezug eingefügt, und – was vor allem für die Bewertung des Therapieerfolges wichtig ist – die Besetzungsverschiebung ermöglichte eine wichtige und dauerhafte (sublimierende) Abfuhr für die narzißtischen Spannungen des Patienten, die vorher eine schwere Bedrohung für seine psychische Gesundheit waren und ihn wiederholt in gefährliche Zustände affektiven Ungleichgewichts gebracht hatten.

Obwohl ich Ausnahmen zugestehen muß, bin ich doch der Ansicht, daß viele schöpferische Aktivitäten in den Endphasen der Analysen narzißtischer Persönlichkeiten das positive Ergebnis der vorherigen analytischen Arbeit sind (analog dem Aufblühen der Einfühlungsfähigkeit in den Endabschnitten mancher Lehranalysen) und daß sie echte Umwandlungen vorher pathogener narzißtischer Positionen sind. Aus diesem Grunde sind sie kein Material, das psychoanalytischer Deutung im üblichen Sinne bedürfte. (Weitere Bemerkungen über die technischen Probleme, die durch das Hervortreten sublimierender und schöpferischer Betätigungen in den Endphasen von Analysen entstehen, finden sich bei Kohut 1966 c, S. 203 f).

Humor und Weisheit

Gleich zu Anfang möchte ich meiner Überzeugung Ausdruck geben, daß das Auftreten der Fähigkeit zu echtem Humor ein weiteres wichtiges – und willkommenes – Zeichen für eine Umwandlung archaischer, pathogener narzißtischer Fixierungen im Verlauf der Analysen narzißtischer Persönlichkeiten ist. Der Humor, dessen der narzißtische Patient nun fähig ist, ist nach meiner Ansicht die Ergänzung eines weiteren positiven Ergebnisses des analytischen Prozesses: die Stärkung ihrer Wertvorstellungen und Ideale. Humor allein (besonders wenn er einen oral-sadistischen Unterton von Sarkasmus enthält) kann noch der Abwehr dienen und spricht dann nicht für eine Umwandlung der narzißtischen Besetzungen; und die isolierte, pathetische und intensive Besetzung neugefundener Ideale braucht (ähnlich wie bei der »Sendungsidee« des Paranoiden) noch nicht das erfolgreiche Durcharbeiten der narzißtischen Positionen anzuzeigen, sondern einfach deren Auftreten in neuem Gewande. Bei der Bewertung des Fortschrittes des Patienten ist es für den Analytiker von entscheidender Bedeutung, festzustellen, daß die Hingabe des Patienten an seine Wertvorstellungen und Ideale keine fanatischen Züge annimmt, sondern mit einem Gefühl für das richtige Maß einhergeht, das sich in Humor ausdrücken kann. Das gemeinsame Vorhandensein von Idealismus und Humor zeigt nicht nur, daß der Inhalt und die psychische Lokalisierung der narzißtischen Positionen sich verändert haben, sondern auch, daß die narzißtischen Triebenergien jetzt gezähmt, neutralisiert und zielgehemmt sind. Wenn andererseits die Wertvorstellungen des Patienten eine größere psychische Bedeutung für ihn haben, den realistischen Zielen seines Ichs integriert worden sind und seinem Leben ohne Dramatisierung einen neuen Sinn geben, während er andererseits jetzt gerade seine früher starr festgehaltene narzißtische Position mit Humor betrachten kann, dann kann der Analytiker mit Recht annehmen, daß der Prozeß des Durcharbeitens erfolgreich war und daß die Besserung stabil ist.

Nur ins einzelne gehende Fallbeschreibungen könnten die allmähliche Umwandlung der Größenphantasien eines Patienten oder seiner exhibitionistischen Neigungen und das Aufgeben seines Glaubens an die magische Vollkommenheit des narzißtisch erlebten Objektes und stattdessen das Auftreten einer ausgewogenen Mischung von Idealen und Humor zeigen.

In vielen, wahrscheinlich in den meisten Fällen tritt der Humor plötzlich auf und stellt das verspätete Anzeichen der still gewachsenen Herrschaft des Ichs über die vorher so beträchtliche Macht des Größen-Selbst und des idealisierten Objektes dar. Ganz plötzlich, als ob die Sonne unerwartet durch die Wolken bräche, bemerkt der Analytiker zu seiner großen Freude, wie ein echter Sinn für Humor bezeugt, daß das Ich die Größenerwartungen des infantilen Größen-Selbst oder die früheren Forderungen nach grenzenloser Vollkommenheit und Macht der idealisierten Eltern-Imago jetzt mit realistischen Maßstäben messen kann und daß es jetzt diese alten Konfigurationen mit dem Amüsement betrachten kann, das Ausdruck seiner Freiheit ist.

Es gibt jedoch lehrreiche Beispiele dafür, wie das Ich eines Patienten in Übergangsphasen an der Grenze zwischen fortbestehender Angst vor den noch nicht ganz integrierten narzißtischen Strukturen und der neuerworbenen Zuversicht verweilt, die ihm erlaubt, sich vorsichtig tastend eine humorvolle Einstellung anzueignen. Ich habe gelernt, daß es unter solchen Umständen am besten ist, mit dem Patienten nicht vorzeitig zu lachen, sondern ihm durch weitere Deutungen des auftretenden Materials und durch einfühlend mitgeteilte Erklärungen seines in einem Übergang befindlichen Ich-Zustandes zu helfen. (Ein Fallbeispiel eines Übergangszustandes zwischen versuchtem Humor und noch andauernder Beklommenheit findet sich in Herrn C.'s in Kapitel 7 mitgeteiltem Traum, der geträumt wurde, als ein bereits gestärktes Ich plötzlich durch ein Hochdrängen archaischer Größenphantasien bedroht war.)

Ich möchte aber das Auftreten von Humor in der Analyse in seinen verschiedenen Formen nicht weiter verfolgen und mich darauf beschränken, eine Bemerkung von Fräulein F. zu zitieren, einer kindlichen und selbstbezogenen Patientin, die am Ende einer langen Analyse genügend Sinn für Humor erworben hatte, um rückblickend ihr Übertragungsproblem mit den folgenden Worten zu formulieren: »Ich glaube, Ihr unverzeihliches Verbrechen besteht darin, daß Sie nicht ich sind«.

Und jetzt eine kurze Bemerkung über *Weisheit*, eine kognitive und affektive Position, die man als Gipfel menschlicher Entwicklung ansehen kann, nicht nur im engeren Sinne bei der Analyse der narzißtischen Persönlichkeitsstörungen, sondern für die Reifung und Erfüllung der menschlichen Persönlichkeit überhaupt.

Während der größere Realismus der Ziele des narzißtischen Patienten, die Stärkung seiner Ideale, seiner Kreativität und besonders sein wachsender Sinn für Humor oft am Ende einer erfolgreichen Analyse deutlich erkennbar sind, mag die Forderung nach dem Erreichen auch nur eines gewissen Maßes an Weisheit in der Therapie übertrieben erscheinen. Und dennoch kann das Fortschreiten von Information über Wissen zu Weisheit, das die kognitive Entwicklung eines erfolgreichen, vorbildlichen Lebens charakterisiert, auch bei einer erfolgreichen Analyse beobachtet werden. Bei Beginn der Behandlung sammeln Analytiker und Analysand *Information* über den Patienten und seine Lebensgeschichte. In den mittleren Abschnitten der Analyse werden die gesammelten Daten im Rahmen eines umfassenderen und tieferen *Wissens* über das kohärente Funktionieren der Psyche des Patienten und über die Kontinuität zwischen Gegenwart und Vergangenheit schrittweise geordnet und zusammengesetzt. Und schließlich haben das Wissen des Analytikers und das Selbstverständnis des Patienten im Endabschnitt einer guten Analyse die Eigenschaft von *Weisheit* angenommen. Um dies erfahren zu können, muß der Patient zuerst mit seinem noch nicht modifizierten kindlichen Narzißmus fertig werden, sei er nun vorwiegend an das archaische Größen-Selbst oder an das archaische, narzißtisch überhöhte, idealisierte Selbst-Objekt fixiert gewesen.

Das Erreichen der Ich-Herrschaft im Bereich der zwei großen narzißtischen Konfigurationen ist jedoch nur die Vorbedingung für die Gesamthaltung, die wir Weisheit nennen – es ist noch nicht eigentlich Weisheit. Das Erreichen von Weisheit ist eine Selbstvervollkommnung, die wir von unseren Patienten nicht erwarten dürfen, nicht einmal notwendigerweise von uns selbst. Da das volle Erreichen der Weisheit das affektive Annehmen der Begrenztheit der menschlichen Existenz einschließt, müssen wir zugestehen, daß wahrscheinlich nur wenige zu ihr gelangen und daß ihre sichere Verankerung sehr wohl die psychischen Möglichkeiten des Menschen überschreiten mag.

Aber ein gewisses Maß von Weisheit, besonders in der Einstellung des Patienten zu sich selbst, zu seinem Analytiker und zum Ergebnis der analytischen Arbeit, ist in der Tat keine Seltenheit. Der Analytiker sollte nicht darauf hinzielen und noch weniger erwarten, es zu erreichen; und wir sollten auch nicht durch irgendeinen Druck, sei er auch noch so subtil, den Analysanden dazu bringen, danach zu streben. Wie schon gesagt, führen ein solcher Druck und solche Erwartungen nur zu unsicheren Total-Identifikationen mit dem Analytiker, entweder wie er wirklich ist, oder wie er sich in der Phantasie des Patienten darstellt oder ihm erscheinen möchte.

Das spontane Auftreten einer gewissen Weisheit ist beim Analysanden aber oft vor dem Abschluß einer erfolgreichen Analyse zu beobachten – wenn auch, wie gesagt, in bescheidenem und begrenztem Ausmaß. Jenes Maß von Weisheit, das tatsächlich in den Endabschnitten von Analysen zu beobachten ist (es kann einige Zeit nach der Beendigung der Behandlung noch wachsen), befähigt den Patienten, sein Selbstwertgefühl trotz Anerkennung seiner Begrenzungen aufrechtzuerhalten und freundliche Achtung und Dankbarkeit für den Analytiker zu empfinden, obwohl er auch dessen Konflikte und Begrenzungen erkennt. Und schließlich können Patient und Analytiker bei der Beendigung der Behandlung gemeinsam anerkennen, daß die Analyse notwendigerweise unvollständig sein muß. In einer gemeinsamen Haltung von Nüchternheit und Weisheit, jedoch ohne Sarkasmus oder Pessimismus, können Analytiker und Patient bei der Trennung zugeben, daß nicht alles gelöst ist, und daß manche Konflikte, Hemmungen und Symptome und manche der alten Neigungen zur Selbstüberhöhung und kindlichen Idealisierung bestehen bleiben. Diese Schwächen sind jedoch jetzt vertraut und können mit Toleranz und Ausgewogenheit betrachtet werden.

Bibliographie

Abraham, K. (1918), Über eine besondere Form des neurotischen Widerstandes gegen psychoanalytische Methodik. Int. Z. Psa. V, S. 173–180; erneut abgedruckt in: *Psa. Studien*, Bd. 2. Frankfurt a. M., 1971 (S. Fischer).

Adler, A. (1912), Über den nervösen Charakter. Wiesbaden 1912, 1928 (Bergmann).

Aichhorn, A. (1936), Die narzißtische Übertragung des »jugendlichen Hochstaplers«. Zur Technik der Erziehungsberatung. *Almanach* 1937: 198–215.

Alexander, F., French, T. M., et al. (1946), *Psychoanalytic Therapy: Principles and Applications*. New York: Ronald Press.

Andreas-Salomé, L. (1921), Narzißmus als Doppelrichtung. *Imago.* 8.: 361–386.

Argelander, H. (1968), Der psychoanalytische Dialog. *Psyche*, 22: 325–339.

Arlow, J. A. (1966), Depersonalization and Derealization. In: *Psychoanalysis – A General Psychology*, ed. R. M. Loewenstein, L. M. Newman, M. Schur, & A. J. Solnit. New York: International Universities Press, pp. 456–478.

– & Brenner, C. (1964), *Psychoanalytic Concepts and the Structural Theory*. New York: International Universities Press.

– & Brenner, C. (1969), The Psychopathology of the Psychoses: A Proposed Revision. *Int. J. Psycho-Anal.*, 50: 5–14. Deutsch: Zur Psychopathologie der Psychosen. *Psyche* 23, 1969: 402–418.

Balint, M. (1937), Early Developmental Stages of the Ego: Primary Object-Love. *Primary Love and Psychoanalytic Technique*. London: Hogarth Press. 1952, pp. 90–108. Deutsch: Die Urformen der Liebe und die Technik der Psychoanalyse, Stuttgart 1966 (Klett & Huber).

– (1968), *The Basic Fault: Therapeutic Aspects of Regression*. London: Tavistock Publications. Deutsch: Therapeutische Aspekte der Regression. Die Theorie der Grundstörung, Stuttgart 1970 (Klett).

Barande, R. et. al. (1965), Remarques sur le narcissisme dans le mouvement de la cure. *Rev. Franç. Psychoanal.*, 29: 601–611.

Basch, M. F. (1968), External Reality and Disavowal (unveröffentlicht).

Baumeyer, F. (1955), Der Fall Schreber, *Psyche*, 9: 513–536.

Bender, L. & Vogel, B. F. (1941), Imaginary Companions of Children. *Amer. J. Orthopsychiat.*, 11: 56–66.

Benedek, T. (1949), The Psychosomatic Implications of the Primary Unit: Mother-Child. *Amer. J. Orthopsychiat.*, 19:642-654.

– (1956), Toward the Biology of the Depressive Constellation. *J. Amer. Psychoanal. Assn.*, 4:389-427.

– (1959), Parenthood as a Developmental Phase. *J. Amer. Psychoanal. Assn.*, 7:389-417. Deutsch: Elternschaft als Phase der Entwicklung. *Jahrbuch d. Psa.* 1. 1960, S. 35–61. Köln, Opladen: Westdt. Verl.

Benedict, R. (1934), *Patterns of Culture.* New York: Penguin, 1946. Deutsch: Urformen der Kultur. Reinbek b. Hamburg 1960 (Rowohlt).

Benjamin, J. D. (1950), Methodological Considerations in the Validation and Elaboration of Psychoanalytic Personality Theory. *Amer. J. Orthopsychiat.*, 20:139-156.

– (1961), Some Developmental Observations Relating to the Theory of Anxiety. *J. Amer. Psychoanal. Assn.*, 9:652-668.

Beres, D. (1956), Ego Deviation and the Concept of Schizophrenia. *The Psychoanalytic Study of the Child*, 11:164-233.

– (1962), The Unconscious Fantasy. *Psychoanal. Quart.*, 31:309-328.

Bernstein, H. (1963), Identity and Sense of Identity. Paper read to the Chicago Psychoanalytic Society.

Bibring, E. (1947), The So-Called English School of Psychoanalysis. *Psychoanal. Quart.*, 16:69-93.

Bibring, G. L. (1964), Some Considerations Regarding the Ego Ideal in the Psychoanalytic Process. *J. Amer. Psychoanal. Assn.*, 12: 517-521.

Bing, J., McLaughlin, F., & Marburg, R. (1959), The Metapsychology of Narcissism. *The Psychoanalytic Study of the Child*, 14: 9-28.

– & Marburg, R. O. (1962), Panel Report: Narcissism. *J. Amer. Psychoanal. Assn.*, 10:593-605.

Binswanger, L. (1956), Erinnerungen an Sigmund Freud. Bern 1956 (Francke).

Bond, D. D. (1952), *The Love and the Fear of Flying.* New York: International Universities Press.

Boyer, L. B. (1956), On Maternal Overstimulation and Ego Defects. *The Psychoanalytic Study of the Child.* 11:236-256.

Braunschweig, D. R. (1965), Le narcissisme: aspects cliniques. *Rev. Franç. Psychoanal.,* 29:589-600.

Brenner, C. (1968), Archaic Features of Ego Functioning. *Int. J. Psycho-Anal.,* 49:426-429.

Bressler, B. (1965), The Concept of the Self. *Psychoanal. Rev.,* 52:425-445.

Brodey, W. M. (1965), On the Dynamics of Narcissism. *The Psychoanalytic Study of the Child,* 20:165-193.

Bühler, K. (1907), Tatsachen und Probleme zu einer Psychologie der Denkvorgänge. Leipzig (Engelmann).

- (1918), Die geistige Entwicklung des Kindes. Jena. 2. Aufl. 1921 (G. Fischer).

Bullock, A. (1952), *Hitler: A Study in Tyranny.* New York & Evanston, Ill.: Harper & Row, rev. ed. 1962. Deutsch: Hitler: Eine Studie zur Tyrannei. Düsseldorf 1969 (Drost) u. Fischer Bücherei Nr. 583/584. Frankfurt a. M. 1964.

Burlingham, D. & Robertson, J. (1966), *Nursery School for the Blind.* Film produced by the Hampstead Child-Therapy Clinic, London. (Distributor in the U. S.: New York University Film Library, 26 Washington Place, New York, N. Y. 10003.

Bychowski, G. (1947), The Preschizophrenic Ego. *Psychoanal. Quart.* 16:225-233.

Deutsch, H. (1942), Some Forms of Emotional Disturbance and Their Relation to Schizophrenia. *Neurosis and Character Types.* New York: International Universities Press, 1965, pp. 262-286.

- (1964), Some Clinical Considerations of the Ego Ideal. *J. Amer. Psychoanal. Assn.,* 12:512-516.

Dilthey, W. (1924), Ideen über eine beschreibende und zergliedernde Psychologie. *Gesammelte Schriften,* 5. Leipzig: Teubner.

Duncker, K. (1936), Zur Psychology des produktiven Denkens. Nachdruck d. 1. Ausg. 1963. Berlin (Springer).

Eidelberg, L. (1959), The Concept of Narcissistic Mortification. *Int. J. Psycho-Anal.,* 40:163-168.

Eisnitz, A. J. (1969), Narzißtische Objektwahl, Selbstrepräsentanz. *Psyche* 23:419-437.

Eissler, K. R. (1961), *Leonardo da Vinci: Pychoanalytic Notes no the Enigma.* New York: International Unversities Press.

- (1963 a), *Goethe: A Psychoanalytic Study*, 2. Vols. Detroit: Wayne State University Press.
- (1963 b), Die Ermordung von wievieler seiner Kinder muß ein Mensch symptomfrei ertragen können, um eine normale Konstitution zu haben? *Psyche* 17:241–472.
- (1965), *Medical Orthodoxy and the Future of Psychoanalysis*. New York: International Universities Press.
- (1967), Perverted Psychiatry? *Amer. J. Psychiat.*, 123:1352-1358. Deutsch: Pervertierte Psychiatrie? *Psyche* 22:553-575, 1967.

Elkisch, P. (1957), The Psychological Significance of the Mirror. *J. Amer. Psychoanal. Assn.*, 5:235-244.

Ephron, L. R. (1967), Narcissism and the Sense of Self. *Psychoanal. Rev.*, 54:499-509.

Erikson, E. H. (1950), *Childhood and Society*. New York: Norton. Deutsch: Kindheit und Gesellschaft. Stuttgart. 4. Aufl. 1971 (Klett).
- (1956), The Problem of Ego Identity. *J. Amer. Psychoanal. Assn.*, 4:56-121. Deutsch: Das Problem der Ich-Identität. In: *Identität und Lebenszyklus*. Frankfurt a. M. 1966 (Suhrkamp) (Theorie 2).

Federn, P. (1952), Ego Psychology and the Psychoses, ed. E. Weiss. New York: Basic Books, esp. pp. 283–322, 223–364. Deutsch: Ich-Psychologie und die Psychosen. Bern, Stuttgart 1956 (Huber).

Ferenczi, S. (1919), Zur Frage der Beeinflussung des Patienten in der Psychoanalyse. In: Ferenczi, *Bausteine*, Bd. 2, S. 58–61, Bern, Stuttgart 1964.

Fliess, R. (1942), The Metapsychology of the Analyst. *Psychoanal. Quart.*, 11:211-227.

Frankl, V. E. (1946), *Ein Psychologe erlebt das Konzentrationslager*. Wien: Verlag für Jugend und Volk.
- Logotherapie und Existenzanalyse. *Wiener Z. Nervenheilk.*, 15. 1958: 65-72.

Freeman, T. (1963), The Concept of Narcissism in Schizophrenic States. *Int. J. Psycho-Anal.*, 44:293-303.
- (1964), Some Aspects of Pathological Narcissism. *Int. J. Psycho-Anal.*, 12:540-561.

Freud, A. (1951), Obituary: August Aichhorn. *Int. J. Psycho-Anal.*, 32:51-56.
- (1952), The Mutual Influences in the Development of Ego and Id. *The Psychoanalytic Study of the Child*, 7:42-50.

- & Burlingham, D. (1942), *Young Children in War-Time*. London: Allen & Unwin. Deutsch: Kriegskinder. London 1949 (Imago); erneut abgedruckt in: Freud und Burlingham: *Heimatlose Kinder*. Zur Anwendung psa. Wissens auf die Kindererziehung. Frankfurt a. M. 1971 (S. Fischer) Conditio humana.
- (1943), Infants Without Families: The Case For and Against Residential Nurseries. London: Allen & Unwin. Deutsch: (1943), *Heimatlose Kinder*. Bibliograph. Angaben s. o.
- & Dann, S. (1951), An Experiment in Group Upbringing. *The Psychoanalytic Study of the Child*, 6:127-168. Deutsch: Gemeinschaftsleben im frühen Kindesalter. *Jahrbuch der Psychoanalyse*. Bd. 2 1961/62. (Bern, Stuttgart: Huber; auch abgedruckt in: *Heimatlose Kinder*. Ang. s. o.

Freud, S. (1900), Die Traumdeutung. *Gesammelte Werke* 2/3. Frankfurt a. M. (S. Fischer).
- (1905), Drei Abhandlungen zur Sexualtheorie. *G. W.* 5.
- (1911), Psychoanalytische Bemerkungen über einen autobiographisch beschriebenen Fall von Paranoia (Dementia paranoides). *G. W.* 8.
- (1912), Zur Dynamik der Übertragung. *G. W.* 8.
- (1913), Zur Einleitung der Behandlung. *G. W.* 8. Englisch: On the Beginning of Treatment. *Standard Edition* 12:121-144. London: Hogarth Press, 1958.
- (1914), Zur Einführung des Narzißmus. *G. W.* 10.
- (1915 a), Triebe und Triebschicksale. *G. W.* 10.
- (1915 b), Die Verdrängung. *G. W.* 10.
- (1915 c), Das Unbewußte. *G. W.* 10.
- (1917 a [1915]), Trauer und Melancholie. *G. W.* 10.
- (1917 b), Eine Schwierigkeit der Psychoanalyse. *G. W.* 12.
- (1917 c), Eine Kindheitserinnerung aus »Dichtung und Wahrheit«. *G. W.* 12.
- (1921), Massenpsychologie und Ich-Analyse. *G. W.* 13.
- (1923), Das Ich und das Es. *G. W.* 13.
- (1924 a [1923]), Neurose und Psychose. *G. W.* 13.
- (1924 b), Der Realitätsverlust bei Neurosen und Psychosen. *G. W.* 13.
- (1925), Die Verneinung. *G. W.* 14.
- (1926 [1925]), Hemmung, Symptom und Angst. *G. W.* 14.
- (1927), Fetischismus. *G. W.* 14. Englisch: Fetishism. *Standard*

Edition, 21:149–157. London: Hogarth Press, 1961.

– (1937 a), Die endliche und die unendliche Analyse. *G. W.* 16.

– (1937 b), Konstruktion in der Analyse. *G. W.* 16.

– (1940 [1938]), Die Ichspaltung im Abwehrvorgang. *G. W.* 17.

– (1969) 1872–1874, Some Early Unpublished Letters of Freud. *Int. J. Psycho-Anal.*, 50:419-427. Deutsch: Jugendbriefe Sigmund Freuds. *Psyche* 24. 1970: 768–784.

Frosch, J. (1960), The Psychotic Character. Abstr. in: *J. Amer. Psychoanal. Assn.*, 8:544-548.

– (1967 a), Delusional Fixity. Sense of Conviction, and the Psychotic Conflict. *Int. J. Psycho-Anal.* 48:475–495.

– (1967 b), Severe Regressive States during Analysis: Introduction and Summary. *J. Amer. Psychoanal. Assn.*, 15:491-507, 606-625.

– (1970), Psychoanalytic Considerations of the Psychotic Character. *J. Amer. Psychoanal. Assn.*, 18:24–50.

Gedo, J. E. & Goldberg, A. (1969), Systems of Psychic Functioning and their Psychoanalytic Conceptualization (unveröffentlichtes Manuskript).

– & Wolf, E. (1970), Die Ichtyosaurusbriefe. *Psyche* 24:785–797.

Gitelson, M. (1952), Re-evaluation of the Role of the Oedipus Complex. *Int. J. Psycho-Anal.*, 33:351-354.

– (1958), On Ego Distortion. *Int. J. Psycho-Anal.*, 39:245–257. Deutsch: Analyse einer neurotischen Ich-Deformierung. *Psyche* 13. 1959/60: 85–107.

Gittings, R. (1968), *John Keats*. New York: Little, Brown.

Glover, E. (1939), *Psycho-Analysis*. London, New York: Staples Press, 2nd ed. 1949.

– (1943), The Concept of Dissociation. *On the Early Development of Mind*. New York: International Universities Press, 1956, pp. 307-327; cf. esp. pp. 316-317.

– (1945), Examination of the Klein System of Child Psychology. *The Psychoanalytic Study of the Child*, 1:75–118.

Greenacre, P. (1949), A Contribution to the Study of Screen Memories. *The Psychoanalytic Study of the Child*, 3/4:73–84.

– (1964), A Study on the Nature of Inspiration. *J. Amer. Psychoanal. Assn.*, 12:6-31.

Greenson, R. R. (1965), The Working Alliance and the Transference Neurosis. *Psychoanal. Quart.*, 34:155-181. Deutsch: Das Arbeitsbündnis und die Übertragungsneurose. *Psyche* 20. 1966: 81-103.

- (1967), *The Technique and Practice of Psychoanalysis.* New York: International Universities Press.
Grinberg, L. (1956), Sobre algunos problemas de técnica psicoanalítica determinados por la identificatión y contra identificatión proyectivas. *Rev. Psicoanál.*, 13:507–511.
Grinker, R. R. (1968), *The Borderline Syndrome: A Behavioral Study of Ego Functions.* New York: Basic Books.

Hammett, V. B. D. (1965), A Consideration of Psychoanalysis in Relation to Psychiatry Generally, circa 1965. *Amer. J. Psychiat.*, 122:42-54.
Hart, H. H. (1947), Narcissistic Equilibrium. *Int. J. Psycho-Anal.*, 28:106-114.
Hartmann, H. (1927), Understanding and Explanation. *Essays on Ego Psychology.* New York: International Universities Press, 1964, pp. 369-403.
- (1939), *Ego Psychology and the Problem of Adaptation.* New York: International Universities Press, 1958. Deutsch: Ich-Psychologie und Anpassungsprobleme. Stuttgart 1960 (Klett).
- (1947), On Rational and Irrational Action. *Essays on Ego Psychology.* New York: International Universities Press, 1964, pp. 37–68. Deutsch: Über rationales und irrationales Handeln. *Psyche* 21. 1971: 329-357.
- (1950 a), Psychoanalysis and Developmental Psychology. *Essays on Ego Psychology.* New York: International Universities Press, 1964, pp. 99-112. Deutsch: Psychoanalyse und Entwicklungspsychologie. *Psyche* 17. 1946/65: 354-366.
- (1950 b), Comments on the Psychoanalytic Theory of the Ego. *Essays on Ego Psychology.* New York: International Universities Press, 1964, pp. 113-141. Deutsch: Bemerkungen zur psychoanalytischen Theorie des Ich. *Psyche* 18. 1964/65: 330-353.
- (1952), The Mutual Influences in the Development of Ego and Id. *Essays on Ego Psychology.* New York: International Universities Press, 1964, pp. 155-181. Deutsch: Die gegenseitige Beeinflussung von Ich und Es in der psa. Theoriebildung. *Psyche* 9. 1955/56: 1-22.
- (1953), Contribution to the Metapsychology of Schizophrenia. *Essays on Ego Psychology.* New York: International Universities Press, 1964, pp. 182-206. Deutsch: Ein Beitrag zur Metapsychologie der Schizophrenie. *Psyche* 18. 1964/65: 375-396.

- (1956), The Development of the Ego Concept in Freud's Work. *Essays on Ego Psychology*. New York: International Universities Press, 1964, pp. 268-296. Deutsch: Die Entwicklung des Ich-Begriffes bei Freud. *Psyche* 18. 1964/65: 420-444.
- (1960), *Psychoanalysis and Moral Values.* New York: International Universities Press.
- (1964), *Essays on Ego Psychology*. New York: International Universities Press. Deutsch: Die Grundlagen der Psychoanalyse, Stuttgart 1972 (Klett).
- & Kris, E. (1945), The Genetic Approach in Psychoanalysis. *The Psychoanalytic Study of the Child*, 1:11-30. Deutsch: Die genetische Betrachtungsweise in der Psychoanalyse. *Psyche* 3. 1949/50: 1-17.
Hendrick, I. (1942), Instinct and the Ego during Infancy. *Psychoanal. Quart.*, 11:33-58.
- (1964), Narcissism and the Prepuberty Ego Ideal. *J. Amer. Psychoanal. Assn.*, 12:522-528.
Horaz, Qu. F., Episteln II, 3 Ars poetica 139. Leipzig unveränd. Aufl. 1965 (Teubner) Bibliotheca Teubneriana.

Jacobson, E. (1957), Denial and Depression. *J. Amer. Psychoanal. Assn.*, 5: 61-92.
- (1964), *The Self and the Object World*. New York: International Universities Press.
- (1967), *Psychotic Conflict and Reality*. New York: International Universities Press.
Jaspers, K. (1920), *Allgemeine Psychopathologie*. Berlin: Springer, 2nd ed., 1946. 8. unveränd. Aufl. 1965.
Joffe, W. G. (1969), A Critical Review of the Status of the Envy Concept. *Int. J. Psycho-Anal.*, 50:533–545.
- & Sandler, J. (1967), Some Conceptual Problems Involved in the Consideration of Disorders of Narcissism. *J. Child Psychother.*, 2:56-66. Deutsch: Über einige begriffliche Probleme im Zusammenhang mit dem Studium narzißtischer Störungen. *Psyche* 21. 1967: 152-165.
Jones, E. (1910), The Oedipus Complex as an Explanation of Hamlet's Mystery. *Amer. J. Psychol.*, 21:72-113.
- (1913), The God Complex. *Essays in Applied Psycho-Analysis*, 2:244-265. London: Hogarth Press, 1951. Deutsch: Der Gottmensch-Komplex. *Psyche* 12. 1958/59: 1-17.

- (1949), *Hamlet and Oedipus*. London: V. Gollancz. Deutsch: teilweiser Abdruck in: Das Problem Hamlet und der Oedipus-Komplex. Leipzig und Wien 1911 (Deuticke).
- (1953), The Life and Work of Sigmund Freud. Vol. I. New York: Basic Books. Deutsch: Das Leben und Werk von Sigmund Freud. Bd. 1. Bern, Stuttgart 1960 (Huber).
- (1957), The Life and Work of Sigmund Freud, Vol. III. New York: Basic Books. Deutsch: Das Leben und Werk von Sigmund Freud. Bd. 3. 1962, bibliograph. Angaben s. Bd. 1.

Justin (1960), Menschen und Paragraphen: Die Versuchung. *Die Weltwoche*, No. 1395:24 (August 5).

Kanzer, M. (1964), Freud's Uses of the Terms »Autoerotism« and »Narcissism«. *J. Amer. Psychoanal. Assn.*, 12:529–539.

Kaplan, S. M. & Whitman, R. M. (1965), The Negative Ego-Ideal. *Int. J. Psycho-Anal.*, 46:183-187.

Kernberg, O. (1966), Structural Derivatives of Object Relationships. *Int. J. Psycho-Anal.* 47:236-253.

- (1967), Borderline Personality Organization. *J. Amer. Psychoanal. Assn.*, 15:641–685.
- (1968), The Treatment of Patients with Borderline Personality Organization. *Int. J. Psycho-Anal.* 49:600-619.
- (1969), Factors in the Psychoanalytic Treatment of Narcissistic Personalities. *Bull. Menninger Clin.*, 33:191-196.
- (1970), Factors in the Psychoanalytic Treatment of Narcissistic Personalities. *J. Amer. Psychoanal. Assn.*, 18:51-85.

Khan, M. M. R. (1960 a), Regression and Integration in the Analytic Setting. *Int. J. Psycho-Anal.*, 41:130–146.

- (1960 b), Clinical Aspects of the Schizoid Personality: Affects and Techniques. *Int. J. Psycho-Anal.*, 41:430-437.
- (1963), Ego Ideal, Excitement and the Threat of Annihilation. *J. Hillside Hosp.*, 12:195–217.

Kleemann, J. (1967), The Peek-a-boo Game. *The Psychoanalytic Study of the Child*, 22:239–273.

Klein, M. (1946), Notes on Some Schizoid Mechanisms. *Int. J. Psycho-Anal.*, 27:99-110.

Kligerman, C. (1953), The Psychology of Herman Melville. *Psychoanal. Rev.* 40:125-143.

- (1968), In Panel: Narcissistic Resistance, rep. N. P. Segel. *J. Amer. Psychoanal. Assn.*, 17:941-954, 1969.

Koff, R. H. (1957), The Therapeutic Man Friday. *J. Amer. Psycho-anal. Assn.*, 5:424–431.

Kohut, H. (1957), Observations on the Psychological Functions of Music. *J. Amer. Psychoanal. Assn.*, 5:389-407.

– (1959), Introspection, Empathy and Psychoanalysis. *J. Amer. Psychoanal., Assn.*, 7:459–483. Deutsch: Introspektion, Empathie und Psychoanalyse. *Psyche* 25. 1971: 831-855.

– (1961), Discussion of D. Beres's paper: »The Unconscious Phantasy.« Meeting, Chicago Psychoanalytic Society. Abstr. in: *Phila. Bull. Psychoanal.*, 11:194-195.

– (1964), Some Problems of a Metapsychological Formulation of Fantasy. *Int. J. Psycho-Anal.*, 45:199-202.

– (1965), Autonomy and Integration. *J. Amer. Psychoanal. Assn.*, 13:851-856.

– (1966 a), Forms and Transformations of Narcissism. *J. Amer. Psychoanal. Assn.*, 14:243-277. Deutsch: Formen und Umformungen des Narzißmus. *Psyche* 20. 1966: 561-587.

– (1966 b), Discussion of M. Schur's paper: Some Additional »Day Residues« of the Specimen Dream of Psychoanalysis. Read to the Chicago Psychoanalytic Society, Sept. 27, 1966.

– (1966 c), Termination of Analysis: Discussion. In: *Psychoanalysis in the Americas*, ed. R. E. Litman. New York: International Universities Press, pp. 193-204.

– (1967), Chairman, Ad Hoc Committee on Scientific Activities of the American Psychoanalytic Association. Minutes of the Meeting of May 4, 1967.

– (1968), The Psychoanalytic Treatment of Narcissistic Personality Disorders. *The Psychoanalytic Study of the Child*, 23:86-113. Deutsch: Die psychoanalytische Behandlung narzißtischer Persönlichkeitsstörungen. *Psyche* 23. 1969: 321-348.

– (1970 a), Moderator's opening and closing remarks (Discussion of D. C. Levin: The Self: A Contribution to Its Place in Theory and Technique). *Int. J. Psycho-Anal.*, 51:176-181.

– (1970 b), Scientific Activities of the American Psychoanalytic Association: An Inquiry. *J. Amer. Psychoanal. Assn.*, 18: 462-484. Deutsch: Forschung in der Amerikanischen Psychoanalytischen Vereinigung. Ein Memorandum. *Psyche* 25. 1971: 738-757.

– & Seitz, P. F. D. (1963), Concepts and Theories of Psychoanalysis. In: *Concepts of Personality*, ed. J. M. Wepman & R. Heine. Chicago: Aldine, pp. 113-141.

Koyré, A. (1968), *Metaphysics and Measurement: Essays in Scientific Revolution in 17th Century Science*. Cambridge: Harvard University Press.

Kramer, M. K. (1959), On the Continuation of the Analytic Process after Psychoanalysis. *Int. J. Psycho-Anal.*, 40:17-25.

Kris, E. (1950), Notes on the Development and on Some Current Problems of Psychoanalytic Child Psychology. *The Psychoanalytic Study of the Child*, 5:24-46.

– (1951), Ego Psychology and Interpretation in Psychoanalytic Therapy. *Psychoanal. Quart.*, 20:15-30. Deutsch: Ich-Psychologie und Deutung in der psychoanalytischen Therapie. *Psyche* 22. 1968: 173-186.

– (1956 a), The Recovery of Childhood Memories in Psychoanalysis. The Psychoanalytic Study of the Child, 11:54-88.

– (1956 b), On Some Vicissitudes of Insight in Psycho-Analysis. *Int. J. Psycho-Anal.*, 37:445-455.

Kubie, L. S. (1958), *Neurotic Distortions of the Creative Process*. New York: Noonday Press. Deutsch: Psychoanalyse und Genie. Reinbek b. Hamburg 1966 (Rowohlt, RDE Nr. 244).

– (1967), The Relation of Psychotic Disorganization to the Neurotic Process. *J. Amer. Psychoanal. Assn.*, 15:626-640.

– (1971), The Destructive Potential of Humour in Psychotherapy. *Amer. J. Psychiat.*, 127:861-866.

Lagache, D. (1961), *La Psychoanalyse et la Structure de la Personnalité*. Paris: Presses Universitaires de France.

Lampl-de-Groot, J. (1947), The Origin and Development of Guilt Feelings. *The Development of the Mind*. New York: International Universities Press, 1965, pp. 126-137.

– (1953), Depression and Aggression. In: *Drives, Affects, Behavior*, ed. R. M. Loewenstein. New York: International Universities Press, Vol. I, pp. 153-168. Deutsch: Depression und Aggression. *Jahrbuch der Psychoanalyse*, Bd. 1. 1960: 145-160, Köln & Opladen (Westdt. Verlag).

– (1954), Problems of Psycho-Analytic Training. *Int. J. Psycho-Anal.*, 35:184-187.

– (1956), The Role of Identification in Psycho-Analytic Procedure. *Int. J. Psycho-Anal.*, 37:456-459.

– (1960), On Adolescence. *The Psychoanalytic Study of the Child*, 15:95-103.

- (1962), Ego Ideal and Superego. *The Psychoanalytic Study of the Child*, 17:94–106. Deutsch: Ich-Ideal und Über-Ich. *Psyche* 18. 1963/64: 321–332.
- (1963), Superego, Ego Ideal, and Masochistic Fantasies. *The Development of the Mind*. New York: International Universities Press, 1965, pp. 351–363.

Langer, S. (1942), *Philosophy in an New Key*. Cambridge: Harvard University Press, 3rd ed., 1957: p. 248. Deutsch: Philosophie auf neuem Wege. Frankfurt a. M. 1965, S. 243 (S. Fischer).

Levin, D. C. (1969), The Self: A Contribution to Its Place in Theory and Technique. *Int. J. Psycho-Anal.*, 50:41–51.

Lewin, B. D. (1954), Sleep, Narcissistic Neurosis and the Analytic Situation. *Psychoanal. Quart.* 23:487–510.

Lichtenstein, H. (1964), The Role of Narcissism in the Emergence and Maintenance of a Primary Identity. *Int. J. Psycho-Anal.*, 45:49–56.

Limentani, A. (1966), A Re-evaluation of Acting Out in Relation to Working Through. *Int. J. Psycho-Anal.*, 47:274–285.

Little, M. (1966), Transference in Borderline States. *Int. J. Psycho-Anal.*, 47:476–485.

Loch, W. (1966), Studien zur Dynamik, Genese und Therapie der frühen Objektbeziehungen. *Psyche* 20:881–903.
- (1967), Psychoanalytische Aspekte zur Pathogenese und Struktur depressiv-psychotischer Zustandsbilder. *Psyche* 21:758–779.

Loewald, H. W. (1960), On the Therapeutic Action of Psycho-Analysis. *Int. J. Psycho-Anal.*, 41:16–33.
- (1962), Internalization, Separation, Mourning, and the Superego. *Psychoanal. Quart.*, 31:483–504.
- (1965), On Internalization (unpublished). Quoted in: Schafer, R. (1968), *Aspects of Internalization*. New York: International Universities Press, p. 10 (fn.).

Loewenstein, R. M. (1957), Some Thoughts on Interpretation in the Theory and Practice of Psychoanalysis. *The Psychoanalytic Study of the Child*, 12:127–150.

Lustmann, S. L. (1968), The Economic Point of View and Defense. *The Psychoanalytic Study of the Child*, 23:189–203. Deutsch: Psychische Energie und Abwehrmechanismen, *Psyche* 23. 1969: 170–183.

Mahler, M. S. (1952), On Child Psychosis and Schizophrenia. *The Psychoanalytic Study of the Child*, 7:286-305.

– (1968), *On Human Symbiosis and the Vicissitudes of Individuation.* New York: International Universities Press. Deutsch: Symbiose und Individuation, Bd. 1. Stuttgart 1972 (Klett).

– & Gosliner, B. J. (1955), On Symbiotic Child Psychosis. *The Psychoanalytic Study of the Child*, 10:195-212.

– & La Perriere, K. (1965), Mother-Child Interaction during Separation-Individuation. *Psychoanal. Quart.*, 34:483-498.

Maier, N. (1931), Reasoning in Humans. *J. Comp. Psychol.*, 12: 181-194.

Moser, T. (1969), 26. Internationaler Psychoanalytikerkongreß: Bericht aus Rom. Broadcast August 8, 1969.

Murphy, L. (1960), Pride and Its Relation to Narcissism, Autonomy and Identity. *Bull. Menninger Clin.*, 24:136–143.

Murray, J. M. (1964), Narcissism and the Ego Ideal. *J. Amer. Psychoanal. Assn.*, 12:477-511.

Nagera, H. (1964), Autoerotism, Autoerotic Activities, and Ego Development. *The Psychoanalytic Study of the Child*, 19:240-255.

Nemiah, J. C. (1961), *Foundation of Psychopathology.* New York: Oxford University Press.

Niederland, W. G. (1959 a), The »Miracled up« World of Schreber's Childhood. *The Psychoanalytic Study of the Child.* 14: 383-413. Deutsch: Schrebers »angewunderte« Kindheitswelt, *Psyche* 23. 1969: 196-223.

– (1959 b), Schreber: Father and Son. *Psychoanal. Quart.*, 28: 151-169.

– (1960), Schreber's Father. *J. Amer. Psychoanal. Assn.*, 8:492-499.

– (1965), Narcissistic Ego Impairment in Patients with Early Physical Malformations. *The Psychoanalytic Study of the Child*, 20:518-534.

– (1969), Klinische Aspekte der Kreativität, Psyche 23:900–928.

Nunberg, H. (1932), *Allgemeine Neurosenlehre auf psychoanalytischer Grundlage.* Bern (Huber). 2. Aufl. 1959, 3. 1971.

– (1937), Theory of the Therapeutic Results of Psychoanalysis. *Practice and Theory of Psychoanalysis.* 1:165-173. New York: International Universities Press, 2nd ed., 1961.

Ophuijsen, J. H. W. van (1920), Über die Quelle der Erfindung des Verfolgtwerdens. Int. Z. Psa. 6. 1920:68–72.

Ostow, M. (1967), The Syndrome of Narcissistic Tranquillity. *Int. J. Psycho-Anal.*, 48:573-583.

Peto, A. (1961), The Fragmentizing Function of the Ego in the Transference Neurosis. *Int. J. Psycho-Anal.*, 42:238–245

– (1963), The Fragmentizing Function of the Ego in the Analytic Session. *Int. J. Psycho-Anal.*, 44:334-338.

– (1967), Dedifferentiations and Fragmentations during Analysis. *J. Amer. Psychoanal. Assn.*, 15:534-550.

Piers, G. & Singer, M. B. (1953), *Shame and Guilt: A Psychoanalytic and Cultural Study.* Springfield, Ill.: Thomas.

Pollock, G. H. (1964), On Symbiosis and Symbiotic Neurosis. *Int. J. Psycho-Anal.*, 45:1-30.

Rangell, L. (1954), The Psychology of Poise. *Int. J. Psycho-Anal.*, 35:313-332.

– (1955), Panel Report: The Borderline Case. *J. Amer. Psychoanal. Assn.*, 3:285-298.

– (1968), The Psychoanalytic Process. *Int. J. Psycho-Anal.*, 49: 19-26.

– (1969), The Intrapsychic Process and Its Analysis: A Recent Line of Thought and Its Current Implications. *Int. J. Psycho-Anal.*, 50:65-77. Deutsch: Zur Analyse des intrapsychischen Prozesses; neue Überlegungen zur psychoanalytischen Theorie und Praxis. *Psyche* 23. 1969: 438-460.

Rapaport, D. (1950), The Autonomy of The Ego. *Collected Papers.* New York: Basic Books, 1967, pp. 357-367.

Reich, A. (1960), Pathologic Forms of Self-Esteem Regulation. *The Psychoanalytic Study of the Child*, 15:215-232.

Reich, W. (1933), *Character-Analysis*, tr. T. P. Wolfe. New York: Orgone Institute Press, 1945. Deutsch: *Charakteranalyse*. Köln 1970 (Kiepenheuer).

Riesman, D. (1950), *The Lonely Crowd: A Study of the Changing American Character* (in collaboration with Reuel Denney and Nathan Glazer). New Haven: Yale University Press. Deutsch: *Die einsame Masse.* Reinbek b. Hamburg 1959 (Rowohlt) RDE Bd. 72/73.

Rosen, V. H. (1958), Abstract Thinking and Object Relations. *J. Amer. Psychoanal. Assn.*, 6:653-671.

- (1960), Some Aspects of the Role of Imagination in the Analytic Process. *J. Amer. Psychoanal. Assn.*, 8:229-251.
- (1966), Disturbances of Representations and Reference in Ego Deviations. In: *Psychoanalysis – A General Psychology*, ed. R. M. Loewenstein, L. M. Newman, M. Schur, & A. J. Solnit. New York: International Universities Press, pp. 634-654.

Rosenfeld, H. (1964), On the Psychopathology of Narcissism. *Int. J. Psycho-Anal.*, 45:332-337.
- (1969), On the Treatment of Psychotic States by Psychoanalysis. *Int. J. Psycho-Anal.*, 50:615-631.

Ross, N. (1960), Rivalry with the Product. *J. Amer. Psychoanal. Assn.*, 8:450-463.
- (1967), The »As If« Concept. *J. Amer. Psychoanal. Assn.*, 15: 59-82.

Sandler, J., Holder, A. & Meers, D. (1963), The Ego Ideal and the Ideal Self. *The Psychoanalytic Study of the Child*, 18: 139-158.
- & Rosenblatt, B. (1962), The Concept of the Representational World. *The Psychoanalytic Study of the Child*, 17:128-145.

Saul, L. (1947), *Emotional Maturity: The Development and Dynamics of Personality*. Philadelphia: Lippincott.

Saussure, R. de (1965), Les sources subjectives de la theorie du narcissisme chez Freud. *Rev. Franç. Psychoanal.*, 29:475-483.

Schafer, R. (1968), *Aspects of Internalization*. New York: International Universities Press.

Schreber, D. G. M. (1865), *Das Buch der Erziehung an Leib und Seele*. Leipzig: 3rd. ed., 1891. Fleischer Verlag.

Schreber, D. P. (1903), Denkwürdigkeiten eines Nervenkranken. Leipzig (Mütze).

Schumacher, W. (1970), Bemerkungen zur Theorie des Narzißmus. *Psyche* 24:1-22.

Schur, M. (1966), Some Additional »Day Residues« of »The Specimen Dream of Psychoanalysis«. In: *Psychoanalysis – A General Psychology*, ed. R. M. Loewenstein, L. M. Newman, M. Schur, & A. J. Solnit. New York: International Universities Press, pp. 45-85.

Schwing, G. (1940), Ein Weg zur Seele des Geisteskranken. Zürich (Rascher).

Segel, N. P. (1969), Panel Report: Narcissistic Resistance. *J. Amer. Psychoanal. Assn.*, 17:941-954.

Silberer, H. (1909), Bericht über eine Methode, gewisse symbolische Halluzinationserscheinungen hervorzurufen und zu beobachten. *Jahrbuch d. Psa.* 1. 1909: 513-525. Leipzig, Wien (Deuticke).

Spiegel, L. A. (1966), Affects in Relation to Self and Object. *The Psychoanalytic Study of the Child*, 21:69-92.

Spitz, R. A. (in collaboration with K. Wolf) (1949), Autoerotism. *The Psychoanalytic Study of the Child*, 3/4:85-120.

– (1950), Relevancy of Direct Infant Observation. *The Psychoanalytic Study of the Child*, 5:66-73.

– (1957), *No and Yes: On the Genesis of Human Communication*. New York: International Universities Press. Deutsch: Nein und Ja. Stuttgart 1959 (Klett).

– (1961), Some Early Prototypes of Ego Defenses. *J. Amer. Psychoanal. Assn.*, 9:626-651.

– (in collaboration with W. G. Cobliner) (1965), *The First Year of Life*. New York: International Universities Press. Deutsch: *Vom Säugling zum Kleinkind*. Stuttgart 1967 (Klett).

Stein, M. (1958), The Cliché: A Phenomenon of Resistance. *J. Amer. Psychoanal. Assn.*, 6:263-277.

Sterba, E. (1960), In Panel: The Psychology of Imagination, rep. H. Kohut. *J. Amer. Psychoanal. Assn.*, 8:159-166.

Sterba, R. F. (1934), The Fate of the Ego in Analytic Therapy. *Int. J. Psycho-Anal.*, 15:117-126.

– (1960), In Panel: The Psychology of Imagination, rep. H. Kohut. *J. Amer. Psychoanal. Assn.*, 8:159-166.

– (1969), The first Psychoanalytic Hour. Discussion at 3rd. Panamerican Congress for Psychoanalysis, New York.

Stern, A. (1938), Psychoanalytic Investigation of and Therapy in the Borderline Neuroses. *Psychoanal. Quart.*, 7:467-489.

Stone, L. (1967), The Psychoanalytic Situation and Transference. *J. Amer. Psychoanal. Assn.*, 15:3-58.

Sullivan, H. S. (1940), *Conceptions of Modern Psychiatry*. Washington: William Alanson White Psychiatric Foundation, 1947.

Székely, L. (1967), The Creative Pause. *Int. J. Psycho-Anal.*, 48: 353-367.

– (1970), Über den Beginn des Maschinenzeitalters: Psychoanalytische Bemerkungen über das Erfinden. *Schweiz. Z. Psychol.*, 29:273-282.

Tartakoff, H. H. (1966), The Normal Personality in Our Culture and the Nobel Prize Complex. In: *Psychoanalysis – A General Psychology,* ed. R. M. Loewenstein, L. M. Newman, M. Schur, & A. J. Solnit. New York: International Universities Press, pp. 222-252.

Tausk, V. (1919), Über die Entstehung des »Beeinflussungsapparates« in der Schizophrenie. *Int. Zs. f. Psa.* V. 1919: 1–33, neu abgedruckt in *Psyche* 23. 1969: 354-384.

Tolpin, P. H. (1969), Some Psychic Determinants of Orgastic Dysfunction. Presented to the Chicago Psychoanalytic Society in October, 1969 (unpublished).

Waals, H. G. van der (1965), Problems of Narcissism. *Bull. Menninger Clin.,* 29:293-311.

Waelder, R. (1936), Zur Frage der psychischen Konflikte im frühen Lebensalter. *Int. Zs. f. Psa.* 22. 1936: 513–570.

– (1939), Kriterien der Deutung. *Int. Z. Psychoanal.,* 24:136-145.

Weiss, J. (1966), Panel Report: Clinical and Theoretical Aspects of »As If« Character. *J. Amer. Psychoanal. Assn.,* 14:569-590.

Whitman, R. M. & Kaplan, S. M. (1968), Clinical, Cultural and Literary Elaborations of the Negative Ego-Ideal. *Comprehensive Psychiatry,* 9:358-371. Copyright: H. M. Stratton, Inc.

Winnicott, D. W. (1953), Transitional Objects and Transitional Phenomena. *Int. J. Psycho-Anal.,* 34:89-97.

– (1953), Übergangsobjekte und Übergangsphänomene. *Psyche* 23. 1969: 666–682.

Wulff, M. (1946), Fetishism and Object Choice in Early Childhood. *Psychoanal. Quart.,* 15: 450-471.

– (1957), Therapeutic Alliance in the Psychoanalysis of Hysterical Syndromes (unpublished).

Zeigarnick, B. (1927), Über das Behalten von erledigten und unerledigten Handlungen. *Psychol. Forsch.,* 9:1-85.

Zetzel, E. R. (1956), Current Concepts of Transference. *Int. J. Psycho-Anal.,* 37:369-376.

– (1965), The Theory of Therapy in Relation to a Developmental Model of the Psychic Apparatus. *Int. J. Psycho-Anal.,* 46:39–52.

Zu diesem Buch

Heinz Kohut wurde 1913 in Wien geboren und studierte dort Medizin. 1939 verließ er Österreich und ging in die Vereinigten Staaten. Dort erhielt er seine Ausbildung in Neurologie und Psychiatrie an der University of Chicago, wo er heute Professor für Psychiatrie ist. Diese Ausbildung ergänzte er am Chicago Institute for Psychoanalysis, dem er jetzt außerdem als Dozent und Lehranalytiker angehört. Seine wissenschaftlichen Beiträge dienten vor allem der Klärung bestimmter psychoanalytischer Grundbegriffe und Theorien, insbesondere der Bedeutung von Introspektion und Einfühlung. Er zog aber auch psychoanalytisches Wissen zum Verständnis von Literatur und Musik heran. Außerdem hat er über Fragen der psychoanalytischen Ausbildung wie etwa die psychoanalytischen Lehrinhalte und die Auswahl von Ausbildungskandidaten gearbeitet. Der vorliegenden Arbeit gingen mehrere Einzeluntersuchungen über den Narzißmus voraus. Heinz Kohut war von 1964 bis 1965 Präsident der Amerikanischen Psychoanalytischen Vereinigung und ist seit 1965 einer der Vizepräsidenten der Internationalen Psychoanalytischen Vereinigung. Seit 1970 ist er Vizepräsident der Sigmund-Freud-Archive und seit 1971 Gastprofessor für Psychoanalyse an der University of Cincinnati.

In der vorliegenden Arbeit über *Narzißmus* entwirft er eine Theorie der psychoanalytischen Behandlung narzißtischer Persönlichkeitsstörungen. Er widerlegt damit die Ansicht, daß Patienten, die unter Störungen dieser Art leiden, der psychoanalytischen Behandlungstechnik schwer zugänglich seien, weil deren wichtigstes Instrument, nämlich die Übertragung, das heißt die Aktualisierung früher Objekterfahrungen in gegenwärtigen Beziehungen, besonders zum Analytiker, ja nicht funktionieren könne. Nachdem er in langjährigen Untersuchungen zu einer größeren begrifflichen Klarheit des oft noch sehr spekulativen Konzepts des Narzißmus beigetragen hat, zeigt er nun anhand ausführlicher und anschaulicher Falldarstellungen, wie diese als schwer behandelbar geltenden Patienten einer psychoanalytischen Therapie doch zugänglich sein können. Dabei kommt er auch zu vielen scharfsinnigen Aussagen über den psychoanalytischen Prozeß im allgemeinen.

Literatur der Psychoanalyse
Herausgegeben von Alexander Mitscherlich

J. Laplanche / J. B. Pontalis
Das Vokabular der Psychoanalyse
Unter der Leitung von Daniel Lagache

Theodore Lidz
Das menschliche Leben
Die Entwicklung der Persönlichkeit im Lebenszyklus

Alfred Lorenzer
Sprachzerstörung und Rekonstruktion
Vorarbeiten zu einer Metatheorie der Psychoanalyse

Gérard Mendel
Die Generationskrise
Eine soziopsychoanalytische Studie

Karl Menninger
Selbstzerstörung
Psychoanalyse des Selbstmords

Objekte des Fetischismus
Herausgegeben von J.-B. Pontalis

Psychoanalyse und Justiz
Theodor Reik, Geständniszwang und Strafbedürfnis. Probleme der
Psychoanalyse und der Kriminologie (1925)
Franz Alexander und Hugo Staub, Der Verbrecher und sein
Richter. Ein psychoanalytischer Einblick in die Welt der Para-
graphen (1929)

Psycho-Pathographien I
Schriftsteller und Psychoanalyse
Einleitung von Alexander Mitscherlich

F. C. Redlich und D. X. Freedman
Theorie und Praxis der Psychiatrie

Theodor Reik
Der eigene und der fremde Gott
Zur Psychoanalyse der religiösen Entwicklung